核勤疗养保障理论与实践

主　　编　李立新
主　　审　陈提高
副 主 编　吕晓鹏　王新全　陈长宇
编　　委　（按姓氏拼音排序）
　　　　　陈　莹　陈沼桦　甘丽英　韩振宇
　　　　　何　莉　黄俊懿　兰　峰　龙　驰
　　　　　罗　彦　莫东平　唐　彬　王　希
　　　　　王罕琪　夏　琳　杨　军　张　程
　　　　　章舒琦　赵呈龙　周昌军　周华高

科学出版社
北　京

内 容 简 介

本书共十章,对核勤疗养在我国发展的总体情况、专业理论研究的进展及实践探索的现状给予了简要介绍;并结合既往科研成果,按照"健康管理、自然因子、中医康复、专业体训、心理调适、景观疗养、营养膳食、疾病矫治"八个方面疗养保障技术版块对常见疗养因子对核勤人员的保健作用及相关技术方法进行了详尽论述;其中首次提出了"核勤疗养员健康鉴定标准",为全军各疗养机构及核勤部队保障医院统一标准规范实施疗养保障起到积极促进作用。总而言之,全书题材新颖、编撰严谨、论述详尽、勇于创新,力求为广大读者提供针对性好、专业性强、易于操作掌握的专业指导。

图书在版编目(CIP)数据

核勤疗养保障理论与实践 / 李立新主编. —北京:科学出版社,2018.9
ISBN 978-7-03-058796-1

Ⅰ.①核… Ⅱ.①李… Ⅲ.①核保障-军队-疗养学-中国 Ⅳ.①R827.3

中国版本图书馆 CIP 数据核字(2018)第 211585 号

责任编辑:李 植 / 责任校对:郭瑞芝
责任印制:徐晓晨 / 封面设计:王 融

科 学 出 版 社 出版
北京东黄城根北街 16 号
邮政编码:100717
http://www.sciencep.com

北京中石油彩色印刷有限责任公司 印刷
科学出版社发行 各地新华书店经销

*

2018 年 8 月第 一 版 开本:787×1092 1/16
2020 年 1 月第二次印刷 印张:13 1/2
字数:300 000

定价:59.80 元
(如有印装质量问题,我社负责调换)

序

军队疗养事业是我军卫生工作的重要组成部分，随着军队现代化建设进程不断创新发展。近年来，在全军贯彻落实习近平新时代强军思想，深入推进改革强军的潮流之中，在军委和联勤保障部队机关的关心下，核勤疗养保障作为军队疗养事业的重要组成部分，取得了显著的进步；特别是核勤疗养保障因其特殊的服务对象、使命任务和保障标准，在践行"心系健康、保障打赢"的理念和维护官兵身心健康、提升军事作业能力上凸显了更加重要的地位和作用。

为适应新时代中国特色军事变革的使命任务，进一步做好核勤疗养保障工作，由峨眉疗养院牵头，与全军军事预防及疗养学专家一道，在总结新经验、研究新理论、拓展新方法上进行了有力的探索和实践，共同编著此书。

该书立足全局、着眼实践、内容丰富、论述精辟，是对现代疗养学的有力补充和创新，是核勤疗养保障事业发展的一个重要标志。其内容主要有以下特点：

一是系统全面，专业性强。该书总结介绍了核勤疗养专业理论研究的进展及实践探索的现状；首次提出"八位一体"疗养保障技术，并对其保健作用、适用范畴及疗效评估进行了详尽论述，填补了国内外本专业的学术空白，为促进核勤疗养专业学科体系建设打下坚实基础。

二是紧贴需求，勇于创新。该书由多名专家、青年骨干通过分析大量核勤疗养员的体检信息，并结合既往工作实践、科研成果整理编成。首次提出了"核勤疗养员健康鉴定标准"、核勤人员职业防护教育、微运动联合中医穴位按摩、运动与水疗干预"代谢综合征"、在职疗养员心理健康疗养模式研究等内容，均紧贴核勤疗养员实际需求，具有较好的创新性和操作性。

三是通俗易懂、易于掌握。该书除对理论研究详细阐述外，还对疗养流程设计、森林矿泉等疗养因子运用方法、心理团队辅导和催眠放松引导词、专业体训参考教案等实践操作内容也进行了整理，力求使读者易于掌握和便于实际操作。

该书的出版发行，对健全核勤疗养学科体系，推动核勤疗养技术进步，规范核勤疗养服务管理和加强核勤疗养人才培养，将起到积极的促进作用。

2018 年 3 月

前　言

随着改革强军的深入推进，部队战斗力生成模式加速转变，尤其是各军兵种战略威慑部队遂行多样化军事任务不断增多，核勤人员对职业环境防护和身心康复需求越来越高。核勤人员作业环境艰苦，职业危害多样，致病机理复杂。作业环境中既存在辐射对人体的损害，也存在着非辐射因素的致病风险。因此，核勤工作环境中诸多因素均可导致相关人员生理、心理机能受损，直接影响核勤人员身心健康及战斗力生成。

由于我军核勤疗养起步较晚，学科体系建设尚不健全，主要表现在以下几方面。一是涉核疗养研究尚不充分。目前国内外对军队核勤人员关于身心健康状况的大型调查研究较少，文献报道时间较为久远，且鲜有显著疗效的干预方式报道。关于长期低剂量辐射对人体远期效应的研究较少，而且观察评估的周期冗长，需要长期持续地投入大量人力物力。二是健康评价体系急需完善。目前关于核勤人员健康鉴定结论和健康等级评定标准尚属空白，评估权限不明；体检项目缺少特异性指标及新型检测手段；体能训练仍以基础训练为主，缺乏针对涉核群体职业预防的先进生理性训练方法和设备。三是有效干预手段仍较缺乏。核勤人员岗位从源头上开展预防和干预难以实现；而对辐射易损靶器官功能的检测与评估又受制于先进涉核专项实验室的建设水平与检测设备的匮乏，难以开展大批量普查筛查检验，其操作性、实效性均低于预期。

本书学术价值主要包括以下几个方面。一是紧贴基层核勤人员的疗养需求，针对上述问题进行了系统归纳、详细分析，对专业理论研究的进展及实践探索的现状予以了详细阐述，提出了一系列解决的途径方法，符合核勤人员对身心健康保障的迫切期望；对于提升核勤职业防护意识及能力，养成健康饮食运动习惯，增强岗位适应及自我身心调适能力具有深远意义。二是本书根据调研基层部队结果分析，结合既往科研成果，首次按照"健康管理、自然因子、中医康复、专业体训、心理调适、景观疗养、营养膳食、疾病矫治"八个方面疗养保障技术版块分类总结，对常见疗养因子对核勤人员的保健作用及相关技术方法进行了详尽论述，填补了国内外本专业的学术空白，为促进核勤疗养专业学科体系建设奠定了坚实基础。三是对疗养流程设计、心理及体能训练、疗养因子应用等实际操作给予了科学规范，尤其是首次提出"核勤疗养员健康鉴定标准"，为规范实施疗养保障起到积极促进作用，从而为核勤人员身心健康的维护提供有效干预。

然而，核勤疗养保障作为是一门新兴学科，在基础理论和技术应用上尚需不断研究和创新，我们真诚希望相关专家和广大读者与我们共同努力，对本书存在的不足之处给予帮助和指正，以便进一步完善涉核疗养相关理论和保障模式。

李立新

火箭军峨眉疗养院

2018 年 3 月

目　　录

第一章　核勤疗养保障研究进展 ·· 1
第一节　核勤疗养发展及简介 ·· 1
第二节　核勤环境与人员机体健康 ·· 2
第三节　核勤人员疗养保障模式的探索与实践 ································ 6

第二章　涉核疗养管理规定及流程 ··· 10
第一节　疗养管理规定 ·· 10
第二节　流程基本程序 ·· 11
第三节　具体实施要点 ·· 14

第三章　核勤疗养护理 ··· 17
第一节　核勤疗养护理的内容与特点 ·· 17
第二节　核勤疗养护理管理 ·· 20

第四章　自然疗养因子的应用 ··· 25
第一节　气候疗法 ·· 25
第二节　温泉疗法 ·· 30
第三节　森林疗法 ·· 35
第四节　景观疗法 ·· 39

第五章　核勤疗养常用医疗检诊技术 ··· 43
第一节　影像学检查的应用 ·· 43
第二节　超声检查的应用 ·· 50
第三节　核勤疗养常用实验室检诊技术 ······································ 62
第四节　核勤疗养特种检诊技术 ·· 66

第六章　健康教育宣讲 ··· 83
第一节　核勤疗养健康教育中存在的问题及对策 ······························ 83
第二节　核辐射防护健康教育 ·· 86
第三节　核勤疗养员的健康与营养 ·· 89
第四节　核勤人员骨质疏松症的防治 ·· 96
第五节　特勤人员微运动指导 ··· 100

第七章　核勤疗养心理保障 ·· 111
第一节　核勤人员心理健康疗养 ··· 111
第二节　核勤人员心理健康评估 ··· 114
第三节　核勤人员心理健康疗养需求 ······································· 119
第四节　核勤心理素质训练 ··· 123

第八章　核勤人员军事体能训练 ·· 129
第一节　概述 ··· 129
第二节　核勤人员军事体能训练的组织与实施 ······························· 131

第九章　中医康复理疗 ··· 136
　第一节　中医、中医养生相关思想及基本原则 ································ 136
　第二节　中医养生康复在核勤疗养中的应用 ···································· 142
　第三节　核勤人员常见中医康复理疗技术 ······································· 147
　第四节　核勤人员中医养生保健 ··· 159

第十章　核勤疗养大体检及健康鉴定 ·· 173
　第一节　核勤疗养员体检项目及操作规程 ······································· 173
　第二节　核勤疗养员体检预备及鉴定会要素 ···································· 183
　第三节　军队核勤疗养员健康鉴定标准 ··· 184

附录一　核勤军人疗养心理保障实操 ·· 190
　第一节　特勤人员心理团体训练——人际互动 ································ 190
　第二节　特勤生理心理调控训练——肌肉放松与催眠体验 ················ 193
　第三节　正念练习——身体扫描禅修训练 ······································· 199

附录二　体能训练教案 ··· 202

附录三　森林浴讲解词 ··· 205

第一章　核勤疗养保障研究进展

第一节　核勤疗养发展及简介

人类的产生与进化和自然界的物理化学因子密不可分，在古代人类即开始利用自然界的物理、化学因子治疗疾病、维护健康，经过长期的历史实践逐渐形成了疗养学。

疗养学（kurortology）是为增强体质、预防疾病、促进康复而研究自然界可用于医疗保健的物理化学因子的性质、应用方法、作用机制和效果，以及与其他疗法科学综合应用的学科。疗养学既是一门应用科学，也是医学的一个分支学科。

我国是世界上文明发达最早的国家之一，远在四千多年前，就有利用自然物理、化学因子"祛病强身"的记载。早在《黄帝内经》中就系统地阐述了关于"养生学"的理论和方法，后世医家在研究利用自然理化因子防病治病、促进健康等方面的论述已含有疗养学的萌芽思想。在国外，利用自然理化因子即"自然界的力量"健身治病，同样有着悠久的历史。最早可追溯到古希腊时代，人们在神医之庙内设有水疗、体疗、蜜、盐等治疗方法，并有详细的记录。随着对气候、日光、矿泉、治疗泥等治疗作用认识的不断深化，到18~19世纪欧美许多国家开始大力兴建疗养场所，并深入开展有关疗养学的业务研究。而在第二次世界大战后，由于战伤、车祸、伤病致残的人数增加，为了更好地服务伤病致残者，疗养医学开始向康复医学拓展。

随着世界战乱纷争不断发生，世界各国为维护军人健康，促进伤病康复，开始逐步建立完善军队疗养机构。清光绪年间，《北洋海军章程规定》写明设立"水师养病院"，负责海战中伤病员的医治，这是我国最早记载的具有疗养性质的军队卫生机构。民国时期，我国在上海、南京、芝罘、青岛等地设置了海军伤病员养病所。早在红军时期，我军就在苏区建立了疗养性质的医疗保健机构；在抗日战争和解放战争时期，我军在延安等解放区也建有以康复为主的疗养所（院）。中华人民共和国成立后，我军更加注重军队疗养机构的建设，较快地完成了疗养机构的早期建设布局。1951~1953年，我军能够承担特勤疗养任务的疗养院有12所，其中空军8所、海军4所，床位1400余张。尤其是我军联勤期间，我军疗养院建设空前发展，特勤疗养的概念被正式提出。随着特勤疗养全维保障模式、"大卫生观"新型军队疗养模式、自然因子疗养模式、人文理念疗养模式、疗治结合的发展型疗养模式等理论研究不断深入，以及各疗养院特勤疗养医药卫生成果的不断涌现，特勤疗养保障能力得到飞速提升。

特勤疗养学（special kurortology）是研究以自然疗养因子为主，并综合医学相关学科知识在特勤疗养应用中的规律、特点、技术和方法，促使军队特勤疗养人员有效防治伤病、增进健康、提升军事作业能力的专业学科，是疗养学的分支学科之一。特勤疗养是以执行特殊勤务或从事特殊职业等特定人员为主要对象，以维护其良好的健康状况和作业能力为主要目的，以健康鉴定和生理功能性训练为重要环节，以集中安排、严密组织为实施特点的特殊类型的疗养。

1964年10月16日，中国第一颗原子弹在新疆罗布泊爆炸成功；1967年6月17日，中国第一颗氢弹爆炸成功，标志着我国的核战略威慑部队形成战斗力，同时也向我军疗养机构提出了新的军种保障任务。1968年，中国人民解放军国防科学技术委员会在兴城疗养院开设核勤疗养床位；1976年，经中央军委批准，组建第二炮兵青岛疗养院，并承担核勤、涉火箭推进剂人员的专项疗养任务。至此，核勤疗养作为一门新兴专业走上了历史舞台。

核勤疗养是特勤疗养的重要组成部分，是以核勤人员为疗养对象的特勤疗养。核勤人员是指从事核武器储存、装检、运输、训练（含教学、科研）、试验、发射、质量检验和核放射监测工作，且可能受到核放射照射或者直接接触火箭推进剂等的人员。

随着改革强军的深入推进，各军种战斗力生成模式加速转变，尤其是海军、空军、火箭军各战略威慑部队遂行多样化军事任务不断增多，核勤人员人数、辐照周期及累积剂量逐步增加，对职业防护标准和身心康复需求越来越高。为大力促进核勤疗养专业的发展，有效解决核勤人员疗养需求，中央军委于2008年将核勤疗养正式纳入特勤疗养范畴，并于2015年在全军各疗养院广泛推广实施；同年，以陆军军医大学复合伤研究所及峨眉疗养院为依托，成立了"全军核勤疗养骨干培训基地"，为全军核勤疗养骨干教学培训提供了专业平台。现全军各疗养机构正在持续推进核勤疗养基础设施的建设，深入开展核勤疗养学科体系的研究。关于核勤疗养医疗鉴定标准及信息化质量评估体系正在逐步健全，核勤涉推进剂人员职业防护及健康教育水平显著提高，生理体能训练方式方法不断拓展优化，专项护理及膳食营养干预也日趋精细化、专业化、个体化，核勤疗养专业保障的探索与实践取得了长足进步。

然而核勤疗养尚属发展初级阶段，在理论、实践上都急需不断地创新研究。疗养院如何充分发挥自身特有的资源和优势，适应改革强军的新要求，解决人员健康的新需求，是当前我们必须解决的时代课题。我们应当深入探索，努力实践，围绕"心系健康，保障打赢"的核心理念，为核勤疗养事业的发展做出积极贡献。

第二节 核勤环境与人员机体健康

当今，世界新军事变革正在迅猛发展。以核武器为代表的现代高技术武器装备，以及作战方式的发展与演变，给军事医学、军事预防医学及疗养学带来了深远影响。可预见未来一段时期内，战争形势将是核威慑下的信息化战争。核勤作业环境对人员身心健康的威胁与日俱增。核勤人员作业环境艰苦，职业危害多样，致病机制复杂。作业环境中既存在电离辐射对人体的损害，也存在着非辐射因素的职业病危害。

一、核勤岗位及工作环境特点

现我军主要的核勤人员包括以下4部分：从事核武器研制、核试验和核效应试验的人员；执行核试验保障任务的人员；核爆炸条件下军事演习的人员；在核导弹及核潜艇部队核勤岗位工作的人员。其中第四部分为目前主要的核勤工作人员，也是我军面临核辐射威胁的主要群体。军事作业环境是影响军人军事作业能力和健康的主要外在因素。不同核勤工作环境均面临潜在核辐射风险，若工作中核设备操作不当或接触可引起急性放射性损伤、慢性放射病等。暴露于一定剂量的γ射线、X射线或中子中，可导致各个器官发生损害，以造血组织、内分泌系统、免疫系统、晶状体、皮肤、生殖系统、甲状腺等更为敏感，引起功能失调。同时，不同核勤岗位又具有一定的兵种特点，如核潜艇部队主要面临高温、高湿、密闭、振动、隔离、空间狭小、噪声大、不分昼夜等因素，而核导弹部队面临驻地偏远、工作环境恶劣、工作时间长、接触氡气、生活枯燥、导弹武器系统核事故及推进剂中毒可能等因素。以上工作特点均易引起人员生理功能的紊乱及心理负荷的增加。

二、核勤人员对辐射的认知情况

核勤人员作为一个特殊的兵种，由于执行任务的特殊性，其接触核辐射的机会相对较多，也对该群体在核辐射认知方面提出了更高的要求。有研究对原二炮某部队人员进行问卷调查发现，其对核辐射知识的认知程度相对较高，绝大多数人员对核辐射基础知识和核辐射防护知识有一定程度的了解。但是，对紧急救治知识的认知稍差，掌握不足。另外，核勤人员对核辐射认知的水平存在较大的差异，主要表现在不同年龄、兵源地、军龄和文化程度的人员存在显著性差异，其中城镇来源的人员得分显著高于农村来源的人员，且与年龄、军龄和文化程度呈正相关。以上说明，核辐防治教育仍然有待加强，尤其是在紧急救治及处理方面，同时也应结合核勤人员自身特点有针对性的加强，提高普及效率。

三、核勤环境对人员心理健康的影响

军人作为一个特殊职业，主要职责就是进行多种复杂的训练和执行作战任务，这也对人员身心健康提出了更高的要求。核勤人员面对核武器与核设备，容易产生恐惧等多种不良心理。不同的研究常采用精神症状自评量表（SCL-90）、匹兹堡睡眠质量指数量表（PSQI）、疲劳评定量表（FS-14）等对部队人员的心理、睡眠、疲劳等状况进行调查分析。

研究发现，25.6%的核勤人员 SCL-90 筛检心理问题阳性，存在一定程度的心理问题或心理障碍倾向。通过自行设计调查问卷发现，70%的核勤人员感到精神和工作压力大，80%以上核勤人员过度担心自己的身体状况。原二炮部队人员由于特殊的作业环境，心理焦虑、抑郁症状也明显高于成人常模，在敌对因子得分上显著高于军人常模。PSQI、FS-14 显示，核勤人员的体力疲劳、脑力疲劳和疲劳总分均明显高于常模，而睡眠质量、睡眠时间、入睡时间、睡眠效率等评测得分较低。另外，核装检人员群体中焦虑、抑郁、精神性疾病所占比例达 85%，火箭推进剂作业人员心理状况评价接近中等水平。当然，也有研究得出相反的结论，并认为与近年部队重视心理教育并给予适当干预有关。

除原二炮部队人员外，核潜艇艇员心理问题仍然不容乐观。与水面舰艇相比，核潜艇艇员长航后内-外向得分较长航前增高，并有精神质得分降低和掩饰倾向得分增高；躯体化、强迫、人际关系、忧郁、焦虑因子分显著增高；负性应对、心理应激、负性情绪分则显著增高；说明核潜艇长航特殊生活和作业环境对艇员的心理卫生状态造成了明显影响。

四、核勤环境对人员心血管系统的影响

随着核武器、核潜艇装备部队的产生、建立，电离辐射、磁场等也成为人员心血管健

康的一道威胁。有研究对核潜艇人员心电图检查结果进行分析，发现心电异常比例达 23%，主要表现为窦性心动过缓、窦性心律不齐、左室高电压、传导阻滞及非特异性 ST-T 改变，并且随年龄增长异常比例增高。心率变异性（HRV）是定量检测心脏自主神经活性重要且可靠的指标。对核勤人员 HRV 的研究分析发现，核潜艇艇员航行前、航行中、返航后 HRV 时域分析指标也出现了轻微变化，但尚未达到统计学差异。以上研究显示，核勤环境对人员心脏窦房结的自律性和心肌细胞的传导功能等心电活动产生了影响。

除了心电活动异常外，核勤岗位人员的心脏结构与功能也表现为异常。研究显示，核潜艇长航后会导致艇员血压升高，心率加快，左心房及主动脉内径增大，左室舒张末容积及每搏输出量增加；左心室舒张早期血流充盈不佳，心肌舒张顺应性下降。另外，还发现核潜艇人员室间隔厚度增加、左心室质量指数增高等。以上改变可能与人员长航后肾上腺皮质及髓质激活，导致机体交感神经兴奋性及敏感性增加有关。但是，返航后经过 3 个月的休息，核勤人员的血压、心率、心脏结构及功能均有所恢复。

五、核勤环境对人员内分泌及生殖系统的影响

内分泌系统对核辐射及电离环境极其敏感，尤其是甲状腺。甲状腺代谢旺盛，在受到辐射后往往会影响甲状腺激素的合成和分泌。研究发现，核潜艇人员长航后体内游离甲状腺素 T_3（FT_3）和游离甲状腺素 T_4（FT_4）较长航前降低，而促甲状腺激素（TSH）升高。而某部核装检人员甲状腺功能检测未发现甲状腺功能异常，可能与采取的适当防护措施有关。

另外，肾上腺素轴也是机体重要的内分泌轴，其中肾素-血管紧张素系统（RAS）最为重要，其效应激素主要包括肾素、血管紧张素Ⅱ（AngⅡ）、醛固酮、盐皮质激素等，主要受下丘脑-垂体轴的直接调节。研究显示，长航后艇员 AngⅡ、醛固酮活性显著升高。以上说明核潜艇长航容易造成 RAS 激活，而其与血压调节、水钠平衡等有关，易导致机体生理功能失调。

性腺对电离辐射也较为敏感，也是人体需要重点防护的部位。有研究发现，核潜艇人员长航后血清睾酮水平降低、促黄体生成素水平降低，雌二醇水平则显著升高；也有研究显示，核潜艇艇员在长航前后血清睾酮和精浆 α-糖苷酶、精子的超微结构均无明显改变。以上研究结果的不同可能与研究对象、样本量、实验室条件等因素有关，具体原因仍有待于进一步研究。

六、核勤环境对人员血液系统的影响

人体受到辐射后，骨髓造血系统最先出现变化。既往研究显示放射科职业人员的血细胞变化特点是白细胞降低、血红蛋白和血小板降低。多个调查显示，核勤人员白细胞计数、血小板计数和淋巴细胞转化率较对照组显著降低。而核潜艇组长航后红细胞（RBC）、血红蛋白（HGB）、红细胞平均体积（MCV）、血细胞比容（HCT）较长航前和岸勤组明显增高，但白细胞无明显影响。这种改变可能与长期暴露于微量辐射和电离作用有关，或者是一种适应微缺氧环境的代偿性改变。以上说明核勤人员机体的造血功能受到了一定影

响。另外，核潜艇艇员在长航后全血黏度、血浆黏度、血细胞比容、全血还原黏度升高，血小板凝集功能有所降低，说明其血液流变学也发生了改变。

在对地方核作业机构进行体检时发现，长期核接触人员血清氧化能力（MDA）与抗氧化能力（SOD）失衡、细胞增殖能力（MTT）降低、机体免疫功能轻度受损、凝血功能降低。淋巴细胞增殖与凋亡的水平可反映机体受辐射程度，而淋巴细胞微核率是检测辐射损伤的传统指标，检测意义较大。研究发现，接触核辐射的人员在疗养前白细胞（WBC）、MTT、SOD较对照组降低，MDA较对照组升高，而疗养后有所恢复。另外，反映核勤人员机体氧化损伤的指标 DNA 含量也显著低于对照组，经过综合疗养后明显恢复，说明综合疗养干预措施对改善核勤人员机体氧化损伤、促进康复有良好效果。然而，也有研究认为核勤人员核辐射主要指标，如白细胞计数等无明显变化。观察结果的差异可能与研究对象、工作环境差异、暴露时间、防护水平等有关，仍有待进一步研究。

七、核勤环境对人员免疫功能的影响

人体免疫主要包括体液免疫、细胞免疫、非特异性免疫，三者共同构成人体免疫网络系统。体液免疫对机体内、外环境变化反应迅速而强烈，是免疫防御和免疫自稳的先锋。补体系统则是机体体液免疫的重要组成部分，其激活主要包括经典途径（CP）和旁路途径（AP）两种方式。C3 是补体活化的中心环节之一，也是这两条活化途径的聚焦点，其活性可反映整个补体系统的功能状态。而 C4 是 CP 途径活化的重要成分，B 因子是 AP 途径活化的始动因子，两者的水平分别代表补体活化途径的不同走向。研究发现，核潜艇人员长航后血清 C3、B 因子、IgA、IgG、IgM、循环免疫复合物、C-反应蛋白均较长航前和岸勤组显著降低，而 C4 显著升高。以上提示核潜艇长航后体液免疫功能可能受到影响。

除了体液免疫外，有研究对核潜艇长航后人员的细胞免疫进行了检测。核潜艇长航后艇员外周血 T 淋巴细胞寿命缩短，凋亡率升高。这种改变可能与外界环境中的有害气体、电离辐射、微波、电磁波等因素影响了淋巴细胞内凋亡相关蛋白的表达平衡有关，也可能与机体防止过强的免疫反应有关。作为 T 细胞的调节因子，白细胞介素（IL）-2 水平在长航后下降，而 IL-8 和肿瘤坏死因子（TNF）-α 水平则明显升高。另外，研究还发现，核潜艇人员长航后血清 CD3、CD4 分子表达显著降低，CD16、IL-1α、TNF-α、IL-6、内毒素显著升高。而这些因子的改变在单核细胞、巨噬细胞、T 淋巴细胞等介导的免疫反应中具有重要的调节作用。

以上研究表明，核潜艇人员长航后，机体的细胞免疫和体液免疫均发生了重要变化，在长航作业中及时了解人员的机体免疫功能对提高艇员的健康水平和作业能力显得极为重要。

八、核勤环境对人员其他系统的影响

除上述外，研究还发现，核勤人员脂肪肝的超声检出率较高，在 30 岁组及 40 岁组也发现了一定数量的脂肪肝，呈现出明显的年轻化趋势。另外，胆囊结石、胆管结石、肾结石发病率也高于正常人群。强直性脊柱炎的发病率呈逐年上升趋势。长期进驻坑道的军事作业人员呼吸道感染、腹泻、皮肤病等高发。核装检人员血液中维生素 A 和维生素 C 水平降低，锌、三酰甘油增高。核潜艇长航后血钾和血钙水平有下降趋势。然而，以上改变是否与核勤环境有关还不是十分清楚，需要进一步调查研究。

第三节　核勤人员疗养保障模式的探索与实践

当今，世界新军事变革正在迅猛发展。以核武器为代表的现代高技术武器装备，以及作战方式的发展与演变，对军事医学、军事预防医学及疗养学带来了深远影响。可以预见未来一段时期内，战争形势将是核威慑下的信息化战争。核勤作业环境对人员身心健康的威胁与日俱增，这就要求我们积极探索实践核勤人员特勤疗养保障模式，最大限度地维护人员身心健康，提升部队战斗力。

一、核勤人员职业危害的研究现状

近年来，海军、空军、火箭军各战略核威慑部队遂行多样化军事任务不断增多，核勤人员人数、辐照周期及累积剂量逐步增加，对职业防护标准和身心康复需求越来越高。核勤人员作业环境艰苦，职业危害多样，致病机制复杂。作业环境中既存在电离辐射对人体的损害，也存在着非辐射因素的职业病危害。

对于核勤人员而言，长期低剂量电离辐射损伤是首要关注的职业致病因素。国内外研究表明，累积剂量低于 0.5Gy 单次或持续低剂量率的 X 射线、γ 射线照射可诱导机体产生兴奋效应和适应性反应，从而增强机体免疫功能，促进人体生长发育及基因修复。但对慢性照射的远期躯体效应及遗传效应的观察研究尚较匮乏。有文献报道，长期低剂量电离辐射可导致球结膜微循环异常，损伤人体眼功能；干扰心脏的自律性和传导功能诱发心血管疾病；导致机体细胞及体液免疫功能异常改变；导致甲状腺等内分泌功能紊乱。

除去辐射因素对靶器官功能的损伤，核潜艇、火箭军坑道等作业环境中的非辐射因素也会对核勤人员身心健康造成显著危害。有报道指出，长期密闭空间作业可导致牙龈溃烂、出血、炎症，又因通常不能得到及时治疗而严重困扰一线人员。坑道作业中的粉尘、氡气及核潜艇舱室的有害混合气体是导致肺组织慢性损伤和肺部炎症的主要原因。新鲜果蔬供应缺乏，营养成分的逐步流失，人口密度过高，微量元素和微生态失调可直接造成人员幽门螺杆菌（HP）感染率显著上升，诱发消化性溃疡及反流性食管炎等消化系统疾病。长期情绪紧张及噪声振动危害可引起人员收缩压及左心后负荷增高，引起左室壁或室间隔增厚等心脏器质性改变，亦可增加人员焦虑、抑郁情绪，影响睡眠质量。

综上所述，复杂多样的核勤职业危害对人员身心健康造成的威胁始终存在，而目前仍然缺乏有力手段对其进行科学的防护和有效的保障。

二、针对核勤疗养保障的实践探索

自核勤疗养正式纳入特勤疗养范畴以来，针对核勤疗养保障的研究实践得以飞速发展。随着特勤疗养全维保障模式、"大卫生观"新型军队疗养模式、自然因子疗养模式、人文理念疗养模式、疗治结合的发展型疗养模式等理论研究的不断深入，各疗养院疗养保障能力逐年提升，也为核勤疗养保障实践与探索打下了坚实基础。核勤疗养相关研究表明，综合性疗养干预能够有效提升机体抗氧化能力，降低放射性核素对机体的氧化损伤，提升核勤人员职业防护能力。运用综合心理干预，可有效缓解核勤人员焦虑、抑郁情绪，改善核勤人员人际交往，提升其自我心理调适能力及整体心理健康水平。在核勤人员护理服务模式的实践与探索中，各疗养院紧贴核勤人员的护理需求，总结出了一系列先进的护理干预经验。此外，在对核勤人员健康管理服务的研究中，通过对体检、宣教、膳食、体训等多个环节进行交互干预评估，也取得了实质性研究成果，有效提升了核勤疗养服务保障能力。

火箭军峨眉疗养院结合自身特色疗养资源，根据既往研究经验，积极探索与实践"健康管理、自然疗法、中医康复、专业体训、心理调适、景观疗养、营养膳食、疾病矫治"的"八位一体"综合疗养保障体系。通过多元化分层次在职教育模式全面培养医护人才梯队，针对核勤人员职业危害开展防治知识宣教，提升健康知晓率。设计骨质疏松专病疗养方案，印制《骨质疏松防治手册》。为适应潜艇、坑道作业环境空间狭小、运动受限的实际情况，推广微运动联合中医穴位按摩维护人员健康，取得一定实效。

通过对 726 名核勤疗养院人员体检信息的采集与分析，发现长期低剂量电离辐射可诱发脂肪、嘌呤代谢异常，促进破骨细胞代谢活化、成骨细胞凋亡增加、体外成骨能力下降，导致核勤人员高脂血症、高尿酸血症、骨质疏松症高发。运用低山地森林疗养院的负氧离子森林浴和氡温泉等特色疗养因子开展自然疗法，辅以药膳食疗干预，结合中医离子导入的方法在治疗人员骨关节疾病中取得显著成效。通过运用水疗干预在调节机体血压、降低基础心率、提升左室射血功能，以及降低血脂、血尿酸水平等方面取得突破进展。探究在职军官心理健康疗养模式，应用心理测试评估系统集体测量、个体咨询，通过心理团队辅导改善人际交往，增强自我调适能力。运用催眠放松、景观疗养及禅道养生缓解焦虑、抑郁情绪，有效改善睡眠质量，受到疗养人员大力推崇。

三、制约核勤疗养发展的关键因素

在原总后勤部卫生部的统领下，2015 年初完成了核勤疗养床位编制调整，并开始在全军各疗养院组织实施，核勤疗养专业建设迎来了宝贵契机。虽然建设取得了长足进步，但仍有许多因素制约着核勤疗养专业的健康发展，主要反映在以下几个方面。

（一）核勤疗养制度有待健全

现行特勤疗养组织实施方案中规定，核勤和接触有毒物质的特殊岗位作业人员每 2 年疗养 1 次，每次疗期 30 天，这同空勤、海勤疗养组织实施存在差距。此外，核勤人员执行军事任务同疗养计划安排之间的工休矛盾，疗养期间组织、供给关系的接转问题，家属自行随队疗养的安排等诸多困难已成为影响各疗养院特勤疗养服务保障质量的主要因素。

（二）核勤疗养研究尚不充分

现今关于长期低剂量辐射对人体远期效应的研究较少，而且观察评估的周期冗长，往往需要长期持续投入大量人力物力，突破性研究成果产出难度很大。这使得多数科研机构望而却步,制约着核勤疗养这一新兴专业的持续发展。

(三)保障评价体系急需完善

目前关于核勤特勤人员健康鉴定结论和健康等级评定标准尚属空白,评估权限不明。体检项目缺少特异性指标及新型检测手段。体能训练仍以基础训练为主,缺乏针对核勤群体职业预防的先进生理性训练方法和设备,且需要大量资金投入以保障场地及场馆的建设与维护。上述问题的存在导致现行核勤疗养保障模式的针对性及实效性低下,造成"鉴""训"脱节,严重影响核勤人员军事作业能力的提升及再生成。

(四)有效干预手段仍较缺乏

核勤人员岗位具有一定的涉密性,致使疗养保障开展预防和干预从源头上难以实现。而从辐射易损靶器官功能的检测与维护方面实施疗养保障的途径,受制于先进专项检测设备资源的匮乏和稀缺。关于淋巴细胞染色体畸变率检测、微核检测、男性生殖系统功能检测等设备因人才储备不足、主观误差影响、检验周期较长等多方面因素影响,很难开展大批次普查筛查检验,其操作性、实效性均低于预期。

四、核勤疗养保障模式的思考展望

核勤人员的健康水平直接关系我军战略威慑部队战斗力的生成,为切实解决核勤特勤人员的健康保障需求,探索与构建新型核勤疗养模式势在必行。因此,必须准确把握联勤保障体制改革的总体要求和主要任务,充分领会疗养院在新形势、新时期的职能定位和责任担当,摸索总结出一套操控性好、实效性强的综合疗养保障模式,全面提高核勤疗养服务保障能力。

(一)构建拓展式学科体系建设模式

以核勤疗养骨干培训基地为平台,牵引带动健康管理、中医康复、生理训练、心理防护、营养膳食等专科建设,整合优势资源,优化结构配置,打造核勤学科体系。强化疗养院科委会的引领职能,科学统筹重点科研立项,找准科研攻坚的突破口,健全"科技创新规划"及"科研成果奖励"等制度,促进学科体系建设蓬勃发展。撰写汇编专业教材与专著,促进核勤师资力量的生成与储备,完善教学实践及其效果评估手段,力求为全军培育专业能力突出的核勤疗养骨干。

(二)构建前馈式疗养干预保障模式

由于核勤职业损害的临床表现具有隐匿性、滞后性,往往在明确检诊后已存在不可逆性损伤,导致后期康复治疗成本增加且疗效不佳。因此,核勤疗养保障模式的构建应遵循"预防为主、康复为辅"的发展原则,将疗养康复干预手段前移至一线人员中推广开展。通过特异指标巡诊筛查、职业防治健康宣教、专业体训科学指导、中医养生知识普及、自我心理防护调适等措施,对核勤人员在驻地提前干预。在"特勤疗养全维保障模式"的基础上拓展新型"前馈式疗养干预保障模式"。

（三）构建集约式人才设备管理模式

集中火箭军峨眉疗养院全院优势人力、设备、财力及其他可利用资源，统一集约化管理，激发最大产能。加速专业人才培育，针对专业人才缺编多、保留难的问题，要加强自身培养，充分调动人员积极性，增加外派培训，打造一批一专多能、素质全面、能力突出的专业人才梯队。按照科学论证、长远规划的原则，科学引进先进医疗设备，提升检诊筛查水平，为核勤人员职业疾病的早期预防干预提供有力支撑。

（四）构建融合式创新驱动合作模式

核勤疗养专业尚属新兴学科，要采用开放合作的方法，借鉴国内外研究经验成果，同军医大学、各级军队医院、疗养院及核工业研究院等研究机构开展深入合作。尽快建立核勤特勤人员健康鉴定结论和健康等级评定标准，开发针对性强、操作性好的特异性指标检测筛查设备，研发适应核勤人员的生理训练和心理调适设施。集中财力支撑优势学科科研工作的开展，力求催生高水平的科技创新成果，并加强科研成果转化力度，为核勤人员疗养保障做出突出实绩。

第二章　涉核疗养管理规定及流程

涉核疗养的基本任务：①消除职业因素的不良影响；②恢复、维护和提高军事作业能力；③增强体能；④促进伤病后机体功能康复。

涉核疗养基本任务的拓展：①维护和提高高级军事作业能力；②心理训练；③复杂军事作业环境不良影响的防治；④亚健康状态评估与防治。

涉核疗养单元：通过健康鉴定及生理性功能性训练等疗养干预手段（建立包括疾病医疗矫治、健康鉴定管理、自然疗养因子、人文景观疗养、中医康复理疗、专业体能训练、心理疏导干预、膳食营养管理等项目的"综合鉴训中心"），建立以消除职业因素影响、促进机体功能康复、维护人员身心健康、提升军事作业能力为目标的专业机构。

第一节　疗养管理规定

涉核疗养作为特勤疗养的重要组成部分，其相关管理规定、功能单元设置及流程保障要素目前主要参照特勤疗养制度管理规定予以实施。涉核疗养制度管理以《军队疗养机构疗养工作规则》及《军队疗养院特勤疗养工作手册》为基本依据。

一、军队疗养机构疗养工作的基本任务

根据疗养计划，组织实施疗养人员的预防保健、伤病治疗、功能康复、生理和心理及救生训练等疗养保障工作，开展疗养专项技术培训和科学研究，承担多样化军事任务的心理支援保障，战时接收伤病残人员康复治疗，为部队战斗力服务。

二、疗养机构业务指导部门

疗养机构业务指导部门为医务部（处）（下属综合计划科、医疗科、科训科）及护理部。下设各级科室在业务部门指导下，围绕疗养中心任务开展保障工作。其中疗养科、中医科、医学心理科、康复理疗科、水疗科、体疗科、生理训练科、营养科为特勤疗养配套保障的重点科室。

三、疗养相关工作制度

（一）疗养管理工作制度

疗养管理工作制度包括建立会议制度（疗养质量分析会、疗养情况介绍会、疗养员座谈会、特勤疗养年度体检预备会及健康鉴定会等）以及疗养质量管理、医疗安全管理、疗养床位管理、院内感染控制管理、优质服务、卫生战备、继续医学教育、疗养

科研管理、重点学科建设、电子疗案管理、医学图书管理、信息化建设管理、卫生经济管理等制度。

（二）门诊、接诊工作制度

门诊、接诊工作制度包括建立门诊工作制度、接诊制度、特勤疗养员体检和健康鉴定制度，以保证疗养人员登记入住、核准、协调相关工作的顺利开展。制订体检和健康鉴定工作计划及实施方案，按照诊疗技术操作常规，开展体格检查和诊疗工作，并出具健康鉴定结论。

（三）临床工作制度

临床工作制度包括建立个性化疗养、疗养员日常管理、检诊及分级护理、中医诊疗、医学心理咨询及心理治疗、物理治疗、水疗、体疗、健康教育、景观治疗、特勤疗养体能训练、生理训练、饮食营养等相关制度。

（四）药械工作制度

药械工作制度包括建立药品供应管理制度、药品调剂制度、抗菌药物使用制度、制剂管理制度、医疗设备管理制度、医学计量管理制度、消毒供应等相关制度。

（五）医技工作制度

医技工作制度包括建立医学检验工作制度、医学影像工作制度、特诊工作制度。

四、工作标准及工作考核

参照《军队疗养机构疗养工作考核标准》逐年组织实施。

第二节　流程基本程序

涉核疗养流程管理按照准备阶段、入院阶段、疗养阶段、出院阶段和出院后五个部分依次组织实施。

一、准备阶段工作

医务部门应当提前1周核实疗养信息，制订保障计划。政治部门应当重点制订好疗养期间文化娱乐活动计划，做好图书馆、报刊阅览室等文化娱乐场所及用品的准备。院务部门应当重点做好水、电、暖、通信、餐饮、被服和车辆保障等准备工作，及时检查和维修疗养设施设备。护理部门应当重点检查监督疗养用品消毒供应、急救药品器材配备和疗养科室卫生清理等准备工作。有关科室应当于疗养员入院前24小时做好人员、床位、设施、设备及器材等各项准备工作。

二、入院阶段工作

接诊科安排专人接站,做到"时间、地点、单位、人数、联系方式、入院科室"六清楚。疗养院(区)政工、院务部门及时接转组织、供给关系。医务人员在疗养员入院 30 分钟内完成接诊,办理入院手续;2 小时内完成第一次巡诊;12 小时内完成检诊及书写首次病程记录,大批入院可延期但不超过 72 小时;48 小时内召开入院情况介绍会,介绍科室基本情况、流程安排及注意事项;7 天内组织召开工休人员见面会,政治部门开展防线安全保卫工作。

三、疗养阶段工作

(一)实施个体疗养计划管理

经治医师应当合理制订个体疗养计划,主要包括:疾病矫治、生理心理训练、体能训练、健康教育、景观治疗等内容。

(二)落实查房制度

按规定落实院(区)领导每周查房 1 次。坚持院(区)分管领导、科主任、经治医师三级查房制度,护理查房制度等。

(三)大体检与训练工作

有关部门和科室应当按照《大体检和健康鉴定工作》《体能训练工作》《生理训练工作》等规定和要求做好相关工作。

(四)健康教育

每批疗养期间,疗养科应当组织 2~3 次健康教育活动,主要进行保健、营养和心理卫生知识辅导等。

(五)景观疗养

疗养院(区)应当每周组织 1~2 次景观疗养,科学安排时间、地点、路线,并派医护人员携带急救药品、器材全程保障,确保安全。

(六)疾病矫治

经治医师应当随时掌握疗养员的健康状况,及时调整疗休方案。遇有疑难病例应合理会诊、必要转诊,科学问效。

(七)文化娱乐活动

疗养院(区)应当配发和及时补充文化娱乐用品,按照计划组织实施文化娱乐活动,每天为疗养员开放图书馆、报刊阅览室和文化娱乐场所，每批组织工休同乐会、棋牌和球类比赛等。

（八）行政管理

疗养院（区）应当加强疗养员行政管理，制定管理措施，严格执行请销假制度、组织熄灯前及午夜查房制度，确保特勤疗养安全。疗养员因特殊原因需提前离院的需接收驻地单位通知后存档，方可办理出院手续。

（九）院务保障

疗养院（区）应当定期检查并及时维修维护疗养设施设备，按规定做好疗养被服和疗养房间沐浴热水供应，确保疗养用车车况良好、车容整洁、安全正点。严格落实饮食卫生和食品留验制度，每季度进行 1 次营养调查，每次不少于 3 天，根据疗养员需求合理提供膳食保障。

四、出院阶段工作

（一）疗养服务保障工作质量调查

出院前，疗养院（区）通过发放"特勤疗养服务质量评价表"、召开疗养员座谈会和征求带队领导意见等形式，收集、分析疗养部队、疗养员的意见和建议，研究制订整改措施。

（二）办理出院手续

医务部门统筹协调每批疗养员出院手续办理工作，并组织向疗养部队移交医疗和训练相关资料。政治部门适时办理组织关系转出。院务部门按相关规定做好疗养伙食费结算，并办理供给关系转出。疗养科在疗养员出院前 1 日完成疗养效果评估和疗养小结，交代出院注意事项。

（三）送站

疗养院（区）应当及时为疗养员购买返程车（船、机）票，安排专人专车送站。集体出院时，疗养科应当组织欢送，院（区）领导到场送行。

（四）终末消毒

疗养员出院后，疗养院（区）应按照消毒隔离制度，对疗养用房、体检和训练场所的设施设备等进行消毒。

五、出院后工作

（一）病案归档

疗养员出院 3 日内，疗养科应完成病案整理工作，并将疗案送至信息科归档。

(二）总结讲评

应当在每批疗养结束 5 日内，进行疗养工作总结。每季度召开 1 次疗养工作质量分析会，讲评疗养服务保障质量。

(三）情况反馈

健康鉴定结果需在出院 5 日内，由医务部门报疗养部队所在军级以上单位卫生部门。医务部门应在每季度第一个月汇总上季度特勤疗养工作情况并逐级抄送上报。

(四）跟踪随访

应当通过电话、信函、深入部队等形式跟踪随访，了解实效。

第三节　具体实施要点

一、疗期内日常会议的安排

（一）涉核疗养协调会

涉核疗养协调会在疗期开始前 1 周召开，主要负责协调疗期大体检工作，制订并通报本期涉核疗养计划，完善相关人员、物资、车辆、后勤保障准备。

（二）涉核疗养见面会及情况介绍会

涉核疗养见面会及情况介绍会一般在入院 48 小时内召开，可通过院（区）宣传片统一介绍本院基本情况、疗期内计划安排及注意事项。讲解行政管理规定，做好安全保密工作，指定带队干部，明确分组职责，完善疗期内行政管理层级。

（三）防线及安全防卫会

防线及安全防卫会主要负责集中实施防间保密教育，布置防线及安全防卫工作。

（四）涉核疗养座谈会

涉核疗养座谈会一般在疗期中段召开，主要负责收集疗养员疗养意见及建议，深入了解并及时掌握人员的疗养需求，适时调整完善疗养计划。工休同乐会：通常在疗期后段组织联谊，活跃疗养氛围，融洽彼此关系，增进相互了解，丰富文娱活动。

二、大体检及健康鉴定

大体检和健康鉴定是根据特殊军事作业对人体的影响与要求，运用医学方法，依据专用体格检查标准，由专职或兼职的体检和医学鉴定机构实施，从体格条件上选拔或评定特殊军事作业人员军事作业资格和军事作业能力的工作。

（一）从事核放射性作业及推进剂作业人员的体检项目

必查项目为外科、皮肤科、内科、神经科、精神科、心理科、眼科、耳鼻喉科、口腔科、妇产科及三大常规；淋巴细胞染色体畸变率；肝肾功能、乙肝五项、血糖、血脂、甲胎蛋白；腹部超声、心电图和性腺功能检查。选查项目为甲状腺功能、肾上腺皮质功能、肺功能、核素测定、痰涂片。

（二）体检实施要点

分多个路径分组实施，可有效提高导医效率，缩短体检时间，降低漏检率。体检前向疗养员说明注意事项（包括前一日餐饮，体检日早餐，膀胱充盈情况等）。

（三）健康鉴定会

向带队干部及随队军医反馈体检信息，亦可集中开展体检相关健康教育，方便统计多发疾病谱及有关数据。

三、健康教育

健康教育是指通过信息传播和行为干预，帮助个人和群体掌握卫生保健知识，树立健康观念，合理利用资源，采纳有利于健康行为和生活方式的教育活动与过程。其目的在于增强涉核人员自我保健意识，提高职业疾病防护能力，纠正不良生活及工作习惯，有效提升军事作业能力。按照相关规定，每批疗养期间，应当组织 2～3 次健康教育活动，主要进行保健、营养和心理卫生知识辅导。健康教育内容可包括特勤疗养流程及实施、特勤心理卫生保健、特勤职业病防护、特勤膳食营养搭配、中医康复养生等。健康教育组织实施时，需贴合疗养员主观需求，严格落实到课率并调查健康知晓率变化，评估健康教育质量及实效。

四、自然疗养因子

自然疗养因子亦称自然治疗因子，是在疗养地和疗养院的特定环境中被应用的具有医用价值的自然界的物理、化学和生物因子，其性质属于生态学因子范畴。主要包括气候、矿泉、海水、日光、空气、景观、治疗泥、森林等。应当结合各个疗养院自然疗养因子资源特色，因地制宜地开展自然疗法干预。实施干预前，集中就疗养因子医疗价值及注意事项进行健康教育，并指派专人现场带教，亦可通过视频影像传授实施方法，诠释干预效果。矿泉疗法每周可实施 2～3 次，每次 30 分钟。

五、景观疗养

景观是自然疗养因子的重要组成部分。景观形象的直观物态性、四维空间的时空性，对大脑皮质和心理状态有良好的调节作用。按照相关规定，疗期内应当每周组织 1～2 次景观疗养，注重科学安排时间、地点、路线，并派医护人员携带急救药品、器材全程保障。景观疗养实施要点：提前考察景点，制订计划，不得随意更改行进路径、乘坐车辆；外出前1日报名集中派车，并在景观疗养过程中融入有氧运动训练计划；随行医疗保障的同时沿途讲解，有序组织，确保安全。

六、心理训练

心理训练是一种心理干预方法，指采用专门仪器和手段，具体改变人的某种心理状态，以达到最适宜、最佳状态的过程；也是涉核疗养保障的重要环节之一。实施方法一般包括心理量表测试、心理团队辅导、心理健康教育、放松催眠体验、个体心理咨询等。心理训练实施要点：通过团队辅导干预时要合理分组实施，分组需要打乱建制，每组以20~30人为宜。

七、体能训练

体能训练指运用各种身体训练手段和方法，全面改善身体形态，提高机体功能和身体素质，增进健康水平，以提高机体对各种负荷适应能力的训练过程。按照《体能训练工作》规定，涉核疗养人员疗养期间应当参加体能训练。训练计划在入院3日内下发相关部门、科室及疗养部队；每批参训率应当达到95%以上；训练时间每批不少于16个训练日，每个训练日训练时间不少于2小时。训练内容可包括特勤专项训练及考核、有氧运动、运动管理、趣味运动会、篮球友谊赛等项目，可结合景观疗养实施，提高人员依从性；协同心理分组，分组完成体测及训练。实施时可结合娱乐性，调动积极性，亦可采用登山、游泳、钉板、光荣墙、夺战旗等趣味项目穿插组织实施。

八、餐饮及文化娱乐保障

科学膳食是保证涉核人员能得到合理营养的根本，即指每天饮食中获得的营养素，种类齐全、数量充足、比例恰当，以满足机体的需求，提高涉核人员健康水平和岗位作业适应及应激能力。实施要点：分餐标准制订饮食营养计划及食谱；开展营养卫生宣传教育；做好营养调查、食品留验、卫生监督各个环节。文化娱乐活动尽可能丰富多彩，包括棋牌、书画、健身、电影等项目。

疗养管理规定是保证流程顺利开展，确保疗养保障质量的重要依据。随着新军事变革的迅猛发展，改革强军的深入推进，部队战斗力生成模式加速转变，新形势下的特勤疗养保障在理论、实践上都急需不断地创新研究。各疗养院（区）应积极适应新形势、新任务的要求，结合本院实际，充分调研疗养人员的疗养需求，不断修订完善相关工作制度，切实有效地提高涉核疗养工作质量。

第三章 核勤疗养护理

第一节 核勤疗养护理的内容与特点

一、核勤疗养护理工作

核勤疗养护理工作的性质是以现代医学、疗养学、护理学理论为指导，运用相关护理知识和技能，优质高效地完成核勤人员在疗养中的护理工作。主要通过基础护理、心理护理、保健护理实现整体护理，保证核勤人员通过自然疗养因子和社会心理疗养因子的综合疗养措施，通过科学地安排生活作息时间、体检、矫治、体能训练、文化娱乐、景观疗养等活动，达到有效的疗养效果。核勤疗养护理的目的是使得疗养员消除疲劳、恢复体力、防治疾病、促进健康，全面提高核勤人员的身体素质，增强对职业环境的适应能力，维护和保持战斗力。

（一）核勤疗养护理工作的地位和意义

1. 核勤疗养工作的重要内容 核勤疗养护理工作对于保证疗养任务的完成起着重要的作用。

2. 保证核勤疗养效果的重要环节 核勤疗养护理工作直接影响疗养效果。

3. 获取核勤疗养信息的重要途径 在核勤疗养中，护理人员与疗养员的接触最为直接频繁，通过健康体检、健康教育、病情观察、调查分析等途径，能够掌握疗养员的基本情况及身心健康水平。

4. 提高核勤疗养整体水平的保障 在疗养过程中，核勤疗养护理工作的加强可以促进整个疗养水平的提高。

（二）核勤疗养护理工作的特点

1. 核勤疗养护理是一门跨学科、跨专业的综合性应用学科，是使核勤人员在疗养期间获得良好保健、预防、治疗、康复及生活服务的基础工作，具有科学性、实践性和服务性。

2. 核勤疗养护理对象是从事高风险、高技术、特殊作业的军事人员，由于工作环境的特殊性，对身体素质要求较高，因此疗养护理的主要目的是最大可能地增强体质及提高职业适应性。

3. 核勤疗养护理工作内容呈多样性，通过功能训练与护理、疾病矫治与护理、疗养生活指导、预防保健知识宣教、心理观察与护理、文化娱乐活动及景观疗养、疗区管理等内容，使核勤疗养员在有限的疗期内，达到良好的疗养效果。

4. 核勤疗养护理工作需要了解疗养学、康复医学、护理学、营养学、预防医学、运动医学相关知识，还需掌握社会学、伦理学、语言学、教育学、管理学等人文学科知识，才能全面地掌握相关技能，适应核勤疗养护理工作的发展。

5. 核勤护理工作的整体性不仅体现在现代医学认为的人是一个整体上，更体现在核勤疗养人员对于体能、技能、智能、适应能力等的全面要求上，因此对于其生理、社会、心理健康的促进和维护需要护理人员提供标准更高、要求更严的整体护理。

6. 核勤疗养护理工作不仅是一门专业性的工作，更是一门精细的服务艺术，对于护理人员的气质、仪态、仪表、谈吐、认知均有较高的要求。

（三）核勤疗养护理工作的原则和方法

1. 护理计划个体化 核勤疗养人员主要是导弹推进剂执业人员和核武器放射作业人员，饮食护理需针对疗养员的职业特点，筛选具有抗氧化活性的食物，以减少核辐射的影响，根据疗养对象的年龄、籍贯、饮食习惯、居住区域、患病情况制订相应的护理计划。

2. 护理方法多样化 核勤疗养人员具有专业性强的特点，既有中高级干部，也有艰苦边远地区的优秀基层人员，文化层次差异较大，进行健康教育、诊疗、体检、娱乐活动时，应充分考虑方式方法及疗养人员的接受程度，进行疗养员健康营养评价、营养风险评估等，开展结合身体状况的个性化指导。

3. 护理措施全面化 积极拓展护理服务内涵，张贴营养宣传图板、养生格言、中药文化等图文并茂的养生长卷，在潜移默化中更新健康理念，吸取健康养生文化精华。坚持为核勤疗养员量身定做文化疗养套餐，把饮食文化、茶文化和景观文化等贯穿于核勤疗养过程中。核勤人员身心承受越来越大的压力，开展心理测评、心理授课、心理疏导等措施，定期举办音乐欣赏、健康讲座，聘请体育教练教授八段锦等，开展一系列体能恢复训练活动，让核勤人员心理减负降压，保持乐观心态，用先进服务理念打造特色疗养文化，促进战斗力生成。

4. 护理制度规范化 优质服务和精细化保障是疗养院工作的重要内容之一，制度是管理效能的标尺，是服务的有力保障。坚持以人为本，优化服务管理机制，使管理效能最大化、制度落实常态化、服务品质人性化，从落实制度及发挥效能上，打造出精细、精致、精品的护理服务。入院后，护理人员应执行每日查房制度，了解每个疗养员的思想动态；疗养中，定期召开座谈会，了解和现场解决疗养员需求；出院后，建立随访制度，确保管理不断线。

二、核勤疗养护理的方法与内容

（一）准备阶段

1. 疗室环境准备 检查疗室生活用品，整理卫生，保持室内空气清新，根据季节特点安置适当的卧具，检查室内设施，包括水、电、暖、空调等。

2. 医疗文书与器械准备 做好入院评估等护理文书。

3. 疗养院各类服务资料准备 做好疗养服务指南、疗养院规章制度介绍、健康教育指导、饮食指导等资料准备。

（二）入院阶段

1. 接诊 接诊护士需要主动热情、快捷周到地为疗养员办理入院手续，护送疗养员入疗室，当团体疗养员入院时，护士长要合理安排接诊护士人数，接诊内容包括填写入院登记、入院通知、疗案首页录入，通知值班医生和责任护士，将饮食准备通知疗养餐厅，并按规定完成护理接诊的日常检测项目。

2. 入院常规工作 对新入院的疗养员按时完成入院常规，将测得的体温、脉搏、呼吸、血压、大便次数、体重及身高结果记录于体温单上，发现异常者及时报告值班医师，并密切观察，同时做好旅途中新发疾病或慢性病急性发作的临床护理工作。

3. 入院介绍 向疗养员详细介绍疗养制度、疗养要求及注意事项。

4. 收集信息 完成各项护理资料的收集并记录于护理评估上，为制订护理计划和确定健康教育目标打下良好的基础，责任护士24小时内要完成首程疗养护理记录单。

（三）疗养阶段

疗养阶段是特殊岗位人员疗养的主要阶段，此阶段的主要任务是实施体格检查、健康状况分类、心理护理、体能训练、专项功能训练、矫治疾病、景观治疗、健康教育、生理调适等疗养措施中的相关护理工作。

1. 体格检查的护理 协助医师做好疗养人员的体格检查，护理工作内容包括根据医嘱将体检内容、时间、地点通知疗养员，向疗养员交代查体注意事项、体检项目顺序，将检验标本送至有关科室。

2. 矫治疾病的护理 对伤病恢复期的疗养员做好临床护理观察巡视、康复治疗护理、生理信息浏览等工作。对特殊疾病包括核辐射、烧伤、冻伤、听力损害、急慢性中毒或炎症，进行康复护理治疗，按照护理工作制度要求积极开展基础护理工作，根据疗养员的病情、治疗、检查、用药、对健康问题的需求，进行有针对性的护理指导，督促和检查疗养员遵医行为，仔细观察，及时了解治疗效果及反应，对不良反应及时报告医师，提高疾病检出率和矫治效果。

3. 心理护理 核勤人员是我军战略力量的主要组成部分。长期从事核辐射作业，工作环境、作业条件艰苦、特殊，军人家庭聚少离多，如何按照高标准为保障对象打造科学疗养"套餐"应对不良心理反应，对核勤科护士提出了更高的工作要求。高技术局部战争特殊的军事作业环境，给军人带来的不仅是躯体的损伤，更重要的是强烈的心理刺激，核勤疗养员中青年居多，身体素质好，文化程度较高，思想活跃，自主意识强，内心世界丰富多彩，护理人员通过掌握必备的沟通交流技巧，全面了解核勤疗养员心理、生理、社会、精神、文化等需求，丰富文化娱乐活动，定期安排演唱会、棋牌比赛、舞会、球类比赛、景观疗养参观等活动，达到松弛情绪、平衡心理、消除疲劳的目的。外出景观疗养时，做好景观疗养护理。

4. 体育训练及专项生理功能训练的护理 对核勤人员实施体育训练和专项生理功能训练的目的是增强体质、提高生理功能，增强适应能力，护士要做好健康宣教工作，提高核勤人员的积极性，做好运动前准备，预防运动受伤。

5. 景观疗养护理 疗养院多处于山川秀丽、气候宜人的风景区，要充分利用各种疗养因子，组织疗养员进行景观疗养，积极开展海水浴、森林浴、空气浴等疗养活动。

6. 饮食护理 针对不同需求的疗养员，在根据职业特点保证平衡膳食的基础上，进行个性化的饮食和卫生指导。针对核放射作业人员，给予高蛋白、高维生素、低脂肪的饮食护理，选择抗氧化的食物；针对进行推进剂作业的人员，给予高蛋白、高糖、高维生素护理。

（四）出院阶段

此阶段做好相关体检项目的复查和疗效评定，检查和落实未完成的护理计划，根据疗效鉴定，制订出院的保健指导计划和措施，做好疗养效果鉴定的护理工作，做好出院病历的整理，并对疗室环境进行终末消毒。

第二节 核勤疗养护理管理

一、核勤疗养护理管理的方法与内容

世界卫生组织（WHO）对护理管理的定义：护理管理（nursing management）是发挥护士的潜在能力和有关人员及辅助人员的作用，或者运用设备和环境、社会活动等，在提高人类健康这一过程中系统地发挥这些作用。护理管理是促使护理人员提供良好护理品质的工作过程，也是一门艺术，需要每个管理者给予精心雕琢，方能达到预期效果，真正体现其价值。管理中要对护理工作的诸多要素进行科学的计划、组织、领导、控制、协调，以便使护理系统实现最优运转，为服务对象提供最优的护理服务。核勤护理管理是指针对核勤人员在疗养期间开展的护理工作的总称，是以核勤人员为中心，以护理质量为核心，应用护理程序的管理方法，达到疗养管理的最优化，让核勤人员得到最优质的护理。它的好坏，往往是一个疗养院管理工作质量和水平的缩影。

二、核勤疗养护理人力资源

核勤疗养护理运行过程中，按照疗养总体任务和具体要求，对人、财、物、信息、时间的有效使用和支配，特别是对人力和时间的支配尤其重要。人力和时间的使用贯穿于核勤疗养的整个组织与实施中，合理利用和支配人力与时间，可以保证护理实施与管理的成功。

（一）定义

护理人力资源是护理管理中的一项重要内容，护理人力资源管理包括护理人力资源的获取、整合、调配、奖酬和开发等内容。护理人力资源配置，是指对护理人员进行恰当有效的选择，以充实组织机构中多规定的各项职务，完成各项护理任务。人员编制是否合理，比例是否恰当，直接影响护理工作效率、护理质量、护理服务水平和护理成本消耗，甚至影响护理人员的流动及流失率。在实施核勤疗养护理的过程中，核勤疗养护理管理者要将

研究护理人员的调配作为一项基本任务。

（二）基本原则

"一切以核勤疗养员为中心"是军队疗养院服务模式的出发点，紧紧围绕满足核勤疗养人员的合理需求，提供优质护理和心理服务，是核勤疗养护理人力资源坚持的原则。

1. 任务需求的原则　按照既定疗养任务要求，制订护理人力资源调配计划，明确护理人员数量、结构（职称、年龄、学历、经验）等，至少满足基本要求，适当留有余地，以保证高质量地完成核勤疗养护理任务。

2. 比例合适的原则　在调配护理人员时，不仅要考虑人员的绝对数量，还要考虑护理人员的群体结构配备合理度。如不同职称所占的比例；不同年龄段所占的比例；军护、非现役文职、合同制护士所占的比例是否合适。

3. 能级对应的原则　在执行整体护理任务时，应充分考虑护理人员的经验、职称、能力等因素，尽可能分配给个体的任务与其能力相适应，便于充分发挥个体能力，促进整体疗养护理任务的圆满完成。

4. 动态管理的原则　核勤疗养员人员的变化、疗养任务的扩充、疗养护理专业的发展、疗养方法的进一步更新及护理人员自身业务素质的提高，都要求核勤护理管理者对疗养护理人员实施动态化管理，随情况变化及时调整，以确保护理人员的合理流动和护理队伍的相对稳定。

5. 降低成本的原则　合理地调配护理人员，尽可能实施优化组合，最大限度地发挥护理人员的潜能，降低核勤护理过程中人力成本的支出，是护理管理者的重要职责。

（三）配置方法

1. 宏观方法　从卫生系统角度研究护理人力资源变化，将护理人力置于卫生系统的床位、设备资源、机构数量、卫生产出与效率之中，研究护理人力的变化及其利用、配置规划。从教育系统角度研究护理人力资源的变化，通过对护理人力与护理教育互动关联的研究，探讨高级护理人才及全科护理人才的培养策略和提高护理人力整体素质的途径。

2. 微观方法　微观上利用护理工时、疾病分类、护理难度系数、床位使用率、床位周转率等多因素关联研究确定低耗高效的护理人力配置标准。目前针对疗养院的核勤疗养科室，一般按照编制床位数进行护理人员的配置，护士床位比为1∶9。

3. 核勤科室护理人力资源配置　一般疗养科室排班主要分为办公班、白班、夜班、临床班等班次。根据核勤疗养科室的工作安排，针对团队疗养，由疗养院增加随队保障班次。在团队疗养人员较多的情况下，疗养科室主要负责团队的森林浴、景观疗养、体训组织等内容，减轻了管理者的负担，提高了护理服务工作满意率，但存在对护士个人素质要求较高和对护士团体人数有一定要求，以及护士长排班压力较大等问题。

（四）基本要素

如何有效地实施护理人力资源的管理，应考虑以下基本要素。

1. 护理任务的简繁程度 不同的核勤疗养护理对象，有着不同的基础疗养护理、疗养生活护理和心理护理等要求，进而导致核勤护理任务简繁不一，影响护理人员的调配。

2. 护理人员的职业素质和能力 一般来说，高职称、高学历、高护龄的护理人员其理论水平较高、操作技术熟练，完成核勤疗养的经验较丰富，而低年资的护理人员拥有的年龄和体力优势，在调配护理人员时应充分考虑。

3. 疗养院政策制定和实施 疗养院的薪酬福利、绩效考核、考勤制度、工作时间要求、病假产假期限等政策都影响护理人员的调配。护理人员的种类也促进护理人员的多样化，疗养院对技能、职称、学历、进修、培训等制度的推进，必将进一步影响护理人员的调配。调配时应遵循弹性原则，留有一定的比例作为机动，以保证疗养护理的质量。

4. 护理管理水平 护理管理水平的提高，直接导致护理工作效率的提升，如果护理管理水平有限，即使增加护理人员，也未必能提升疗养护理的质量和服务水平。

（五）基本流程

1. 采集并分析疗养院护理组织信息 根据疗养院的功能定位、承担的整体疗养任务及年度疗养计划，可采用集中汇报、问卷调查、直接观察、行为记录等方法，科学地预测本周期之内完成核勤护理任务所需的护理人力资源的结构及数量，指定合理的护理人员组织结构。

2. 制定岗位职责，健全组织结构，明确实施方案 明确各个岗位的职责，按照目标、任务以及分工合作、权责相等的原则，在护理部门的统一领导下实施分级管理。保证有效的管理幅度，合理地分解整体核勤护理任务，以直线型结构为主。

3. 重新布局全院护理人力资源，有效补充人力不足 重新梳理护理人员配置，根据分解任务的繁简程度，依照已定的岗位职责，将有限的护理人力资源配置到合适的位置上。因疗养院军人护士的不足，应适时补充非现役文职人员和合同制护士。

4. 弹性调配，科学排班 核勤人员以集中入院为主，时段性较强。实施核勤疗养的护理人员有限，在集中处理入院时人力较紧张，应对护理人员假期进行弹性调配，在一线布置充足的护理人力，保证护理人力配备充足。对休假、培训、进修调整至任务较轻松的时段。

5. 及时评估人力资源调配效果 以月份或季度为阶段，以核勤疗养员满意度调查、疗养效果评价手段等数据为依据，科学地评估该阶段护理人员资源调配效果，总结经验，查找不足，为下阶段的人力资源调配提供现实依据。

6. 采取多种方法提升人力资源调配水平 在系统评估后，结合护理人员个体技能水平考核、绩效考核结果，以开展针对性的培训、系统性进修等方式提高护理人员个体业务技能，进而提升整体护理人力资源调配水平。

（六）注意事项

1. 重视岗前培训 新分配、调入的护理人员，必须经过培训方可上岗，培训内容为医德医风、护士行为规范、疗养院规章制度、基础护理理论、基础护理操作、岗位职责等。新入护士独立上岗前需由护士长或者护师以上人员带教3~4周，经考核后能胜任本职工作方可上岗。

2. 重视特殊培训　核勤人员的基本信息等属于保密范畴，非现役护士及合同制护士不熟悉相关保密规定的需要着重培训，加强其理论及实践能力。

三、核勤疗养护理各阶段的管理重点

核勤护理体现集中、持续、严格的特点，在推进整体护理的同时，按照核勤护理的特点，将护理工作划分为准备、入院、疗养、出院四个阶段。严格遵守不同时段的操作流程，统筹护理要点，以提高核勤疗养护理工作效率，规范护理人员的操作流程，有条不紊地开展核勤疗养护理工作，为核勤疗养人员提供优质服务，促进核勤疗养工作准确高效的完成。

（一）准备阶段

核勤人员入院前3天为准备阶段，此阶段核勤护理工作的重点为合理利用时间做好护理基础要素的准备、疗养环境的布置和护理人员的调整等。具体安排如下：

1. 护理查房　由护理部组织入院准备工作质量查房，主要内容：①重点检查疗室卫生消毒情况、急救物品准备情况和床位调配等；②检查护理人员着装、仪表仪容、挂牌等行为。

2. 护士长常规检查　入院接待、入院资料的准备等。

（二）入院阶段

核勤人员入院当日至入院后两天为入院阶段，此阶段的重点为科学调配时间，协同其他部门和体检科室做好核勤疗养员的入院接待和体检准备工作，护理部了解并掌握核勤疗养人员入院基本情况和护理工作开展情况。

1. 入院接待　护士长及护理人员欢迎疗养员入院，协同带队干部分配床位，值班护士做好入院登记并通知疗养灶饮食习惯。

2. 入院介绍　护士长安排护士主动介绍疗养院环境及整个疗期日程安排和疗养注意事项，以良好的服务态度对待疗养员。

3. 入院评估　护士长安排适当的人员做好生命体征的测量及相关资料的采集，并做好登记，对疗养员进行评估。

4. 体检准备　护士长安排专人负责。

（三）疗养阶段

核勤人员入院后至出院前为疗养阶段，护理部及护士长要重点做好质量控制及问题处理工作。

1. 开展工休座谈会　在疗养过程过半时，由医务处牵头召开公休座谈会，护理部及护士长应积极了解疗养员的疗养情况及需要改善的护理服务项目与措施。

2. 收集护理服务满意度调查表　护理部应积极收集疗养员对护理服务的满意情况，针对不足加以整改。

3. 健康宣教　是疗期护士工作的重点内容，护士长应严格督促护士进行疾病相关、饮食相关的个体化健康宣教，并且及时检查宣教效果。

4. 人员安排　针对疗期的景观疗养、温泉水疗、体训等项目，护士长应积极安排适应相应职责的护士参加，并且经常进行检查和评估。

5. 组织体检　按照医务部门要求，护士长应制订相应的体检计划，组织专人带领并与体检科室进行交接。

6. 查房制度　护理部应定期组织院查房，护士长安排护士每天进行夜查房。

（四）出院阶段

核勤人员疗期后 3 天为出院阶段，护理部及护士长的重点工作是评估疗养效果，安排出院手续办理。集中出院工作量较大，护士长应安排得力的办公护士统一办理，检查病案情况，如有缺漏及时增补，并为疗养员妥善安排及订购回程机票、车票。

第四章　自然疗养因子的应用

自然疗养因子指自然界存在的有利于人类防治疾病、增强体质并应用于疗养的理化因子和生物因子，如适宜的气候、合适的温度、洁净的空气、森林、阳光、海水、沙滩等，它们对人体的作用特点是生态的、综合的、全身性的。自然疗养因子作为现代疗养医学治疗方法的组成部分，对核勤人员提高健康水平有着重要意义。

第一节　气候疗法

一、气候和气候疗法

气候（climate）是自然环境的组成部分，也是人类活动最重要的环境条件之一。气候能够促进或阻碍人类活动，气候变化对于人类生命和健康的影响可能是有利的，也可能是有害的。研究气候条件对人体生理过程的影响，研究各种气象因素与疾病的关系，研究利用气象因素和不同地区气候特征对疾病的有利影响，并将其作为治疗疾病、促进健康的手段，是疗养学的显著特征之一。

军事与气候关系的研究与利用开始于第一次世界大战期间。一方面，军人对包括气候环境在内的战场环境的适应程度，影响着军队的作战能力；另一方面，人类战争史早已证明气候对作战行动的重大影响。即使是在现代高技术条件下，气象因素仍然是影响军事行动成败的要素之一。研究疗养地的气候对军人军事作业能力的影响，科学利用气候有益健康的作用，预防和治疗疾病，提高核勤人员的气候适应能力，是核勤疗养的重要任务。

气候疗法是指科学地利用气候因子或经过改造的微小气候的有益物理化学作用，对疾病进行防治以及锻炼身体、增强体质的方法。其应用方法因地、因人、因病而异，如海滨气候疗养、山地气候疗养、沙漠气候疗养、森林气候疗养等。

二、气候对人体的影响

气候主要通过以下三种途径作用于人体。①皮肤及黏膜：人体皮肤密布着感受器，能感知气温、湿度、风速、阳光辐射、大气酸碱度等的刺激；②肺脏：主要感受大气的化学要素，如氧分压、臭氧及大气中的化学物质；③感觉器官：视网膜对光线刺激、耳内压力感受器对气压变化的感知等。上述感官接受来自大气的刺激后，通过神经、内分泌等系统完成体内一系列反应，导致机体发生生理和病理反应。

（一）空气的成分及对人体的影响

空气是由氮、氧、二氧化碳及其他稀有气体混合组成的，空气中经常含有水蒸气，有时还有臭氧、过氧化氢等。维持生命活动和促进疾病康复都需要新鲜空气。正常人在完全平静时,每小时呼吸量约为420L,体力活动时呼吸量则随活动强度的增加而增加2～7倍。当新鲜空气不足时,空气中的氧分压降低和其他化学成分的改变对人体是不利的。在共同居住的房间里,虽然空间有限人们的呼吸或其他如燃料的燃烧等原因耗氧较多,但由于门窗等处的空隙可发生自然空气交换,仍可保持正常的氧含量。疗养院的居室应该宽敞、明亮、空气流通,以保证空气新鲜和氧含量充足,以利于疾病的康复。在病理状态下,特别是呼吸循环功能不全的情况下,机体对乏氧的适应性大为降低,在选择疗养地时应予以关注。

人对二氧化碳较为敏感,当空气中二氧化碳含量达2%时,可出现呼吸障碍的最初自觉症状;达3%时,呼吸显著加快加深;4%～5%时,出现头痛、耳鸣、血压升高、呕吐、则晕厥等;8%～10%时,意识迅速丧失或因呼吸停止而死亡;若达20%时,则在几秒钟内即可引起中枢系统的麻痹而死亡。人在密闭的室内,二氧化碳含量增加,同时氧含量减少,增加了对人体的危害性。机体对二氧化碳的敏感性有一定差异,心脏和肺疾病患者对二氧化碳含量的增加特别敏感,因此对呼吸、循环系统疾病患者应选择空气清新的海滨、湖滨等疗养地疗养。

有害气体如一氧化碳、硫化氢、氯、氨、一氧化碳,以及对机体有害的其他物质污染空气时,应采取相应的防护措施。疗养院及疗养区不应建在空气污染的地区。

(二) 气温对人体的影响

气温 (air temperature) 是表示空气冷热程度的物理量,它反映了空气分子无规则运动的平均动能大小。气温是由太阳辐射所产生的,在相同的时间地点,随高度的上升气温逐渐降低。每上升100m,气温则下降0.6℃。由于一年四季地表日照时间的长短不一,地表温度呈周期性变化,一年中气温也发生周期性变化。四季温度变化是逐渐发生的,机体也逐渐发生适应性变化,故对人体影响不大,这是机体适应性反应的结果。但如果突然遇到极端气候,机体则容易出现不良反应。同理,一昼夜中由于地表受太阳辐射情况有所变化,气温也随之不断地变化。天气的急剧变化、气温日变化幅度过大,都可使体温调节发生障碍。

人类生活最适宜的外界气温条件是15～27℃。当气温升高到27℃以上,人有疲倦和思考力不集中的感觉,可出现机体代谢亢进、脉搏加速与血压下降现象。高温环境持续过久,可导致体重下降、尿量减少、尿比重增加、蛋白质分解加速、血液与组织液增加、机体中各种维生素消耗量增加。在气温下降初期,机体的基础代谢亢进,脉搏和呼吸加速,血液中的总碳酸含量减少,白细胞一时性增多,血压轻度上升;随着气温进一步下降,基础代谢、脉搏、呼吸等由增加反而转为下降。

正常机体有完善的体温调节功能,对外界气温变化有较强的适应能力。在一定范围内的气温变化,对机体有良好的作用。但机体调节功能有一定限度,外界的变化超过这个限度则使机体的产热和散热平衡被破坏而产生相应的病理反应。如持续处于高温环境,可引起机体水盐代谢失调、心血管系统负担加重、消化功能低下、肾功能不全、中枢神经调节能力减低,甚至发生热痉挛、中暑等严重后果。低温也是重要的气象因素,人体经常接触寒冷刺激,可产生适应性反应,使人体对寒冷的适应性调节更趋完善。长期全身或局部轻度受冷,刺激较小,机体可以完全适应;相反,急剧的寒潮,机体缺乏适应性过程,可引起营养障碍、抵抗力降低而发生感冒、肌炎、腰痛、关节炎、神经痛、多发性神经炎、肾炎、肺炎等疾病，亦是诱发心绞痛的一个因素，故冬季心肌梗死的发病率高于其他季节。

对机体有明显影响的，不单是外界恒定空气温度的高低，而主要是气温的急剧变化。气温剧烈变化时，机体对环境不能及时做出相应的反应，特别是患者的适应能力不同程度地发生障碍，因而使病情加重。在秋季，昼夜气温变化较大，特别是在山区，有时可达 10~15℃，在高山地区甚至可达 30~40℃，因此在秋季发生的疾病也较多。

气温的变化对传染病的发生、传播、流行等环节也有一定的影响。由于病原微生物和一些传染病的媒介、宿主生物的生存繁殖与气温有密切的关系，所以各种传染病发生、流行等具有与季节、气温相关的规律。因此，掌握季节、气温的变化，在疗养地（疗养院）建立严格的卫生制度，加强防护措施，对保证疗养员和工作人员的健康具有重要意义。

（三）气湿对人体的影响

气湿（air humidity）指空气中所含水分的量。水分主要来自露天水面、潮湿土壤和植物表面的水分蒸发。

相对湿度由赤道到两极逐渐增高，当然也受当地地表水面积和地面植物被覆状况的影响。一日和全年中的气湿也有一定的变动，其变化规律与气温相反，即热时相对湿度降低；冷时则上升。地区不同可以有较大的差异，海面空气相对湿度可达 80% 以上；沙漠地带可只有 5%~10%；树林和绿化地带，由于植物的水分蒸发，相对湿度及绝对湿度都比一般空地高。气湿的年变化，在内陆地区一般与气温的变化成反比，而在高山和海滨地区由于有从海面带来的湿空气和植物蒸发出的水分而增加空气中的湿度，所以它的最高相对湿度与最高的气温是一致的。空气中的绝对湿度随着高度的上升而逐渐减少。

在任何气温条件下，潮湿的空气对人体是不利的。在低温时，潮湿加强了空气对热的传导作用，使体热大量丧失，故在低温潮湿的情况下，机体更易受寒冷的损害，较易发生气管炎及风湿病。潮湿环境对结核病、肾病、风湿性关节炎、慢性腰腿痛等患者都有不良作用。热环境中空气相对湿度大时，有碍于机体蒸发散热。高温条件下蒸发是人体的主要散热形式，空气中大量水分使机体难以通过水分蒸发而保持产热和散热的平衡，出现体温调节障碍。

（四）气流对人体的影响

气流（air current）是指由于各地气温不同，气压存在着差异，空气由低温高压区向高温低压区的流动。流动的方向可以是垂直的，也可以是水平的。呈水平方向流动时称为风，平常以"风速""风向"来表示气流的状态。风速是指单位时间内空气流动的距离（m/s）。风速随纬度增高而加大；海滨地区的风速比内陆地区大；风速随离地面高度上升而增大。

空气流动是机体冷却作用的主要因素。空气流动的对流作用，可促使机体发散热量，低温、潮湿的气流，能使人体热量的散发加快，机体易受凉而发生感冒。风对精神活动有明显的影响，温和的风能使人精神焕发、轻松舒适；持续强烈的风可以引起精神过度紧张；热风使人抑郁不适；寒风迎面则可以引起异常不快，甚至导致心绞痛等疾病的发作。

（五）气压对人体的影响

气压（air pressure）是指地面或某一高度的单位面积上所承受的大气柱的重量，亦称大气压强（atmospheric pressure）。气压的大小与大气密度、温度有关，因此，大气压力的大小随高度的增加而逐渐减小。

气压对人体影响的常见表现：①当气压急剧下降时能使外界与体腔之间的压力平衡失调，影响中耳腔与腹腔的压力。②气压降低时，空气中的氧分压和氧含量随之下降，致使肺泡气体中的含氧量降低，引起血氧过多，使机体的气体代谢与组织呼吸的平衡失调。在这种情况下，由于机体的代偿功能，呼吸增强，血流加速，红细胞及血红蛋白增多。③当气压过低时，可发生高山病或航空病。④若在气压过高的环境中逗留后，减压过快则可发生减压病。因此，在一定范围内的低气压环境下，如在海拔2000m内的高山疗养地，对某些疾病（如贫血、支气管哮喘等）有治疗作用。

三、气候的疗养作用

（一）海滨气候疗养作用

海滨气候是指沿海一带的海岸气候。海滨气候具有以下特点：气温变化较内陆来得缓慢，湿度较大；日照强，紫外线辐射较强；气流活动强烈，污染物少，空气中氧、臭氧及负离子含量高；气雾水滴中含有钠、镁、钙、磷、碘、溴、锰、锌等多种微量元素。

海滨气候特有的优越性可增强疗养人员的调节功能、适应功能和免疫防御功能，有利于调节钙、磷代谢，减轻机体热调节负荷，改善肺通气功能，并有调节血压、血红蛋白及体液平衡的作用。因此，海滨气候对由于高强度军事训练及特殊作业环境造成的神经衰弱、自主神经功能失调、心血管系统及消化系统等疾病具有良好的疗养康复作用。海滨轻风对中枢神经系统、免疫系统等功能具有调节作用。

（二）山地气候疗养作用

山地气候是指海拔1000~2000m的山地气候。山地气候具有以下特点：气压及氧分压低；日光辐射强；山地空气清洁，透光性好；阳光直射强度大，红外线、紫外线照射时间长；气温变化剧烈，日平均气温低于平地；云雨多、空气洁净、负离子含量高。

一般认为，海拔1500m以上的山地气候才会对人体生理产生明显影响。山地气候可使呼吸加深、循环加快，肺通气量代偿性扩大，红细胞及血红蛋白增加，从而显著提高血氧含量，促进机体代谢和重要器官的灌注，增强机体抗病能力。山地气候对呼吸、神经、免疫、代谢等系统均有调节作用，有利于钙、磷代谢，可提高机体的适应能力和代偿能力，因此山地气候可有效缓解核勤疗养人员由于训练及执行作战任务导致的过度疲劳，改善呼吸系统、心血管系统、神经系统、免疫系统的疾病。

（三）沙漠气候疗养作用

沙漠地区湿度低，空气干燥，昼夜温差变化大，风沙多。沙漠气候可使机体经呼吸、皮肤排出的水分增多，可改善肾功能，对慢性肾病患者消除水肿有益；夏季沙层温度可促使血液循环加快，有利于各种渗出液和炎症浸润消散；埋沙后柔和的压缩和挤压作用，便于向人体组织深部加热。因此，沙漠气候对核勤人员中慢性肾病、创伤性关节炎、软组织损伤等具有较好的治疗作用。

（四）森林气候疗养作用

详见本章第三节。

四、气候疗法的适应证与禁忌证

（一）海滨气候疗养

1. 适应证
（1）高血压、冠心病的稳定期。
（2）慢性咽喉炎、慢性阻塞性肺疾病、肺气肿、慢性胸膜炎、呼吸器官外伤后遗症。
（3）胃肠功能性和动力性疾病、营养不良、贫血。
（4）神经衰弱、自主神经功能失调、疲劳综合征。
（5）维生素 D 缺乏病、骨质疏松。
（6）重症传染病后或重要器官手术后康复等。
（7）白血病、恶性贫血及支气管哮喘等。

2. 禁忌证
（1）各种疾病的急性期、慢性病的进展期。
（2）各类传染性疾病治愈后医学观察期未满者。
（3）凡需外科手术的各种疾病，或手术后不具备疗养指征者。
（4）有各种出血倾向性疾病。
（5）甲状腺功能亢进及消化性溃疡患者不宜在海滨暴晒，过量的紫外线可使病情加重。

（二）山地气候疗养

1. 适应证
（1）肥胖症、高脂蛋白血症、代谢障碍综合征等。
（2）糖尿病、高血压、冠心病病情稳定者。
（3）慢性阻塞性肺疾病、神经衰弱、自主神经功能失调、疲劳综合征。
（4）维生素 D 缺乏病、骨质疏松、贫血等。

2. 禁忌证 与海滨气候禁忌证相同。

（三）沙漠气候疗养

1. 适应证
（1）感染性和中毒性慢性肾病、慢性肾炎。
（2）风湿性关节炎、风湿性肌炎、风湿性神经炎等。
（3）创伤性关节炎、软组织损伤等。

2. 禁忌证 急性肾炎及肾病、高血压、冠心病的重症患者等。其他禁忌证与海滨气候疗养相同。

(四) 森林气候疗养

1. 适应证 除急性传染病、危重疾病患者外均可使用森林气候疗养。

2. 禁忌证 遇潮湿气候易加重病情的骨关节疾病，或对某些植物、花草过敏者。

五、气候疗法的实施

(一) 海滨气候疗养、山地气候疗养、沙漠气候疗养实施方法

1. 日常生活式 即在选定的气候条件下居住生活一段时间，一般以1个月为宜。在此期间，医务人员要给予指导，注意避免风、寒、暑、湿、燥等不利气候变化的影响，在天气良好时，鼓励疗养员进行户外活动和体育锻炼等。

2. 定点定时活动式 即在选定的气候地域内，择其最佳时间，每日组织疗养员开展各种健身活动，如散步、体操、拳剑、舞蹈、爬山、游泳、游戏等，以充分发挥良好气候的医疗保健作用。

(二) 森林气候疗养实施方法

详见本章第三节。

(三) 核勤人员气候疗养选择

核勤人员常见疾病除急性传染病和重症患者外，均可选择海滨气候和山地气候疗养；除风湿病、急性传染病和重症患者外，均可选择森林气候疗养；慢性肾炎及肾病、风湿病可选择沙漠气候疗养。

(四) 气候疗法的注意事项

1. 海滨、山地与沙漠气候疗养

（1）必须遵守循序渐进、逐步适应的原则。疗养员从原住地移居新的特定气候环境时，一般须有4~7天的适应过程。

（2）严密观察反应，进行必要的医疗监护。注意疗养员对新环境气候的不同反应，若有异常，须及时调整疗养方案。

2. 森林气候疗养 详见本章第三节。

第二节 温泉疗法

一、温泉和温泉疗法

温泉（hot spring）是一种从地下自然涌出或人工开采的地下自然水，它含有对人体健康有益的微量元素，其平均水温一般高于当地的年平均气温，又低于（或等于）45℃（在我国为34℃）。温泉的水多是由降水或地表水渗入地下深处，吸收四周岩浆的热量

后又上升流出地表。温泉区别于普通地下水，有以下三个特征：①水温多数较高。我国规定水温达34℃以上的泉水为温泉。美国规定的界限为27℃，日本为25℃，俄、英、法等国为20℃，这种差异可能与各国矿泉资源的特点和人们生活习惯不同有关。②含有较高浓度的化学物质，如碳酸氢钠、碳酸氢钙、氯化钠、硫酸钠、硫酸钙、硫酸镁等盐类；铁、碘、溴、砷、氟、硼、锂、锶等微量元素；镭、铀等放射性物质。③含有某些气体，如氡、二氧化碳、硫化氢等，所以当某些矿泉从地下涌出时，可见到冒出许多气泡或闻到特殊的气味。

温泉疗法，是一种自然因子疗法，是指利用温泉水的化学和物理综合作用，达到治疗疾病和防治疾病的一种疗法。在古代国外，人类对温泉水抱有极大的神秘感和较深的信仰与崇拜。认为温泉有超自然的不可思议的力量，是天神赐予的产物，拥有神秘的力量，有增进健康、治疗疾病的神奇功效，并在温泉旁建立寺庙，修建庙宇，从而逐步形成疗养地。在我国，温泉的应用史至少已有三四千年。《史记》中就曾记载："神农尝百草之滋味，水泉之甘苦，令民知所避就"。公元前100年左右，汉代天文学家张衡著《温泉赋》，阐述了温泉有医疗、保健与抗衰老的功效。著名医学家李时珍在其经典名著《本草纲目》一书中，将我国矿泉分类为热泉、冷泉与甘泉、酸泉、苦泉等，并阐述了甘泉的治疗方法和适应证，指出应用甘泉治疗应结合自然条件、药物疗法与营养等方能获得最佳效果。清代的《渊鉴内丞》《古今图书集成》是两部矿泉专著，其中列有"泉""温泉"两类，内分温泉艺文部分和温泉地志部分，材料丰富，堪为翔实，可谓研究我国矿泉之经典著作。近代以来，陈炎冰先生于1935年编写了《矿泉的医疗应用》。1993年我国矿泉学界老一辈专家王立民、安可士主编出版了《中国矿泉医学》，比较全面、系统地介绍了我国矿泉的形成和分布，各地著名矿泉的理化性质及医疗应用经验。

二、温泉的分类

（一）按酸碱度分类

强酸性泉：pH 2.0以下；酸性泉：pH 2.0～4.0；弱酸性泉：pH 4.0～6.0；中性泉：pH 6.0～7.5；弱碱性泉：pH 7.5～8.5；碱性泉：pH 8.5～10.0；强碱性泉：pH 10.0以上。

（二）按渗透压（矿化度）分类

低渗泉：1～8g/L；等渗泉：8～10g/L；高渗泉：10g/L以上。

（三）按矿水温度分类

冷泉：25℃以下；微温泉：25～33℃；温泉：34～37℃；热泉：38～42℃；高热泉：43℃以上。

（四）按化学成分分类

温泉按化学成分的分类见表4-1。

表 4-1　温泉按化学成分分类

分类	名称	主要成分			特殊成分
		阴离子		阳离子	
一	氡泉				$Rn>111Bq/L$
二	碳酸泉				$CO_2>1g/L$
三	硫化氢泉				总S量$>10mg/L$
四	铁泉				$Fe^{2+}+Fe^{3+}>10mg/L$
五	碘泉				$I^->5mg/L$
六	溴泉				$Br^->25mg/L$
七	砷泉				$As^+>0.7mg/L$
八	硅酸泉				$H_2SiO_3>50mg/L$
九	重碳酸泉	$>1g/L$	HCO_3^-	Na^+　Ca^{2+}　Mg^{2+}	
十	硫酸盐泉	$>1g/L$	SO_4^{2-}	Na^+　Ca^{2+}　Mg^{2+}	
十一	氯化物泉	$>1g/L$	Cl^-	Na^+　Ca^{2+}　Mg^{2+}	
十二	淡泉	$<1g/L$			

三、温泉的疗养作用

温泉的疗养作用主要体现在物理作用和化学作用两方面。物理作用几乎是各类温泉的共性，包括：

（1）温度作用：①促进血液循环，加快代谢产物排泄，刺激组织再生；②扩张毛细血管，调节血液分配。

（2）机械作用：①静水压，压迫胸腔、腹腔，促进呼吸运动；②促进血液循环，利尿；③促进组织液回流吸收，消肿；④浮力，减轻体重，利于肢体恢复训练；⑤液体传质，按摩作用，轻度镇痛，矿物质吸收。

温泉的化学作用因所含主要化学物质的不同而有所差异，以下以氡泉为例，了解温泉的化学疗养作用。

（一）氡进入机体的途径

1. 在皮肤上形成放射性"活性薄膜"　氡浴时，氡及其分解产物与皮肤密切接触，像薄膜一样地附着于皮肤表面，继续蜕变，放出射线，不断对机体产生刺激作用。

2. 透过皮肤或黏膜进入机体　氡浴时氡穿透皮肤，内饮时氡穿透胃肠黏膜而进入机体，然后随血流分布到全身各器官组织。如氡及其蜕变产物在肾上腺皮质也可发现，其辐射可增强固醇类激素的合成，从而抑制病理性免疫反应。

3. 经呼吸道进入机体　空气中的氡可经过呼吸器官进入机体，如在通风良好的条件下，吸入的量很少。进入机体的氡2~3小时后大多经呼吸道排出体外。

（二）氡泉的疗养作用

氡泉的医疗作用比较温和，机体易于接受，除具有一般矿泉的医疗作用外，还具有独特的放射性生物学作用。氡及其分解产物小剂量的辐射，使机体组织发生细微的功能和结构改变，通过对体内神经感受器、酶、肽、核酸、碳水化合物和脂肪代谢等产生影响，引起全身各组织器官的一系列变化。

1. 对神经系统的作用　神经系统对放射性辐射最为敏感，氡浴时首先引起神经系统方面的改变，尤以对自主神经的作用明显，可调整交感和副交感神经趋于平衡。氡对神经系统高级部位的功能亦有调节改善，平衡其兴奋和抑制过程，故可加深睡眠、镇静、减轻疼痛，同时可加强反射性活动。

2. 对心血管系统的影响　氡浴时皮肤内产生一种活性物质，引起小动脉和毛细血管痉挛，皮肤发白，浴后 7～8 分钟达顶峰。开放的部分毛细血管收缩，毛细血管数减少，皮肤淤血现象减轻。出浴后数分钟仍有此改变，继而出现血管扩张，轻度充血。氡浴不仅可引起心脏每搏输出量、每分输出量增加，心跳舒张期延长，频率减慢，而且还能使心率缓慢者的心率加快，即对心率有正常化作用。对血压亦有同样作用，血压高者浴后血压下降明显，低者浴后可使血压升高。因此，氡浴具有调整心血管功能的作用。据观察，氡浴对血液循环速度的影响亦比普通淡水浴大，尤以浴前血流速度缓慢者为明显。此作用可明显改善异性管袢及微循环淤血现象。

3. 对代谢的影响　氡浴对代谢有良好的影响，核肽在辐射作用下分解为蛋白质和核酸。氡浴后，碳水化合物、氮、脂肪代谢均增强。糖尿病患者血糖下降、尿糖减少，口干、烦渴症状减轻；增强肾脏排泄功能，风湿性和感染性关节炎患者总氮、尿素排出量增加；痛风患者尿酸、嘌呤排出均增多。氡浴时氧化过程增强，需氧量及气体代谢增加，使血液碱化；氡浴还可提高血红蛋白的百分比和血中红细胞的数量。

4. 对酶的作用　含巯基的呼吸酶、磷酸甘油醛酶、脱氢酶、三磷酸腺苷酶等的催化作用与其分子中的巯基有关，巯基与细胞的生长、繁殖、呼吸等许多重要生命过程有着密切关系。巯基在极弱的氧化剂作用下容易发生改变。在活体组织内，上述酶受小剂量氡及其分解产物的辐射而发生可逆性变化，但大剂量辐射则产生不可逆性变化。但巯基的改变不能完全阐明辐射的作用，这与机体蛋白质内的巯基含量，相比应用大剂量辐射时所氧化的巯基要多几万倍有关。

5. 饮疗、吸入的作用　饮用氡泉水的医疗作用也是利用氡及其子代产物的电离辐射作用，故与氡泉浴的医疗作用大致相同。饮用时氡及其子代产物直接由胃肠道吸收入体内，对内脏组织细胞的作用比较直接，有些作用比浴疗更为突出。如对肾脏的利尿作用更加明显，有利于尿路结石的排出；对胃肠道血液循环的改善也比较明显，所以对慢性胃炎、消化性溃疡、慢性胆囊炎、习惯性便秘及尿路结石的治疗效果比浴疗显著。为保持血液中氡的含量，保证饮用氡泉水的医疗作用，一般多饮用高浓度氡泉水。氡气吸入的医疗作用与浴疗、饮疗相似。主要适用于慢性支气管炎、支气管哮喘等呼吸系统疾病，也可与浴疗、饮疗配合应用治疗其他适于氡泉治疗的疾病。

6. 其他作用 氡浴还具有脱敏、消炎、调整内分泌和增强免疫等功能。氡浴后的矿泉反应弱或是不发生是其作用特点。氡浴适用于多种疾病的治疗。

四、温泉疗法的适应证与禁忌证

（一）氡泉适应证

神经衰弱、神经官能症、疲劳综合征、高血压、冠心病、心肌炎、慢性关节炎、亚急性风湿性及类风湿关节炎、外伤性关节炎、闭塞性动脉内膜炎、慢性脊髓炎、神经根炎、坐骨神经痛、周围神经炎、各种麻痹、痛风、糖尿病、慢性附件炎、更年期综合征、不孕症、银屑病、慢性湿疹、神经性皮炎、过敏性皮炎等。

（二）禁忌证

传染病患者，身体过度虚弱者及急性病患者（如急性肺炎、支气管炎、扁桃腺炎、中耳炎或发热、急性感冒患者），孕妇初期和末期、女性月经来时、身上有伤口者，不宜泡温泉。而高血压、心脏病、糖尿病、血管病变者也应遵循医师的指示才能入浴。癌症、白血病患者，不宜浸泡。

五、温泉疗法的实施

（一）入浴时间

1. 不要空腹入浴。
2. 饱餐后 1 小时方可入浴。
3. 每次浴疗时间不能千篇一律，一般以浴中感觉舒适为宜。
4. 疗次、疗程根据具体情况而定。一般每天 1 次，每次 30 分钟左右，15~20 次为一疗程，一周休息 1 次。

（二）具体实施

1. **全身浸浴** 包括全身短热浴法、全身长温浴法、持续浴与浴中按摩的混合疗法等。
2. **半身浸浴** 包括兴奋性、强壮性、镇静性半身浴。
3. **局部浸浴** 包括坐浴或骨盆浴、高弗浴、手浴、足浴、局部冷热交替浸浴等。

（三）浴后注意事项

1. 擦干全身汗水。
2. 补充水分。
3. 摩擦皮肤。
4. 充分休息。
5. 不要马上吸烟和饮酒。

第三节 森林疗法

一、森林和森林疗法

森林（forest）是以木本植物为主体的生物群落，是集生的乔木与其他植物、动物、微生物和水、土壤、气候之间相互依存、共同作用而形成的一个生态系统的总体。联合国粮食及农业组织（FAO）将森林定义为："面积在0.5公顷以上，树冠覆盖率超过10%，不提供农业等其他利用的土地"。森林与所在空间的非生物环境有机地结合在一起，构成了地球上最大的陆地生态系统，是全球生物圈中重要的一环。过去作为避难所和食物来源，森林在人类祖先的日常生活和精神世界中占据了重要的地位。今天森林不但是地球上的基因库、碳贮库、蓄水库和能源库，更是人类赖以生存和延续发展的重要资源和环境，对维系全球生态平衡起着至关重要的作用。正因为森林具有丰富的物种，复杂的结构，多种多样的功能，所以被誉为"人类摇篮""地球之肺"。

森林不仅具有释氧、吸收二氧化碳、吸附尘埃、净化水质等良好的生态功能，还因宜人的森林小气候、舒适的森林特殊环境、有益的植物挥发物及丰富的空气负离子而对促进人体身心健康有着积极的作用，是良好的保健、康复、疗养场所。基于以上对森林的认知以及人类社会发展中所面临的健康问题，早在19世纪40年代，德国人为治疗人们的"都市病"，率先意识到"回归自然、走进森林"的重要性，在德国的巴特·威利斯赫恩小镇创建了世界上第一个森林浴基地，并相继提出了森林浴、森林疗法和森林医学等概念。森林疗法，也称森林浴，就是指人们通过感官享受森林的清香、植物的色彩和鸟类的鸣唱，并在森林气候和环境中适当活动，最终达到防治疾病、增强体质目的的自然疗法。

二、森林的疗养作用

（一）森林小气候作用

森林小气候是指由森林以及林冠下灌木丛和草被等形成的一种特殊小气候，是森林中水、气、热等各种气象要素的综合作用。主要是通过其庞大的林冠改变太阳辐射和大气流通，对空气的温度、湿度、风力及局部降雨等各方面都产生影响。组成森林的树木品种、林龄、结构、郁闭度及灌木层和草被的特性等，也对森林小气候的形成起着很大的作用。此外，森林小气候还与四周气候条件、地形特征和土壤性质等有关。

由于林冠对太阳辐射的强烈吸收和反射，使得林内的太阳辐射强度和光照强度大大削弱。林冠层枝叶越茂盛、结构层次越多越复杂、叶面积指数越大，这种削弱作用就越强。林冠的存在削弱了林内的太阳辐射，使到达地面的太阳热能仅有5%~20%，同时降低了地面长波辐射，并且使进入冠层的平流、乱流涡旋体受到枝叶的阻截和摩擦作用，使空气热量交换强度被削弱，从而导致气温与空旷地相比差异明显。比如，夏季林内温度比空旷地区低7~10℃。林内接受太阳辐射时增温慢，林外降温时对林内散热也慢。因此森林对气温的影响作用主要表现在提高极端最低气温、降低极端最高气温、缩小日较差、降低温度变幅，从而使林内温度相对较稳定。

由于林内风速和乱流交换减弱、温度较低，植物蒸腾和土壤水蒸气能较长时间停滞在近地面层空气中，加之林冠层的遮盖作用，使得林内空气湿度时刻都高于林外，从而使林内保持常年潮湿，林内湿度比林外高10%～40%。

因此，森林这种太阳辐射减少、气温日变化缓和、空气湿度增大及风速减小等小气候特点，让处于林中的人们感觉舒适宜人，心情舒畅。森林小气候还可调节神经系统功能，促进新陈代谢和提高免疫力，有助于增强体质和疾病康复。

（二）森林特殊环境作用

森林具有净化空气的作用。森林的空气洁净作用主要包括对空气中各种尘埃的过滤、释放氧气、吸收二氧化碳等方面。森林枝叶茂密，对尘埃有阻挡、过滤和吸附作用。当气流经过树林时，空气中的尘埃就被植物叶面上的绒毛、皱褶、油脂和黏液吸附。据统计，每公顷阔叶树林每年可吸掉68吨尘埃。此外，森林中树木的枝干、叶片可大量吸附尘埃，使空气中的飘尘减少50%以上，所以说，森林是"天然吸尘器"。森林通过植物光合作用，释放氧气，吸收二氧化碳，并自动调节二者在林内空气中的比例，对促进机体生命活动有着重要意义。1公顷阔叶林每天能吸收1000kg二氧化碳，释放750kg氧气，满足1000人的需要。

1. 森林具有杀菌的作用 森林通过树叶、树茎、树皮、果实、草丛、凋落物、蘑菇及苔藓等植物和微生物释放出有香味的挥发性物质和无味的非挥发性物质，即植物杀菌素。这些杀菌素由多种化合物组成，一般以萜类化合物为主，包括单萜、倍半萜和二萜。据统计，城市每立方米空气的含菌量比绿化区高7倍多，可见森林的杀菌作用明显。不同树种、不同植物器官等产生的杀菌素数量和组成有所不同。研究发现，阔叶林中植物杀菌素的重要组成是异戊二烯，而针叶林中植物杀菌素的主要组成为α-蒎烯。1公顷针叶林每天可分泌杀菌素30～60kg。在植物不同器官中，叶片释放的杀菌素含量较高。

2. 森林具有降低噪声的作用 森林噪声低为森林疗养提供了适宜环境。据研究，森林植物通过阻碍、吸收、反射和散射可降低1/4的噪声，其中40m宽的林带可减低噪声10～15分贝；30m宽的林带可减低噪声6～8分贝，大面积的林木可减低噪声26～34分贝。森林的这种"天然消音器"作用，使常年生活在城市噪声环境中的居民得到疗养，从身体和心理上都可得到休息和调整。乔灌群落降噪效果优于灌木林或没有林下植被的乔木林，在不同的绿地类型组合中，乔灌花草组合的降噪效果最好。

3. 森林的绿色心理作用 根据绿视率理论的观点，当人视野中绿色所占面积达到25%时，其精神感觉最舒服，对健康最有益。森林中的绝大多数树木的叶片因富含叶绿素而呈现绿色，另外，许多树叶还可以散发出一种叫萜烯的物质，它可以使太阳光发生散射，让林中树木显得更加葱绿。而绿色被人类视为生命之色，不仅能给人以美的享受，更能带来祥和、舒适、平静的感觉体验。森林通过绿色的树叶，给人以镇静、安宁、愉悦的感觉，会对人体的神经系统，特别是大脑皮质产生一种良性刺激，使人的紧张情绪得到缓解。研究发现，人如果较长一段时间处于绿色环境中，尤其是在茂密的森林地带，人体皮肤温度会降低1～2℃，心率会降低4～8次/分，呼吸减慢且均匀，从而缓和人的紧张情绪。人类的漫长岁月是在森林中度过的，森林为人类提供了心理和生理上的庇护场所，满足人类的种种需求，因此人类对森林有着积极肯定的情感。

（三）森林挥发物作用

森林挥发物是指植物通过体内次生代谢途径合成一些相对分子质量在 100～200 的挥发性有机物（BVOCs）。森林挥发物中一些对人体有益的有机化合物成分又被称为芬多精或植物精气。芬多精主要是通过嗅觉处理途径影响人体生理。一般认为，芬多精一方面通过鼻通道中的毛细血管进入上体血液循环传入大脑，刺激中枢神经系统的下丘脑调节腺体分泌；另一方面通过刺激丘脑，以脑电活动传导的方式接近控制人体情绪的大脑边缘系统。

1. 芬多精具有抗癌作用 森林环境中的芬多精能显著提高人体免疫功能，增强自然杀伤细胞活性，增加细胞数、穿孔数、细胞内颗粒溶数和颗粒酶 A/B 表达细胞数，从而促进机体有效杀死癌细胞。吸入芬多精能有效预防癌症以及与常规治疗方法（化学疗法、放射疗法等）联合治疗癌症。植物中的萜类化合物能消除 1，1-二苯基-2-三硝基苯肼（DPPH）自由基，在预防 DNA 氧化损伤方面具有较强抗氧化作用。植物芬多精对癌细胞增殖具有一定的抑制作用，并能诱发癌细胞凋亡。如薰衣草精油挥发性成分具有抑制 HepG2 细胞增殖的作用，并能诱导细胞凋亡；姜黄素及其衍生物和小球藻精油挥发性成分不仅能抑制结肠癌细胞的增殖，而且能阻滞癌细胞周期，诱导细胞凋亡。有研究显示，茶多酚、白藜芦醇、d-柠檬烯等成分有较强的防癌抗突变作用，它们对肿瘤形成的每一个阶段都有一定程度的抑制作用，不仅可以作为去突变剂，还可以作为抗突变剂。它们能抑制诱变剂进入细胞内，抑制诱变剂前体形成以及诱变剂的代谢活化，促使无差错的 DNA 修复和减少错误修复，诱导激活细胞内解毒酶活性等。

2. 芬多精具有调节血压的作用 芬多精能降低高血压患者的血压数值，其机制可能有两个方面：一是芬多精进入中枢神经系统后通过抑制交感神经活动，增强副交感神经活动，发挥降低血压的作用；二是吸入芬多精能缓解高血压患者的精神紧张与躯体紧张（如骨骼肌、血管紧张度下降），改善机体紊乱，稳定自主神经活动（交感及副交感神经），导致血压恢复正常。当然，并不是所有的天然挥发性有机物成分都具有降血压的作用，如西柚精油和迷迭香精油等具有抑制副交感神经活动，增强交感神经活动，从而升高血压的作用，这对低血压患者的治疗具有一定指导意义。

3. 芬多精具有调节情绪的作用 芬多精也能通过增强单胺类神经递质来改善抑郁症状，如乳香精油、薰衣草精油、迷迭香精油等具有显著的抗抑郁功效。动物实验中也发现，迷迭香中鼠尾草酸、迷迭香酸、木犀草素等可以增加小鼠神经递质、去甲肾上腺素（NE）、多巴胺（DA）、5-HT、ACh 水平来发挥抗抑郁功效。脑电图能反映大脑神经细胞功能状态，抑郁发作患者表现为 α 波偏低、α 波慢化、θ 波增多等。有学者研究了新鲜刺槐花香气成分对人体心理变化的影响，发现嗅闻刺槐花香气能显著增强 α 波的脑电能量，说明刺槐花香气具有缓解压力的心理调节作用。还有研究发现，受试者嗅闻薰衣草精油后，大脑 β 波降低达到显著水平，且女性比男性更易受到薰衣草精油积极镇静作用的影响。

另外，芬多精除了具有上述抗癌、调节血压、调节情绪等作用以外，还具有降低血糖、缓解疼痛、抗痉挛的作用。

(四) 森林负离子作用

负离子是空气中一种带负电荷的气体离子。与二氧化碳等分子相比，氧气分子具有更强的亲电性，能优先获得电子而形成负离子，故空气负离子主要由负氧离子组成，因此空气负离子又被称为空气负氧离子。森林能有效地增加空气负离子的数量，其空气中负离子浓度明显高于无林地，究其原因主要有以下三点：一是森林中的植物通过光合作用释放的大量氧气与蒸腾作用产生的大量水汽容易离化产生自由电子，同时这些自由电子最易被氧气捕获，从而形成大量负氧离子；二是森林的滞尘能力比裸地高，因而森林中尘土减少了，负离子损耗也降低了；三是森林植物分泌的各种植物杀菌素也能促进空气离化。

1902年，阿沙马斯等首次肯定了空气负离子的生物学意义。空气负离子能够杀菌降尘、清洁空气，对人体的健康也十分有益，因此被称为"空气维生素"，甚至被称为"长寿素"。负离子能有效促进鼻黏膜纤毛运动，影响上皮绒毛内呼吸酶的活性，还能促进鼻黏膜上皮细胞的再生，恢复黏膜的分泌功能，改善肺泡的分泌功能及肺的通气和换气功能，从而具有缓解支气管痉挛、增加肺活量、调整呼吸频率、镇咳等功效。负离子能使血浆中胶体电荷上升，引起红细胞带电增加，使红细胞沉降率变慢，血液黏稠度降低；血浆蛋白的胶体稳定性增加，凝血时间缩短；增加冠状动脉血流量，调整心率，使血流速度恢复正常，缓解心绞痛，对恢复正常血压有较好效果，有效改善心功能和心肌营养不良状况。负离子还能通过增加血液胶体蛋白负电荷，与肾小球基膜及血管袢上皮细胞表面阴电荷层的静电屏障产生相斥作用，从而减少蛋白质滤过。负离子能加快脑电频率，同时提高网状内皮系统功能。另外，负离子还具有类激素样作用。

三、森林疗法的实施

(一) 准备工作

1. 调查所在林区的植物特性、气候状况、负离子浓度等基本情况。
2. 合理划分森林浴区域，明确活动范围，设有休息场所及救护措施。
3. 凡欲行森林浴者，均需进行体格检查，询问有无禁忌（急性传染病、危重疾病、植物花草过敏、潮湿气候易加重病情的骨关节疾病），做好健康教育，以取得合作。
4. 向疗养员详细说明森林浴的作用、方法及注意事项，以取得合作。
5. 着装要求：穿防滑运动鞋，衣物要求能排汗、透气，冬季要注意防风、保暖。
6. 准备好个人随身物品，包括驱蚊水、水壶、驱蛇棍。

(二) 具体实施

1. 实施时间 进行森林浴的时间以每年5～10月为最佳，每天8时到17时（夏季宜上午凉爽时，冬季宜太阳当空时），每次30～60分钟为宜。

2. 实施方式

（1）静息森林浴：指在指定的浴区安静休息，适用于体弱或行动不便的疗养员，可行坐浴，即静坐树荫下或草地上做呼吸操；或行睡浴，即在树林中的躺椅上，闭目养神。

（2）活动森林浴：指在指定的浴区内，进行各种健身活动，适用于体质较强的疗养员，可行步行浴，即按一定路线在林中漫步，浏览景色；或行运动浴，即在树林中进行各种体育运动或跳舞等娱乐活动。集体进行时，可根据体力情况、疾病类别、兴趣爱好等进行合理分组。

（三）注意事项

1. 疗养员应在指定的浴区范围或按指定的森林浴路线活动，不要偏离主要道路，避免走失，最好结伴或集体行动，减少不安全因素。

2. 工作人员严格控制活动强度，以免超限。

3. 爱护浴区的花草树木和各种设施，注意公共卫生，防止污染及损坏，保持良好生态。

4. 保证安全，注意防火，注意防止蚊虫叮咬和防止毒蛇袭击。

5. 注意着装穿戴。鞋子要跟脚防滑，衣服要贴身，不要穿过于裸露的服装，避免滑倒和树枝扯挂。

6. 注意携带必要的食品、饮料，不要随便采食野果，以防中毒事故发生。

7. 注意携带通信工具或简易报警器材（手电筒、哨子等），准备救急药品。

第四节 景观疗法

一、景观和景观疗法

景观（landscape）是指具有审美特征的自然或人工的地表景色，它是一个具有时间属性的动态整体系统，由地理圈、生物圈和人类文化圈共同作用形成。当今的景观概念已经涉及地理、艺术、生态、建筑、文化、美学等多个方面。例如，地理学家定义景观为地表景象，是一种综合自然地理区，或是一种类型单位的通称，如城市景观、森林景观等；艺术家把景观作为艺术表现或再现的对象，即是风景；生态学家把景观作为一种相对独立的生态系统；建筑师把景观作为建筑物的配景或背景，甚至就是建筑物本身；而美学家却能发现景观独有的审美特征。经科学证实良好的景观在疗养医学中具有重要价值，这和景观的美化设计是离不开的，优秀的景观设计可以让人处于美好的景观之中。通过愉悦的景观，享受美的空间，让人心情大好，胸怀开阔，促进人们的身心健康和疾病康复，因此了解景观疗养中景观设计的美学价值及其作用是十分重要的。

景观疗养是指把景观用作疗养因子，系统用于调理身体和心理的过程。自然景观几乎包括了所有自然疗养因子，如气候、矿泉、森林等，都可以是景观的组成部分，如前面章节所述，这些疗养因子都对人体具有综合性疗养保健作用。而人文景观所展现的艺术与技术及其独特的审美价值也对疗养员的身心健康起到了其他方法无法替代的治疗调节作用。因此，景观自然美与艺术美的巧妙结合让景观疗养具有独特的神韵与魅力。

二、景观的疗养作用

核勤人员从事的是一个非常特殊的职业，其接触的是一个非常特殊的环境。无论是海勤、空勤人员，还是核勤涉推进剂人员，在工作和训练中都会遇到各种不良环境和有害因素，这些因素的单独或综合作用都会对机体生理、心理产生不良影响。核勤人员长期在缺失景观和自然疗养因子的环境下训练和工作，因此从流行病学角度分析，核勤人员比普通人更需要定期到风景优美的景观疗养地疗养，接受系统的景观疗养因子治疗。

（一）自然景观的疗养作用

景观疗养地大多都会选在自然风景优美地，因为良好的环境会给人带来最基本的美的享受。自然物的物理属性，如形体轮廓、色彩明暗、音调音色等皆是构成美的最基本的条件。奇峰怪石、飞瀑流泉是形状的优美奇特；绿水青山、姹紫嫣红是色彩的斑斓绚丽；轻风飒飒、流水潺潺是声音的悦耳动听，自然界中这些最基本的自然属性都能给人以美的享受。此外，植物、动物自身就具有生命的情调，人们赞叹山水风光或雄健，或妩媚，或奇峻等，其实已暗自将对象生命化，包含了疗养员其生命情调和性格特征。例如，森林在春天生机勃勃，夏季丰茂繁荫，秋日累累果实，冬季冷落萧条。人们很容易寄情于山水之中，在观赏景观中心情愉悦，通过观赏优美的自然风景，还可以提高对自然景观的审美水平。风景区里的空气洁净，负离子含量高，游览景观本身也是一个人体空气浴、日光浴、森林浴、体育锻炼的过程，通过观赏浏览过程中的行走，缓解压力和消除疲劳，使心情愉快，精力充沛，对身心都能起到很好的调节作用。可以说景观疗养地良好的自然风光环境是很好的疗养因子，人们在参与景观疗养的过程中所能产生的疗养价值和乐趣是其他事情无法替代的。

（二）人文景观的疗养作用

人文景观是在自然景观的基础上，叠加了文化特质而构成。通过这些人文景观所传达出来的人文信息，让人们感受到人类文化中的精华，疗养者通过参与景观疗养中受到的历史文化的熏陶，从而取得积极向上的精神力量，让身心得以调节。以火箭军峨眉疗养院为例，疗养院地处佛教文化名山峨眉山麓，无论是大佛禅院、报国寺、万年寺等佛家寺院，还是举世闻名的乐山大佛，这些都是中华民族宝贵文化遗产的一部分，是重要的景观元素。置身于寺院景观中，受到佛教文化的熏陶，诸如众生平等、行善积德和素食文化等积极向上的内容都能够较好地滋润人们的意识，净化心灵空间，对心身疾病患者具有很好的疗养与保健效果。同时宗教建筑还强调象征性与精神方面的内涵，突出了佛家深厚的文化元素，获得对生命的审美感受，形成了特有的人文景观，对人们具有很好的保健功效。

三、景观疗法的适应证和禁忌证

（一）适应证

景观疗法对健康核勤人员适应证广泛，各类核勤人员可能出现的疾病或症状均适宜，如亚健康综合征、疲劳综合征、睡眠障碍、心理障碍、自主神经功能障碍等。

（二）禁忌证

核勤人员疗养对景观疗法一般无明确禁忌证，少数对某些花卉树木过敏者，应避免接触致敏的变应原。

四、景观疗法的实施

（一）准备工作

1. 编制景观指导手册　各疗养院应对所在地区的景观特点、地理特征、气候情况，汇集整理成册，以利于核勤疗养员参与景观活动。

2. 科学安排景观活动　根据核勤疗养员的健康状况、心理需求、疾病程度和疗养院实际情况，有针对性地安排景观活动。

3. 其他　如进行安全教育，妥善安排交通工具，备有急救保健药品，配有熟练讲解人员等。

（二）具体实施

1. 及时进行景观宣传　首先向疗养员宣传景观特点和对健康的有益作用，并介绍一些相关历史文化、民间传说及神话故事，使他们对景观产生浓厚兴趣和一睹为快的愿望。这样疗养员在观赏时就能抓住重点，全神贯注，仔细玩味，原来心中的烦躁、抑郁、焦虑等负性情绪就会溶化在赏心悦目的美景之中。心情逐渐趋于平静，心境则会豁然开朗，从而达到心理治疗的预期效果。

2. 组织疗养员集体观赏　疗养员集体观赏较单独观赏有其独特的优越性。集体观赏时，大家的愉快情绪可以互相促进，疗养员之间也可以互助互惠，互相提醒，有利于预防意外情况。另外，优美风景中有人的活动风景才显得更加生动，人也是风景的一个有机组成部分。景区游人如织，显示出人与自然的和谐。景观中人们的各种装束、他乡异域风情，都为景观起到点缀作用。若举办景展，则更是构成景观中一道亮丽的风景。

3. 合理选择核勤人员疗养地　核勤人员疗养地和普通人员疗养地的选择没有太大区别，但在选择疗养地疗养时，仍应考虑到不同职业特点的核勤人员疗养需求，如长期从事于坑道作业人员不适宜洞穴景观疗养地疗养等。

（三）注意事项

1. 加强医疗防护的管理　建立急救医疗小组，明确任务，分工负责，制定急救预案，进行模拟急救演练，使每位医护人员都能熟练掌握急救技能。还可以与邻近医院建立合作伙伴关系，一旦发生急症，能及时得到援助或转院处理。外出游览时随车携带急救箱、急救包，包内的药品和器械处于良好的备用状态。

2. 加强景观游览的安全管理

（1）在游览时间、内容上制订相适应的景观疗养计划，对游览注意事项做好宣教。

（2）对身体状况不宜外出游览的疗养员严格把关，必须经主管医师同意，个别行动不便的疗养员还应专门指派医护人员专程陪同。

（3）外出游览出发前后详细清点人数，佩戴统一制作的院标识符号（如小红帽、游览牌等），既增强了集体观念，也便于带队医护人员的管理；注意车、船行驶安全及其他意外事故的发生。

3. 合理安排时间　景观疗养是核勤人员疗养的组成部分,应处理好景观疗养与健康鉴定、疾病矫治、体能训练、文化娱乐等其他疗养任务之间的关系。例如,核勤人员外出景观疗养,除个人早晚自由活动外,集体外出一般都安排在入院大体检后进行,且尽量考虑以下午活动为主,因上午大多为疾病矫治、康复和训练时间。

4. 景点选择要恰当　选择疗养地景观既要注意医疗保健的效应性,又要有娱乐性。通过景观活动,使核勤疗养员在疗养中消除疲劳,恢复体力,调整心态,振奋精神。

5. 活动强度要适宜　医护人员必须根据核勤疗养员的体力情况,注意动静结合,做到动而不倦,静中有动。疗养员应适度地参与各种景观活动,量力而行,避免身体不适和患病时强行游玩或超限。

第五章　核勤疗养常用医疗检诊技术

第一节　影像学检查的应用

X线自1895年由伦琴发现后不久，即被用于人体医学检查和疾病诊断。随着科学的发展，20世纪70年代以后相继出现了X线计算机体层成像（CT）、磁共振成像（MRI）、发射体层成像（ECT）和介入等新的成像技术。X线检查技术可分为普通X线检查、造影检查、CT三类。目前，疗养院常用于特勤疗养人员的主要仍以普通X线检查为主。

一、影像学检查的分类

（一）普通X线检查

普通X线检查包括透视、普通X线摄影、乳腺摄影、体层摄影、放大摄影、计算机X线摄影系统（CR）、直接数字X线摄影系统（DR）等。目前各个疗养院以DR为主，其具有X线射线摄入量少、高清晰、可自动放大缩小及永久保存等优点。

（二）造影检查

造影检查是指以人工方法将对比剂引入人体内，通过摄片或透视，以显示组织器官的形态及功能的检查技术。

（三）X线计算机体层成像

近年来X线计算机体层成像（CT）也普遍引入疗养院。CT技术是近代飞跃发展的计算机技术和X线检查技术相结合的产物。与传统X线片相比，CT图像是真正的断面图像，它显示的是人体某个断面的组织密度分布图。CT仍以X线作为投射源，由探测器接收人体某断面上的各个不同方向人体组织对X线的衰减值，经模/数转换输入计算机，通过计算机处理后得到扫描断面的组织衰减系数的数字矩阵，然后将矩阵内的数值通过数/模转换，用黑白不同灰度的等级在荧光屏上显示出来。CT具有图像清晰、密度分辨率高、无断面以外组织结构干扰等特点。

（四）磁共振成像

磁共振成像（MRI）反映的是人体组织的化学信息（质子），通过在主磁场中利用梯度磁场确定出磁共振信号的位置，从而得到人体的二维成像。

二、核勤疗养中常用影像学检查

（一）核勤体检普查项目及选查项目

1. 普查项目　①胸部 X 线透视或胸部 DR 图像采集，目前一般采用后者，这样 X 线摄入量大大减少且图像清晰度高；②脊柱普通 X 线摄片。

2. 选查项目　①上消化道钡剂检查；②四肢关节普通 X 线摄片；③头颅、四肢关节、脊柱、胸部、腹部 CT 或 MRI 成像。

3. 摄片注意事项　①核勤疗养人员根据岗位年辐射剂量合理安排胸部 X 线检查，放射科技师应查看临床医生申请，根据诊断要求决定摄片方法、位置和数目；复查的特勤人员可参照以前 X 线片的位置和数目进行对照。②在摄片部位内的衣物、饰品、手机等应除去，摄片前应对特勤人员的单位及所在科室、姓名、性别、部位、左右等，防止差错。③摄片完毕后应检查所摄影像是否符合诊断要求，待能满足诊断要求后可让特勤人员离开。④一般平片应当日整理发报告。疑难者应经集体阅片后由负责医师写出报告，上级医师审阅签名、登记后网上发出。⑤书写报告时应按规定内容和顺序进行描述，病变部位描写要详尽，正常者可酌情简化书写。⑥核勤疗养人员常规 X 线检查胸部摄片：胸部摄片一般取肺后前位，中心线应对准第 4 胸椎水平，深吸气后屏气，显示全部肺野、纵隔及胸壁正位影像。

（二）CR 和 DR 技术 X 线摄影

CR 和 DR 技术用于核勤疗养人员常规体检较之普通 X 线透视和摄片具有许多优点。CR 系统是使用可记录并由激光读出 X 线成像板（IP）作为载体，经 X 线曝光机信息读出处理形成的数字影像。采用计算机图像处理技术实现各种图像后处理功能。例如，CR 胸部摄影中，图像信息受益的动态范围很宽，在肺野和纵隔部位的密度差别很大，可以选用灰阶变换函数，增加肺野区域的对比度，抑制纵隔区域的对比度。既可很好地显示肺野内结构，又可防止在输出图像中纵隔的密度与骨密度过于接近的影响，提高了纵隔内不同软组织的分辨层次。DR 系统又称直接数字 X 线摄影，是指采用一维或二维 X 线探测器直接将 X 线转换为数字信号进行数字化摄影的方法。CR 与 DR 系统由于安装了针对胸部成像的动态范围压缩技术，能使纵隔区域和肺野一样清晰地显示重叠的影像信息，且通过空间频率处理后能够突出某一组织病变的特征，这样的数字图像具有较高的空间分辨率和密度分辨率，细节显示清楚，减少漏诊，提高了诊断的准确性。可实现医学影像科无胶片化、科室之间网络化，便于会诊。

（三）呼吸系统影像学检查方法的选择

肺组织内含气体，使肺与其他邻近的组织形成良好的自然对比，因而常规 X 线胸部摄片检查是胸部病变的首选检查方法，对核勤疗养人员肺部炎症、肺结核、肺部肿瘤、胸部外伤等疾病有决定性诊断意义，在核勤人员体检和健康鉴定中起着非常重要的作用，对疾病的治疗效果提供可靠依据。CT 与常规 X 线比较，密度分辨率高，组织器官不重叠，对普通胸片不易显示的区域，如胸膜下、近横膈区和纵隔旁的病变显示较清楚。它不仅可以用来寻找普通胸片上不易显示的病灶，还可以进一步确定胸片上发现的病变部位和性质。胸部 CT 除用于肺、气管、支气管疾病的检查，还适用于纵隔、胸膜、心包和大血管的检查。CT 在胸部的检查中对支气管的扩张有其特异性，有取代支气管造影的趋势。对支气管肺癌的早期诊断和显示肺癌的内部结构，观察肺门和纵隔有无淋巴结转移、淋巴结结核，以及纵隔肿瘤的准确定位等较普通 X 线具有显著的优越性。

（四）消化道影像学检查方法的选择

消化道影像学检查方法有唾液腺造影、MR 唾液腺管成像、食管吞钡透视、钡剂、钡灌肠、腹部平片、CT、ERCP 等。

1. 食管钡剂检查 适用于各种食管疾病，如先天畸形、炎症、肿瘤、静脉曲张、食管裂孔疝、憩室、异物等。食管邻近器官病变如心脏、主动脉、纵隔等，吞钡前应先行颈、胸及腹部透视。食管造影不宜在餐后进行，以免食物残渣黏附管壁，发生误诊。临床怀疑食管梗阻、贲门失弛缓症、食管裂孔疝或食管下端贲门部肿瘤患者应在空腹时检查。

食管双重对比造影适用于食管早期肿瘤、炎症、憩室等细微病变，或常规食管造影显示不清楚，食管痉挛与癌肿的鉴别等。

2. 胃肠钡剂检查 对胃炎、胃溃疡、胃功能异常、十二指肠球部溃疡等疾病有诊断价值。可为评定高空作业和海底作业能力提供可靠依据。适用于胃及小肠各种疾病，如溃疡、肿瘤、异物、憩室、瘘管、畸形等，可了解其形态位置及功能的改变，以及胃肠道外疾病与胃肠的关系，如有无压迫、推移、粘连、内瘘等。检查前 24 小时停用一切影响消化功能的药物，如泻剂、收敛剂，以及碘、钙、铁、铋等制剂。检查前 12 小时空腹。调制钡剂时必须调匀，黏稠度适当，不可有小钡剂块存在，以免误诊。在胃肠钡剂检查后及钡剂完全排出体外之前不宜做其他部位摄片检查，以免肠道内钡剂重叠影响诊断。

胃双重对比造影适用于观察胃黏膜的细微变化，禁用于胃穿孔、消化道大出血者。

3. 低张十二指肠造影 适用于诊断胰腺及胰旁病变，如胰头癌、壶腹癌、十二指肠和胆总管癌等。由于此项检查中需要注射盐酸莨菪碱、溴丙胺太林等低张药物，故禁用于青光眼、前列腺肥大及严重心血管疾病患者，幽门或结肠部分梗阻者禁用此方法。

4. 结肠钡灌肠检查 适用于结肠良、恶性肿瘤，炎症及结核；肠扭转、肠套叠的诊断及早期肠套叠的灌肠整复；观察盆腔病变与结肠的关系。疑有肠坏死或腹膜刺激征者禁用。结肠损伤性检查如活检、电烙术后 3 天内禁行此项检查。

结肠双重对比造影适用于结肠肿瘤的诊断及早期诊断（包括癌肿、息肉及良性肿瘤），以及结肠炎性病变的诊断与鉴别诊断；器质性或功能性局限性肠狭窄。禁用于结肠梗阻性病变，因为检查中应用低张药物可能使不完全性梗阻成为完全性梗阻。疑有结肠坏死穿孔者、禁用低张药物的心脏病和青光眼患者禁用此项检查。

5. CT 检查 能较好地显示肠套叠，亦可较好地显示肿瘤向胃肠腔外侵犯的情况，以及向邻近和远处转移的情况。但显示胃肠道腔内病变仍以胃肠道钡剂检查为首选。

（五）胆道系统 X 线影像学检查的选择

核勤疗养人员胆囊炎、胆结石比较常见，应用胆道系统 X 线影像学检查的检出率可达 99%。

1. 口服胆囊造影 适用于胆囊阴性结石、慢性胆囊炎、胆囊先天异常及功能改变，平片发现可疑结石需证实位置者。禁用于碘过敏、严重肝功能损坏、急性胆囊炎、重症黄疸、重症高血压、重症心脏病、急性肾炎、尿毒症、急性胃肠炎及腹泻、甲状腺功能亢进症、严重幽门梗阻等。

2. 静脉注射胆管造影 适用于胆囊及胆管结石、肿瘤、炎症，胆道蛔虫症及先天性畸形，胰头部肿瘤及胰腺炎，右上腹肿块、右上腹疼痛及梗阻性黄疸等的鉴别诊断。禁忌证同口服胆囊造影。口服及静脉注射胆管造影均失败者可静脉滴注胆管造影。

3. 胆道 MRI 检查 适用于胆囊炎、胆石症、胆道梗阻和胆道肿瘤。在发现梗阻，确定梗阻部位，确定浸润性癌的起源、范围及血管结构的累及方面诊断意义较大。

4. CT 检查 可较好地显示胆囊，对胆囊炎症、息肉、肿瘤的检出率非常高。

（六）泌尿、生殖系统影像学检查的选择

核勤疗养人员肾囊肿、肾结石、输尿管结石、膀胱结石比较常见，此种检查检出率较高，可以为核勤人员的医学选拔、飞行机种改装等提供可靠依据。

1. 静脉肾盂造影 适用于肾、输尿管疾病，如结核、肿瘤、畸形及积水的诊断；证实尿路结石的部位；了解有无 X 线不显影结石；原因不明的血尿和脓尿的辅助诊断；尿道狭窄不能插入导管或作膀胱镜检查者；了解腹膜后包块与泌尿系统的关系；肾血管性高血压的筛查。肥胖、腹部有巨大肿块、输尿管疾病等若常规造影不满意，可以选用大剂量静脉滴注肾盂造影。禁用于碘过敏者、全身情况衰竭、急性传染病或高热、急性泌尿系炎症及严重血尿、肾绞痛、妊娠期及产褥期、髓性白血病伴有严重蛋白尿、肝功能严重受损、严重的甲状腺功能亢进者。

2. 逆行肾盂造影 不可行左静脉肾盂造影者，如心、肝、肾功能差；静脉肾盂造影不显影者，如严重的肾结核、肾盂积水和先天性多囊肾等，可以选用逆行肾盂造影。禁用于严重膀胱疾病、重症膀胱结石、尿道狭窄、尿道急性感染、泌尿道损伤等患者和严重的心血管疾病患者。

3. 肾脏 CT 检查 平扫：肾脏扫描范围自肾上腺区开始扫至肾下极下缘。肾上腺扫描范围自膈顶开始至肾门平面，采用层厚 5mm、层距 5mm，逐层靶扫描。临床怀疑嗜铬细胞瘤而肾上腺区扫描阴性者，应该扩大扫描范围至腹主动脉分叉部。

增强扫描：在平扫基础上设置肾脏各期的扫描范围，扫描条件与平扫相同。对比剂注射 25～30 秒后叮嘱患者屏气作第一次扫描，此为肾皮质期，扫完肾皮质期让患者恢复呼吸。第 2 次扫描为肾实质期，于对比剂开始注射后 70～120 秒让患者屏气进行扫描。肾皮质期对显示多血供的小肾癌、肾血管及肾肿瘤的动脉血供情况优于肾实质期。到肾实质期皮、髓质均已增强，使增强程度低的病灶与肾实质间有良好的对比，因此对增强不明显的小病灶的检出率，肾实质期高于肾皮质期。此外，为了解肾的排泄功能和协助肾盂、肾盏病变的诊断，于对比剂开始注射后 5～10 分钟进行第 3 次扫描，称肾排泄期或肾盂肾盏期。

4. 膀胱造影 适用于膀胱肿瘤、息肉、异物、憩室、结石、炎症、先天畸形、前列腺肥大、前列腺肿瘤、输尿管囊肿、盆腔肿瘤和膀胱功能性改变等。也可酌情选用膀胱双重对比造影法。禁用于膀胱大出血、膀胱及尿道急性炎症或损伤、尿道严重狭窄者。

（七）五官影像学检查的选择

核勤疗养人员患鼻旁窦炎、鼻旁窦囊肿较为常见，影像学检查是诊断鼻旁窦疾病和判断鼻旁窦疾病矫治效果非常重要的手段，还可为飞行人员作业能力的评定提供可靠依据。

1. 鼻旁窦 DR 检查 DR 可使鼻旁窦清晰显示，是诊断鼻旁窦炎症、囊肿、肿瘤及其骨质改变的首选方法。

2. 鼻旁窦 CT 检查 适用于鼻旁窦囊肿、炎症、外伤等的诊断。①对怀疑脑脊液鼻漏的患者应用冠状面扫描，以层厚 1～2mm、层距 1～2mm 的薄层扫描寻找漏口；对鼻骨外伤怀疑鼻骨骨折的患者，应以扫描层面平行于鼻根至鼻尖的连线，沿鼻背部作冠状层面薄层扫描。②既要观察鼻咽部，又要观察鼻旁窦时，首选横断层面扫描。不能适应冠状层面扫描体位的患者可做横断层面扫描，扫描条件与冠状层面扫描相同。对于鼻旁窦肿瘤需薄层横断层面平扫加增强扫描。

3. 眼及眼眶的 MRI 检查 适用于眼球及眼眶外伤、眼眶炎性疾病、眼球疾病、眶内肿瘤、眼眶血管畸形、突眼、眶周及全身疾病累及眼眶者。眼部有金属异物者禁忌此项检查，以避免因金属异物在磁场中移动而损伤眼球。

（八）骨骼影像学检查的选择

核勤疗养人员外伤比较常见，如长骨骨折、软组织损伤，特别是膝关节、肘关节、踝关节的损伤，此种检查对外伤性疾病的诊断、治疗、预后有重要价值。

1. 骨骼 CR、DR 检查 CR 的 IP 板特性曲线良好，可如实反映骨骼与软组织的密度结构。CR、DR 有各种影像后处理功能，可提高影像诊断准确性和诊断疾病的范围。其密度分辨率和空间分辨率较好。

2. 骨与关节 MRI 检查 适用于早期骨缺血性坏死，髋、膝关节复杂损伤（MRI 可以显示膝关节的半月板、韧带、透明软骨、关节面、滑膜和关节囊外的组织），早期骨髓炎，骨髓肿瘤或侵犯骨髓的肿瘤。

（九）颅脑、脊柱影像学检查的选择

1. 颅骨 X 线平片 适用于颅脑损伤、颅内病变或肿瘤、颅脑先天性畸形、脑寄生虫病、脑脓肿、颅骨病变、鼻旁窦病变。用于观察颅骨的形状、大小，颅缝及颅囟，颅壁的厚薄及颅骨是否缺损，脑回压迹及颅骨血管压迹的形态，蝶鞍正常与否及鞍背骨质密度变化，颅底骨质变化，颅内钙化，鼻旁窦及乳突的变化等。

2. 颅脑 CT 检查 适用于颅脑外伤、急性脑出血、脑梗死、脑先天性畸形、脑萎缩、脑积水等的诊断。一般只做平扫，必要时行增强扫描。扫描时多用横断层面，有时加用冠状层面扫描。冠状层面图像能较好显示大脑深部接近颅底的脑内和幕下病变。

3. 颅脑 MRI 检查 适用于颅内良性及恶性占位病变、脑血管疾病、颅脑外伤性疾病、感染性疾病、脱髓鞘性或变性疾病、先天性颅脑畸形或代谢性疾病的诊断。

4. 脊柱 X 线平片检查 适用于脊柱骨质增生、脊柱骨折、脊髓损伤、先天性椎板缺损、椎管内肿瘤、椎间盘突出。用于观察脊柱的序列与曲度、椎体、椎间隙、椎间孔、椎板、棘突或横突、椎弓板、小关节、软组织影。CR、DR 检查脊柱方便快捷，与 X 线透视机相结合对脊柱功能了解得更加直观。通过调节窗宽、窗位，使图像达到较理想的密度，能够克服传统胶片无法对图像进行后处理的不足。

5. 脊柱 CT 检查　脊柱 CT 检查常规做横断层面扫描，通过重组可获得冠状面和矢状面图像。多用于观察椎管、椎间盘及韧带病变，也可用于骨质病变的进一步定性诊断及发现早期的骨缺血性坏死。由于骨质结构与邻近组织的密度差异较大，一般平扫即可。

6. 脊柱和脊髓的 MRI 检查　颈椎病、椎间盘突出是特勤疗养人员的常见病，MRI 检查可以为脊柱和脊髓病变的诊断及矫治效果提供最为可靠的依据。适用于椎管内肿瘤、椎骨肿瘤、脊柱与脊髓炎症性疾病、脊柱与脊髓外伤、脊柱退行性病变和椎管狭窄症、脊髓血管性病变、脊髓脱髓鞘疾病、脊椎及脊髓先天性畸形、脊柱手术后改变、脊髓萎缩等的诊断和疗效观察。脊柱和脊髓 MRI 检查通常采用矢状面和横断面成像，加做冠状面扫描可以鉴别髓内、髓外病变及了解病变侵及的范围，显示病变全貌。此外还有 MR 脊髓成像技术，它不用造影可免除蛛网膜下腔穿刺和造影剂所引起的不良反应。

三、特勤疗养常用影像学检查设备

（1）普通 500MA 大型 X 线机。
（2）数字全自动多功能大型 X 线机。
（3）计算机 X 线摄影系统（CR）。
（4）直接数字 X 线摄影系统（DR）。
（5）X 线计算机体层成像（CT）。
（6）磁共振成像（MRI）。

四、骨密度检查在特勤疗养中的应用

骨密度，全称"骨骼矿物质密度"，是骨骼强度的主要指标，以克/厘米^2（g/cm^2）表示。骨密度值是一个绝对值。不同的骨密度检测仪的绝对值均不相同。所以人们通常用 T 值来判断自己的骨密度是否正常。T 值是一个相对值，正常值参考范围在$-1\sim+1$。当 T 值低于-2.5 时为不正常。

通过仪器对核勤疗养人员进行骨质密度测试，可以在体外对核勤疗养人员骨骼中的矿物质含量进行测定和定量分析。骨矿物质包括钙、磷、镁等，其主要成分是钙，所以叫骨钙。骨钙含量是否正常，直接影响骨骼的坚韧及身体素质的强弱。骨矿物质丢失的早期无明显症状。定期进行骨密度测试，可以及时发现骨矿物质微量丢失，对核勤疗养人员骨骼健康状况进行快速、准确的评估，并有助于医师依据对骨骼的密度、硬度、韧性等指标综合定量评估结果，制订科学合理的特勤人员疗养膳食和体能训练计划。

（一）检查设备和检测注意事项

1. 骨密度检查室　骨密度检查室的位置应远离高频电源及辐射源，且出入方便，楼梯设有扶手，方便行动不便的疗养员就诊检查。室内要干燥、清洁并有空调装置。

2. 检查申请单　检查申请单内容除姓名、性别、年龄及临床诊断等一般注意事项外，简要病史应当包括民族、居住地、身高、体重、营养状况、烟酒史及运动情况,女性还需填写月经史、生育史及哺乳史。用药史应当详细填写包括激素类、抗癫痫、抗糖尿病、抗甲亢等影响骨代谢的药物使用情况。还应写明有关血钙、性激素、碱性磷酸酶等实验室检查结果。

3. 检查报告 骨密度检查内容包括测量结果、诊断意见、提示和建议。

4. 资料保管 骨密度应有专职医师负责,对受检者必须建立测定记录。应建立姓名或结果分类卡片,以利复查时对照及资料整理、检索、查阅。

(二)分析方法

1. 适应证 绝经期骨质疏松、老年性骨质疏松、糖尿病、甲状腺功能亢进、营养代谢性病症、肾衰竭等;性功能异常和长期服用皮质激素、抗癫痫药、肝素等药物者以及各类人群普查和药物疗效观察等。

2. 禁忌证 孕妇,近期接受同位素检查、吞服或注射放射性造影剂(如钡)者及扫描范围内有假肢者。

3. 准备工作

(1)核对申请单,填写测定记录,向受检者说明配合检查要求。

(2)接通仪器电源线,调整好电压,按顺序开机。

(3)水袋应用蒸馏水灌注,灌满后挤出1/3,排出全部空气,每次使用前检查有无气泡。

4. 操作方法

(1)单光子吸收法(SPA)。

1)测量部位:人体四肢骨。通常以非优势侧,尺桡骨中远1/3交界处及尺桡骨间距为8mm的远端位置最常用。

2)测量方法:受检者坐姿,保持体位舒适,将水袋包绕在测量部位上并固定,长骨轴线与扫描线的夹角应尽量垂直,扫描次数至少3次,取平均值,必要时扫描5~6次,以减少误差。

(2)双能X线骨密度测定法。

1)测量部位:全身骨。常测部位为脊柱、髋骨和股骨颈。

2)测量方法:患者仰卧于扫描床上,体位舒适,放松;测定腰椎时,须将一泡沫橡胶垫(高30cm)置于小腿之下,以降低脊柱生理弯曲;测量股骨颈时,需将双脚分开,置于一固定架上,使股骨颈部分显示出最优化的角度。

(3)超声波骨质疏松检测法。

1)测量部位:下肢骨。多为髌骨、跟骨和胫骨。

2)测量方法:髌骨测定时,受检者取坐位,探头涂上超声凝胶,左右髌骨各测5次超声传导速度;跟骨测定时,受检者取坐位,把足跟插入水温恒定的测定槽中固定,测量从跟骨的一点(底面4cm,后面3cm)透过的超声传导速度;胫骨测定时,受检者仰卧,将探头涂上超声凝胶,放置在踝中部和胫骨顶部之间距离的1/2处,将探头固定好,测量超声传导速度。

（三）结果分析及判定

1. 建立骨密度正常范围 各检查室必须建立自己仪器的骨密度正常值范围。应以年轻人（20～40岁）平均峰值骨密度±2个标准差（s）作为正常值范围。

2. 骨密度的测定指标 骨度（BW），骨线密度（BMC），骨面密度（BMD）或超声传导速度（m/s），根据以上数据给予结果判定。所测骨密度值＞同性别平均峰值骨密度±1s，为骨量正常；所测骨密度值为同性别平均峰值骨密度为+1s～-1s，提示需定期监测骨密度变化；所测骨密度值＜同性别平均峰值骨密度-1s，为骨量减少，建议采取措施；所测骨密度值＜同性别平均峰值骨密度-2s，可诊断为骨质疏松症，建议预防骨折发生。

第二节 超声检查的应用

一、颈部超声检查

超声对颈部检查应用范围也很广泛，包括较多的器官和组织的肿物、炎症及创伤导致的病变均可用超声检出。彩色多普勒对颈部血管疾病具有良好的诊断价值。

（一）甲状腺超声检查

1. 适用范围 ①甲状腺弥漫性疾病诊断；②甲状腺局限性疾病诊断；③疗效评价，手术后随访及观察；④颈前三角区内肿块来源、甲状旁腺及其肿瘤的诊断；⑤介入性超声的应用，超声引导下穿刺活检、囊肿穿刺抽液及硬化治疗。

2. 正常成人甲状腺超声测值 甲状腺侧叶上下径4～6cm，左右径2～2.5cm，前后径1.5～2cm；峡部厚度≤0.4cm。甲状腺上、下动脉的平均内径0.2cm，收缩期峰值流速（V_{max}）30～50cm/s，舒张末期V_{max} 10～15cm/s，阻力指数（RI）0.5～0.6。正常也有个体差异，高瘦者侧叶长径可达7～8cm，而矮胖者侧叶长径可小于5cm。但侧叶前后径的个体差异相对较小，因此多以前后径作为判断甲状腺是否肿大的重要指标。

3. 常见甲状腺疾病超声诊断

（1）毒性弥漫性甲状腺肿（Graves病）：二维超声表现为甲状腺呈对称性、均匀性肿大，被膜规则。腺体轮廓可呈分叶状，常发生于下极背侧，甲状腺上、下动脉内径增宽。腺体回声明显受病程和治疗的影响。对未经治疗者，腺体回声可分为两种类型：弥漫回声减低型与散在回声减低型。前者表现为双侧腺体弥漫性回声减低，腺体弹性好；后者见于年龄较大者，表现为双侧腺体多发、散在、局灶性回声减低，边界模糊，探头挤压后回声减低区回声增强和范围缩小。对于病程较长或反复发作者，腺体回声水平可表现较正常腺体稍强。彩色多普勒超声可见甲状腺内血流信号极为丰富，呈"火海征"。频谱多普勒可见甲状腺上、下动脉血流速度加快，收缩期峰值流速多超过70cm/s，阻力降低。

（2）亚急性甲状腺炎：二维超声示甲状腺对称性肿大，探头挤压时有压痛；双侧腺体内可见数处回声减低区，形态不规则，边界模糊，其内可见散在的高回声点，有时可表现为单侧腺体内单个低回声区，部分患者可伴有颈淋巴结增大。随病程进展病变回声有改变，后期甲状腺可呈分叶或结节状，与颈前肌粘连，并有滤泡退化，呈假性囊肿样回声。

彩色多普勒超声示病灶内部血流信号轻度或不明显增加，周边无明显血流。仔细观察病灶内部可显示正常甲状腺血管穿行。病灶外腺体血供基本正常。病变侧甲状腺上动脉血流速度无明显增高或轻度增高。

（3）慢性淋巴细胞性甲状腺炎（桥本病）：二维超声示甲状腺两侧叶弥漫性肿大，以前后径改变最为明显，峡部也明显增厚。病程后期甲状腺因广泛纤维化而缩小，甲状腺包膜清晰、平整，后期表面可呈分叶状。双侧腺体回声弥漫性减低、不均，内有许多条状高回声呈网状结构。有时，可见许多散在小低回声结节（由淋巴组织、残余滤泡和上皮组织形成）。彩色多普勒超声示早期腺体内血流信号弥漫性增加，血流速度加快，有的患者甚至与经治疗的Graves病血供类似。病程后期由于腺体纤维化，其内血流信号仅轻度增加或不增加。频谱多普勒示早期甲状腺上动脉流速明显加快，血流增加。

（4）结节性甲状腺肿：二维超声示甲状腺两侧叶呈不对称性增大，内有多个大小不等的结节，结节回声强度不一，结节无包膜，边界较为模糊、不规整，有的结节可有囊性变及钙化。结节以外的腺体组织回声不均，可见因纤维组织增生而形成的强回声点或强回声条。结节周围无正常甲状腺组织。彩色多普勒超声显示结节周边点状或绕行的血流信号，内部可无血流信号，或有少许/较多/丰富血流信号等，这主要是因结节内部结构不同所致。频谱多普勒示在结节周边和（或）内部可探及动脉血流频谱。要仔细观察甲状腺内最大的结节和（或）回声与其他明显不同的结节和（或）血流信号丰富的结节，必要时做穿刺活检以除外恶变。

（5）甲状腺腺瘤：二维超声示一般单发，呈圆形或椭圆形，边界清楚完整，有高回声膜，80%的晕环（1~3mm），肿物周围可见正常甲状腺组织。内部回声均匀，多为等或高回声，少数为低回声。合并囊性变或出血时内部可出现不规则的无回声区。偶有内部钙化者多为颗粒状或弧形伴后方声影。弧形钙化常位于结节周边。彩色多普勒超声示肿块周边有绕行血管大于1/2圈，内部血供程度不等，可探及动脉血流信号。

（6）甲状腺囊肿：声像图表现示甲状腺真性囊肿呈无回声，壁薄而光滑。后方回声增强，很少见。甲状腺囊肿多呈混合回声，即在无回声内有低回声或中等回声沉积于底部或附着于内壁，有时可见分隔。

（7）甲状腺癌：二维超声示多为单发，也可多发，边界模糊，形态不规整，可呈蟹足样、锯齿状改变。少数高分化的甲状腺癌边界可见清晰整齐或不完整的晕环。实质不均质低回声，小的甲状腺癌回声常低于颈前肌肉回声，较大的癌肿回声有所增强，但低于正常腺体回声。癌肿内可见微小钙化（针尖样钙化），呈散在或局灶性分布，此征多见于乳头状癌和髓样癌。肿块后方回声无变化或有衰减。约半数患者有颈部淋巴结转移，一般位于同侧颈部气管前、气管旁或颈内静脉周围，常为多发，可合并囊性变和（或）缩小钙化。彩色多普勒血流图（CDFI）及能量图（CDE）示多数甲状腺癌周边及内部可见丰富血流信号，并可探及动脉样频谱。部分可见动静脉瘘，侵犯小血管时可见癌栓。CDE作为CDFI的一种补充，具有不受血流速度、血管方位、声束探测角度的影响，不存在Aliasing现象，显示信号的动态范围广、对低速血流敏感等优点，能较完整地显示血管树或血管网，特别是对微小血管和弯曲迂回的血管更易显示。因此能较清晰地显示甲状腺肿内部的低速血流。恶性肿瘤CDE较CDFI血流显示率提高7.1%。恶性肿瘤CDFI和CDE多数表现为肿物内部及周边扭曲、变形，且绕行明显血流信号。瘤内血流较瘤周丰实，显示率分别为69.2%

和 76.9%，肿物内部血流分布紊乱，血管内径不规则。

（二）颈部淋巴结超声检查

1. 适用范围　①判断淋巴结是否肿大；②对肿大淋巴结性质的判断；③介入性超声应用，超声引导细针穿刺活检及术前定位。

2. 正常颈部淋巴结　尽管颈部淋巴结十分丰实，但在正常情况下，因淋巴结质软较小，除颌下淋巴结外，一般不易触及。用高频探头可见颈动脉旁淋巴结大小一般在 0.5cm，且长径与短径比（L/S）>2，外周有线状包膜样回声，其内皮质为分布均匀的低回声，皮质厚度均匀一致，中央髓质呈条状较强回声。淋巴结门位于结节一侧居中或稍偏向一端，与髓质相延续。正常彩色多普勒血流成像可见血流信号经淋巴结门进入结内沿髓质分布，大多数淋巴结可引出低速低阻的搏动血流频谱，血流阻力指数（RI）多低于 0.5，少数淋巴结仅可引出低速的静脉样血流频谱。淋巴结越大越容易有血流信号显示并引出血流频谱。

3. 常见颈淋巴结疾病超声诊断

（1）淋巴结炎及淋巴结反应性增生：超声示淋巴结体积增大，呈椭圆形，L/S>2，包膜完整光滑，内部仍保持正常结构形态，髓质结构清晰，中央髓质强回声增宽，周围皮质厚度均匀。彩色多普勒血流成像示其内血流信号较丰富，由门部呈放射状伸入淋巴结内并可测量到低速低阻血流频谱，RI 多低于 0.7。

（2）淋巴瘤：二维超声显示淋巴结明显增大，呈卵圆形或圆形，L/S<2；髓质强回声消失或呈细线状，皮质非均匀增厚，使髓质及淋巴门变形并偏向一侧。多数淋巴瘤患者的淋巴结呈均匀的回声减低，仪器分辨率不够高时近似无回声区，部分淋巴结有融合。彩色多普勒超声显示淋巴结血供丰富，血流信号几乎充满整个淋巴结；多普勒能量图可以更清晰地显示血管分布状态，门部血管粗大呈主干状，从主干血管发出许多分支伸向髓质和皮质，分布于整个淋巴结，分支纤细，走行弯曲，有时在非淋巴门处可见穿支血管。淋巴结内呈现高速低阻的动脉血流频谱，其峰值流速较高而 RI 较低，均值为 0.66±0.12。

（3）颈部淋巴结转移癌：二维超声示淋巴结肿大，边界不清，呈圆形或类圆形，呈分叶状，L/S<1.5，淋巴结的浸润程度与 L/S 的减低密切相关。中央髓质强回声消失，或变窄呈细线状；皮质为不均匀的低回声或回声增强，并有不均匀增宽，淋巴门偏心；淋巴结融合，对周围组织大血管有挤压和浸润现象。彩色多普勒血流成像：分为多血供型和少血供型，前者居多。结内血管失去正常形态，血流信号分布不均匀，血管移位，分支纤细，走行扭曲、紊乱，有的沿周边走行。多普勒能量图可更清晰地显示肿瘤血管分布，非淋巴门处可见穿支血管，少血供者结内仅有 1～2 条血流信号。多普勒频谱：淋巴结转移癌动脉血流 RI 较高，其频谱形态为快速达到峰值后，迅速下降，舒张末期血流速度很低，RI 均值 0.76±0.17，V_{max}=（19.26±12.27）cm/s，高于良性淋巴结。

（三）颈部动脉疾病超声检查

1. 适用范围　颈动脉粥样硬化；颈动脉硬化性闭塞症；多发性大动脉炎累及颈动脉；颈动脉扭曲；颈动脉瘤；颈动脉体瘤；椎动脉先天发育不良；椎动脉先天走行变异；椎动脉闭塞性疾病。

2. 检查内容　颈动脉彩超检查应包括颈外动脉、颈内动脉颅外段，位于颈部的颈总动脉及骨骼遮盖的颈总动脉起始段。测量管腔内径、内膜至中膜厚度、峰值流速、舒张末期流速、阻力指数等参数。

3. 常见颈部动脉疾病超声诊断

（1）颈动脉粥样硬化：超声示颈动脉壁管壁增厚，内膜毛糙。早期动脉硬化仅表现为中层增厚，只有少量类脂质沉积于内膜而形成脂肪条带，呈线状弱回声。粥样硬化斑块形成多发生在颈总动脉近分叉处，其次为颈内动脉起始段。斑块形态多不规则，可以是局限性或弥漫性分布。斑块呈弱回声或等回声者为软斑；斑块纤维化、钙化，内部回声增强后方伴声影者为硬斑。轻度狭窄可无明显湍流；中度狭窄或重度狭窄表现为血流束明显变细，且在狭窄处和狭窄远端呈现色彩镶嵌的血流信号，峰值与舒张末期流速加快；完全闭塞者则闭塞段管腔内无血流信号。

（2）椎动脉闭塞性疾病：二维图像显示椎动脉管壁增厚，内膜毛糙，常伴斑块形成。彩色及脉冲多普勒显示动脉管腔明显狭窄，血流变细，色彩紊乱，频谱峰值流速加快，频带增宽。闭塞后，闭塞的管腔内无血流信号，测不到频谱。患侧椎动脉严重狭窄或闭塞时，健侧椎动脉由于代偿功能，显示管腔增宽，血流量增加，流速加快，频谱峰值提高，频带加宽。

椎动脉狭窄和闭塞应注意与先天性椎动脉发育不对称及椎动脉缺如相鉴别，椎动脉狭窄的主要超声表现是不规则的管腔狭窄，血流变细，速度加快。而发育不对称所致一侧椎动脉细小，表现则是管腔普遍狭窄，但血流充盈好，频谱形态亦正常。与椎动脉缺如的鉴别表现在：椎动脉闭塞虽无血流但有管壁结构，而缺如则根本找不到管壁结构。

二、腹部超声检查

（一）肝脏超声检查

1. 检查内容

（1）肝的大小、形态是否正常，包膜回声、形态连续性是否正常。

（2）肝实质回声的强度，实质回声是否均匀，是否有局限性异常回声，异常回声区的特点，如数目、位置、范围、形态、边界、内部回声情况等与周围组织和器官的关系等。

（3）肝内管道结构（胆管、门静脉系统、肝静脉和肝动脉），管壁回声，管腔有无狭窄或扩张，管腔内有无栓子及异常回声，血管内血流方向和频谱是否正常。

（4）与肝相关的器官如脾、胆囊、膈肌、肝门及腹腔内淋巴结情况。有无腹水。

2. 正常肝脏声像图特点

（1）肝表面光滑，包膜线强回声，光滑。厚度均匀。肝右叶膈面为弧形，外下缘较圆钝，肝左叶边缘锐利。

（2）肝实质为点状中等回声、分布均匀。

（3）肝内管道系统：肝内血管（门静脉分支和肝静脉属支）呈树状分布，其形态和走行自然。血管腔内为无回声，门静脉及其分支管壁回声强；肝静脉系统管壁薄，除较大的血管如肝右静脉、肝中静脉等，一般不能显示明显的管壁回声。肝内胆管与门静脉分支伴行，二级以下胆管一般不显示。在肝门部的门脉主干前方，可见肝总管及其延续的胆总管。

3. 正常肝及肝内管道的正常超声测值及肝脏血管脉冲多普勒测值 肝左叶前后径 6～7cm，肝右叶前后径 10～12cm，肝右叶最大斜径 12～14cm，尾状叶前后径不超过 3cm。门静脉主干直径（1.06cm±0.17cm）不超过 1.4cm，血流速度（23.8±4.9）cm/s。肝右支内径 0.6～1.2cm，不超过 1.2cm；左支 0.8～1.3cm，肝静脉内径不超过 1cm。最大血流速度（28.45±9.75）cm/s。肝左右管直径正常应小于 0.3～0.4cm；分支直径小于 0.1cm。肝总动脉直径（0.39±0.07）cm，流速（91.1±24.9）cm/s；肝固有动脉直径（0.33±0.07）cm，流速（82.2±20.8）cm/s，测量角度约 60°，RI 0.5～0.8（平均 0.6），CDFI 血流信号为以红色为主的五彩镶嵌血流信号。

4. 常见肝脏疾病超声诊断

（1）脂肪肝：超声所检疾病中，空军飞行员中脂肪肝占 47.5%，海军飞行员中脂肪肝占 37.5%，潜艇人员脂肪肝也占首位。近年统计飞行人员脂肪肝占 50.2%，且有逐年增多及年轻化趋势。脂肪肝分为均匀性脂肪肝和非均匀性脂肪肝。

1）均匀性脂肪肝：因其严重程度及脂肪浸润分布情况的不同，图像有差异。轻度脂肪肝肝脏回声弥漫性均匀性增强，肝内管道结构显示欠清晰；中度脂肪肝，肝左右叶的前后径均增大，而左叶的上下径缩小，左叶下缘角变钝，肝脏回声明显增强，肝图像的后 1/3 回声衰减，管道结构显示不太清晰；重度脂肪肝可见肝明显增大，回声明显密集、增强增粗、凸透镜感，图像远区约占肝的 1/2 甚至 2/3 部分回声衰减，管道结构及远区肝包膜显示不清，长期严重的脂肪肝肝回声可呈明显的粗颗粒状，可出现脾大。

2）非均匀性脂肪肝：或称肝非均匀的脂肪浸润，指脂肪浸润在肝的局灶性分布，可一个至数个，数十个甚至半个肝，一叶、一段或弥漫的脂肪浸润间有小区域的正常肝组织。1993 年董宝玮等积累丰富的资料，根据声像图的表现进一步将非均匀性脂肪肝分为四型：Ⅰ型，局限浸润型；Ⅱ型，多灶浸润型；Ⅲ型，叶段浸润型；Ⅳ型，弥漫非均匀浸润型，残存小片正常区。局限浸润型和多灶浸润型声像图表现为一个或多个局灶性的回声增强区，多不规则，边界尚清晰，无占位效应，血管走行正常。有时误诊为高回声的血管瘤或肝癌。多灶浸润型有时酷似高回声型转移癌，如结肠癌、胃癌、食管癌、胰腺癌的肝转移，但高回声灶均无靶环样表现。叶段浸润型表现为半个肝、一个叶或段的回声增强区，分界线与肝的相应间裂吻合，线条平直，边界清晰、整齐，内部血管走行正常。弥漫非均匀浸润型残存小片正常区，肝脏弥漫性的回声增强伴局限性低回声区，呈类圆形、三角形，多分布于左内叶近门脉左支横部或右前叶近胆囊前壁处，是未被脂肪浸润的正常肝组织，边界高清晰，无占位效应。非均匀性脂肪肝的最大特征是无占位效应，该区域可有正常血管结构通过，对其周围解剖结构无推移挤压现象。常规影像学检查不易鉴别时，可以行超声造影、增强 CT 或进行 MRI 脂肪抑制检查。必要时应做超声引导穿刺组织活检明确诊断。

（2）单纯性肝囊肿：①肝脏形态。较小的囊肿不影响肝的轮廓。囊肿较大时，肝脏相应增大，囊肿靠近表浅部位时，肝脏表面可有局部隆起。巨大肝囊肿，肝实质部分可被挤压入胸腔。病变以外的肝实质一般无异常改变。②典型囊肿的声像特征。肝内显示无回声区、壁薄、边缘整齐光滑，与周围组织分界清晰，后壁回声增强，可见侧方声影。多发者肝内散在分布大小不等的无回声区，周围为正常肝组织。转动探头，各切面扫查均不与血管及胆管相通。有的囊肿内可见分隔。CDFI：囊肿内无血流信号。③不典型肝囊肿的声像图。见于囊肿合并出血或感染、肝癌瘤内坏死液化、肝脓肿等。此时囊内可出现弥漫性低回声，或出现分层、液平、囊实混合等表现。囊壁可均匀增厚，边缘不整齐，边界模糊不清。

（3）多囊肝：声像图表现为肝大，表面可凹凸不平甚至形态失常。肝内可显示散在分布或密集分布的大小不等的规则或不规则的无回声区。常因囊肿后方回声增强和侧方声影的影响，不能显示正常肝组织及其正常结构，使肝脏回声杂乱。肝内管道系统可以紊乱不清或受压变形。常伴有多囊肾。

（4）肝血管瘤：①小血管瘤，一般直径小于 2cm，声像图表现为肝内中强回声，多为圆形，边界清晰但不光滑，周边无声晕，放大观察可见内部回声为网状。病变可分布在静脉边缘，但对血管无挤压。一般病灶周边和内部检测不到血流信号。②中等大小血管瘤，直径 2～4cm，形态和边缘表现与小血管瘤基本相似，多数为中强回声，少数为等回声或低回声。内部回声呈网状，有时见到管状结构，与肝静脉属支相通或有肝静脉属支在病变内穿行；有时后壁可有轻度回声增强。CDFI 有时可见有静脉血流通入瘤体内。③大血管瘤，直径超过 5cm，甚至可达 10cm 以上，肝左叶较多见，边界清晰，无声晕。内部回声紊乱，呈杂乱的网格状，一般以低回声为主，可见不规则无回声区，为扩张的血窦，后方回声可增强。如位于肝边缘，探头加压时瘤体可变形，内部可检测到点、条状静脉血流。

（5）肝内局灶性钙化：声像表现呈圆形或不规则强回声、边界清、后方伴声影、多发时常呈簇状分布，或条索状，与肝内胆管走行不一致，其余肝实质回声无异常。如为肝内胆管壁局限性钙化，多角度转动探头进行观察，可有一个切面出现小等号样强回声，可伴有声形。本病常误诊为肝内胆管结石，后者一般有右上腹闷胀或消化不良症状，声像图见半个或多个圆形或结节状、条索影强回声，伴声影沿肝内小胆管走行分布，近端胆管或周围可有一定程度的扩张。

（6）原发性肝癌：①巨块型及结节型肝癌的超声表现，巨块型直径一般超过 5cm；②内部回声强、弱不等，分布不均，可显示结中结现象；③大部分周边有低回声晕；④巨块型内部可以出现出血坏死而呈不规则的无回声区；⑤大部分肝脏回声不均匀，有肝硬化或慢性肝病的回声特点；⑥巨块型或多结节型肝脏可以增大，形态失常，位于包膜下的肿块可以使肝表面隆起；⑦肿块可以压迫周围的血管、胆道及邻近的脏器，出现狭窄或移位；⑧肿瘤转移征象，门静脉、肝静脉和下腔静脉内瘤栓形成，肝门部和腹腔淋巴结肿大。

弥漫型肝癌的超声表现：肝明显增大，于剑突下压之坚硬。肝内可以显示弥漫分布的小结节及小片状的强弱不等的异常回声，边界不清。肝实质回声强弱不等，分布极不均匀。常侵犯门静脉主干或左右分支而形成瘤栓。病变发展迅速，多伴有肝硬化及顽固性的腹水。青壮年更常见。

肝癌 CDFI：巨块型与结节型肝癌于病变的周边可以显示较丰富的弧形、半月形环绕的异常血流信号，并分支进入病变的内部。PW：为动脉血流信号。肝内动脉的血流信号极易显示。晚期病变的肝内动脉、肝固有动脉及肝总动脉扩张，血流速度明显加快。弥漫性肝癌的肝内外动脉扩张明显，特别是伴有门脉瘤栓时，肝内血流信号明显增多，极易显示。肝动脉血流速度明显加快，可达正常的 2～3 倍，肝动脉明显扩张。

（7）小肝癌：二维声像图特征为肝癌直径小于 3cm，形态多呈圆形或类圆形，大部分有包膜、边界清、周边有低回声晕，病灶后方组织略增强。文献报道，上述特征性改变占肝癌检出者的 63.7%。其内部回声显示低、等、强 3 种回声，随着肿瘤增大，内部回声将沿低—等—强—混合型回声方向发展。因此对低回声病灶，要查询特异性征象。应早期及时确诊，阻止其向纵深发展。肝硬化结节的回声与小肝癌同呈低、等、强表现。但肝硬化结节形态欠规整，无包膜，不具备病灶外周回声晕及后方略强的特异征象。彩色多普勒血流显像（CDFI）的特征，在肝癌的生长过程中有肝动脉和门静脉双重血供，并以肝动脉血供为主已被公认。但在肝癌的极早期不能否认以门静脉供血为主。目前多数学者认为，肿瘤内部或周边探及动脉血流是肝癌的特征，RI≥0.60 具有重要价值。V_{max}被认为与肝癌的大小有关。以病灶的动脉流速大于 0.4m/s 作为诊断小肝癌的依据，有待进一步研究。实时超声造影与普通超声检查相比，极大地提高了组织血流的检测能力。实时超声造影在≤1.0cm 和 1.1～2.0cm 的肝细胞癌病灶中富血供的检出率分别为 67%和 88%，而普通超声仅为 33%和 67%。有研究发现，80%的小肝细胞癌在动脉期表现高增强，门静脉期或延迟期增强消退，表现出典型肝细胞癌的增强模式。

（二）胆系超声检查

常见胆系疾病超声诊断

（1）胆囊结石。胆囊典型结石声像图表现：①胆囊腔内出现形态稳定的强回声团，由于结石的形状、结构和种类不同，其强回声形态亦不同；②强回声团后方伴有声影；③改变体位时结石回声团依重力方向移动。非典型结石：①胆囊内充满结石。胆囊的正常结构囊内液性无回声消失。在胆囊窝内可见胆囊的前壁呈弧形增强回声后方伴声影。如果胆囊炎症明显伴有胆囊壁增厚，则表现为弱回声的囊壁包绕结石的强回声后方伴有声影，称为"囊壁-结石-声影三合征"（WES 征）。②胆囊颈部结石。结石嵌顿于颈部，胆囊肿大伴有颈部结石的"靶环征"。③泥沙样结石，沉积于胆囊后壁的强回声带伴有或不伴有声形，并随体位改变移动。④胆囊壁内结石，增厚的胆囊壁内出现单发或多发的强回声点，斑后伴"彗星尾征"，不随体位改变移动。

（2）肝外胆管结石。①有结石的胆管一般都有扩张，胆管壁显著增厚，回声较强；②胆管腔内有形态稳定的强回声团；③强回声团与胆管壁之间分界清楚，典型的尚可见细窄的液性暗带环包绕着结石强回声团；④在强回声团后方出现声影，这是诊断结石的重要特征，但应注意声影不明显的结石；⑤取胸膝位或进脂餐后，结石强回声团发生位置变动。

（3）胆囊小隆起样病变。①胆固醇息肉：胆囊壁正常，常多发，好发于各个部位，呈结节状，表面呈桑葚状，一般小于 1.0cm，基底部较窄或有蒂，多为强回声表现，无声影，不随体位改变而移动。②腺肌瘤样增生：囊壁增厚，常单发，呈团块状，好发于底部，一般大于 1.0cm，基底部较宽。③腺瘤：囊壁正常，数月不定，多见于胆囊颈部或底部。呈结节状、息肉状，多大于 1.0cm，有蒂或基底部较宽，为中等、中强或弱回声，无声影，不随体位移动。④炎性息肉：呈慢性炎症增生在局部的突出表现。息肉常不止一个，基底宽，无蒂，同时伴有胆囊炎、胆囊结石声像表现。

胆囊小隆起样病变，直径小于 1.0cm 首先考虑胆固醇息肉，尤其小于 0.5cm 可提示息肉；1.0～1.3cm 倾向于腺瘤；大于 1.3cm 首先考虑腺癌的可能。国内有研究表明，胆囊良、恶性病变的超声造影表现具有明显差异。经观察胆囊癌超声造影主要特点可归纳为：增强早于周围肝实质。多为不均匀高增强，增强快进快退、胆囊变形等。胆囊良性病变超声造影主要特点多为均匀增强、增强减退相对较慢、胆囊腔规则等。有待扩大病例数进一步研究。

(4）慢性胆囊炎。①早期慢性胆囊炎除患者有胆囊炎的症状外，胆囊的大小、形态、收缩功能无明显异常，有时可见胆囊壁稍增厚、欠光滑，囊腔内可有结石。②典型的慢性胆囊炎表现为胆囊肿大，壁增厚，回声增强不光滑，腔内出现形态不规整的中等或弱回声的沉积性团块，随体位改变移动。反映了胆囊收缩功能不全形成的陈旧、稠厚胆汁或胆泥。③慢性胆囊炎后期超声表现各异。增殖型的胆囊壁明显增厚可超过 1.5cm，囊腔缩小；萎缩型的胆囊明显缩小，有时囊腔不能显示，仅能显示增强的瘢痕回声，伴有充满型结石时表现为 WES 征。

（5）急性胆囊炎：①胆囊体积增大，横径大于 4cm，张力高，早期胆囊壁可不厚，尚光滑。随着病程发展，胆囊壁增厚大于 3mm，呈"双边征"；②常可于胆囊或胆囊管处探及结石嵌顿，胆囊内可出现胆汁淤积形成的片状、点状或充满型低回声光点，其内常可见中强回声粗光点，无声影，是胆囊积脓的表现；③合并胆囊穿孔可局部囊壁缺损及周围无回声等；④胆囊收缩功能降低或消失；⑤超声示墨菲征阳性。

（三）胰腺超声检查

1. 胰腺的测量正常值 综合国内外诸多学者的测值报道，胰腺前后径正常实用值见表 5-1。

表 5-1 胰腺前后径正常使用值　　　　　　　　　　（cm）

部位	正常	可疑肿大	异常
胰头	<2.0	2.1~2.5	>2.6
胰体	<1.5	1.6~2.0	>2.1
胰尾	<1.2	1.2~2.3	>2.3
胰管	<0.2	0.2~0.3	>0.3

2. 常见胰腺疾病超声诊断

（1）胰腺假性囊肿：①胰腺部位或附近出现圆形、椭圆形或不规则无回声区，分界清，边缘欠光滑；②囊壁较厚，可有分隔，后方增强；③单发多见，亦可多发；④囊肿合并出血、感染时，囊内出现点片状中低回声或有沉积物；⑤囊肿巨大时，可挤压周围组织，使其受压、移位或粘连，也可使胰腺失去正常形态。

（2）胰腺真性囊肿：①先天性囊肿。胰腺实质内单发或多发的囊性物，呈圆形或椭圆形，壁薄、囊液透声性好，体积小，常合并肝、肾、脾囊肿。②潴留性囊肿。胰内体积较小，囊性病变，在主胰管附近，或与主胰管相通，有时可见胰腺结石、钙化等慢性胰腺炎的表现。③寄生虫性囊肿。胰包虫病可发生于胰腺，囊中有囊，囊壁上不规则的点片状强回声是重要的特点。

（3）急性胰腺炎：①胰腺弥漫性体积增大，以前后径增加为主。个别为局限性肿大，多见于胰头和胰尾，严重时可增大 3~4 倍，胰头呈球形。②形态和边缘的变化，轻型炎症时，边缘整齐，形态规则。重型者边缘模糊不清，形态不规则，胰腺与周围组织分界不清。③内部回声，水肿型为均匀的低回声；出血坏死型内部呈高低混合回声，有液化和钙化灶。④胰管，轻度扩张或不扩张，当胰液外漏时扩张可消失或减轻。⑤积液，常见于胰周、小网膜囊、肾前旁间隙、腹腔、盆腔。⑥假性囊肿，多发生于胰周或胰腺内。⑦胰腺脓肿，胰腺正常结构，内部呈不均匀的混合回声，是最严重的局部并发症之一。⑧彩色多普勒超声，由于急性炎症的渗出和肠气干扰，胰腺内部血流显示更加困难。脓肿坏死区血流完全消失。

（4）胰腺癌：①肿瘤部位胰腺局限性肿大或膨出，偶见弥漫性肿大而失去正常形态。②肿物呈分叶状或不规则形状，边界及轮廓不整或不清，癌肿向周围组织呈蟹足样浸润。③肿块绝大多数为弱回声，出现坏死、出血等继发性改变时可出现强回声斑点，偶见坏死液化形成较大囊腔。强回声型肿块较少见，组织学分类多为黏液腺癌和腺泡细胞癌。④多数胰腺癌后方回声减弱，与大量纤维结缔组织增生有关，黏液腺癌的后方则显示回声增强。⑤胰管不同程度均匀扩张，内壁平整。当肿瘤侵犯胰管时可致胰管闭塞。⑥钩突部肿瘤可见肠系膜上静脉前移。⑦胰腺癌晚期，常有肝转移，周围淋巴结转移、肿大及腹水。⑧胰头区发现肿物，常见的除有胰头癌外，尚应与壶腹癌、胆管下段癌、胆总管结石及慢性局限性胰腺炎鉴别。⑨彩色多普勒超声表现，直径小于4cm的胰腺癌内很少能检出血流信号。肿瘤增大时可于周边部分检出低速血流，远比肝癌、壶腹癌和肾癌血流稀少。

（四）脾超声检查

1. 脾脏测量及正常值范围

（1）脾大小的测量：正常脾大小随年龄及含血量的多少而变化，个体差异较大。

（2）脾长度的测量：通过肋间斜切面上测量。脾下极最低点到上极最高点间的距离。

（3）脾厚度的测量：通过肋间斜切面显示脾门及脾静脉，脾门至脾对侧缘弧形切线的距离。

（4）脾静脉内径的测量：脾门部脾静脉的内径。

（5）脾大小的正常值：正常脾长度一般12cm左右（<14cm）；宽度一般7～8cm；厚度一般2～4cm；脾门部门静脉内径小于0.8cm。

2. 常见脾疾病超声诊断

（1）脾大：①除外脾下垂，当肋缘下显示脾实质或脾前缘超出腋前线时应考虑脾大；②脾门部厚径男性>4.0cm，女性>3.5cm，或脾长径>12cm应考虑脾大可能；③仰卧位时，脾前缘贴近腹壁，脾上极接近或越过脊柱左侧缘，应考虑脾大。

轻度脾大是指超声测量各径线稍有增加，吸气时脾下缘在肋缘下2～3cm；中度脾大是指各径线测量值明显增加，深吸气时脾下极在肋缘下超过3cm，直至平脐；重度脾大脾形态失常，脾下缘超过脐水平，有的甚至到达盆腔。

（2）副脾：很常见，尸检中发生率近30%，位于脾脏之外，体积小，一般无重要意义。容易误诊为其他疾病，故有鉴别意义。声像图特点：多位于脾门处，呈类圆形的实性包块，边缘清晰，包膜完整，内部为均匀细点状回声，回声强度与正常脾相似，与正常脾分界清楚，大多有血管分支与脾脏动静脉相通，对相邻血管、器官无压迹。当脾切除术后，副脾增大或残存脾增大称"再生脾"。约10%的人有多个副脾，大多数情况下位于脾门区，但少数情况下可位于盆腔内。据报道副脾组织可位于肾周、胰腺、肝脏和睾丸。有时容易被诊断为淋巴瘤或淋巴腺病。

（3）脾囊肿：①脾内出现无回声区或低回声区，囊壁光滑，边缘锐利。其后壁和后部组织回声增强。②囊肿位置可以表浅，也可以位于脾实质内，囊肿体积可以很大，引脾实质的受压畸形。③真性囊肿内部为无回声，一般为单发，多囊脾少见；假性囊肿内可以出现弥漫性细小点状回声。有组织细胞碎片沉渣时，亦可在囊肿底部出现较粗的点状或斑片状回声。包虫囊肿声像图具有特征性表现，常有分隔样回声（子囊），与肝包虫表现相似，本病多与肝、肺包虫囊肿同时存在。

（4）脾血管瘤：与肝血管瘤相似，显示为一个境界清晰、边缘不规则的回声增强区，回声分布稍不均匀，病变区内有圆点状及短管状无回声区。当有大血窦存在时，则出现相应的无回声区。有少数呈低回声区，内部结构类似肝脏结构，有小管状结构及周边缺裂，周缘处呈中等或高回声的线状环绕。CDFI 显示血管瘤周围或内部可有脾动脉或脾静脉分支绕行或穿行，瘤内无血流信号。

三、肾、输尿管、膀胱及前列腺超声检查

（一）肾超声检查

彩色多普勒显像：彩超能清晰显示肾内动静脉的分布情况。如果发生动静脉栓塞，相应部位则无血流信号；肾弥漫性病变，移植肾排异或尿路梗阻时，血流阻力会增大，应测阻力指数；当有占位性病变时，可观察其血流情况，有助于区分良、恶性病变；疑有肾血管性高血压时，可对肾动脉狭窄性疾病做出诊断。配备造影功能的高档彩超可进行超声造影，对肾脏疾病进行诊断与鉴别诊断。

1. 超声正常值 正常成人肾的长轴为 9～13cm，左肾常比右肾略长，相差不超过 1.5cm。宽度在 6.5cm 以下，厚度 4～5cm。女性肾较男性的略小。临床上只有肾明显增大或缩小时才有临床诊断意义。

2. 常见肾疾病超声诊断

（1）肾囊肿：①孤立性肾囊肿，可发生在肾实质任何部位，位于边缘者和囊肿较大者可向肾表面隆突，囊肿呈圆形或椭圆形，囊壁薄，壁光滑，后方回声增强，余肾实质部分回声与正常肾相同。②多发性肾囊肿，多为单侧，肾区内有多个囊肿回声，散在分布，囊肿之间有正常肾组织回声。③多囊肾，是常见的先天性遗传性疾病。多为双侧肾，肾体积明显增大，肾形态失常。肾内显示多发大小不等、形态各异的囊肿回声，弥漫分布，互不相通，不能显示正常肾实质结构。常伴有肝、胰、脾等多囊病变。肾动脉血流阻力明显增大。

（2）肾结石：典型的结石为肾窦回声内的强光点、光斑或光团，后方伴声影，以及结石周围有尿液形成的无回声带。但因结石的大小、成分、形态和部位而有一些变化。有的结石后方声影可能较弱或无声影。当结石造成尿路梗阻时，可于梗阻的上方发现积水。

肾内小结石、肾窦灶性纤维化与肾内钙化灶超声特征：①结石强回声光点呈圆形或椭圆形，而长条形和管道状的强回声并非结石。②结石强回声出现在肾窦回声内或肾窦回声边缘，且结石周围存在少量积液；位于肾皮质或肾包膜下的强回声，多为钙化灶。③直径小于 3mm 的结石多无声影，若改变体位和多角度扫查强回声消失或成为短线状，为肾窦内灶性纤维化所致，而小结石位置固定不变。④口服 50%葡萄糖 20ml，30 分钟后再饮水 300ml，待 30 分钟后 CDFI 检查肾结石，其后方可显示闪烁的五彩镶嵌"彗星尾征"。

（3）肾积水：①肾窦分离，其间出现液性区，且液性区相通。②合并输尿管积水，

液性区与输尿管积水相连通。③轻度肾积水，肾实质及肾外形无明显改变，肾窦分离短径超过 15mm；中度肾积水，大小及形态有改变，肾窦回声中肾盂、肾盏因积水而变形，形成"花朵征"、"手套征"。重度肾积水，肾脏增大，形态失常，肾窦回声被大的无回声区所取代，肾实质出现受压，萎缩变薄，或位于外周包绕肾积水，或嵌入积水中形成分隔，可以找到与之相连续的输尿管。④囊肿型肾积水，肾区无正常肾图像，为巨大的囊性结构所取代，囊内发现肾组织的残存痕迹，如受压分隔的肾实质。

（4）肾血管平滑肌脂肪瘤：又称错构瘤。声像图表现为两种类型：一种为边界清晰的强回声团，多呈圆形，常位于或接近肾表面，后方无衰减；另一种往往为肿瘤较大且伴有出血的表现，呈洋葱切面样图像，由高、低回声相间的杂乱回声构成，边缘不规则，呈毛刺样改变，后方可有声衰减。肾血管平滑肌脂肪瘤超声造影表现：造影剂进入时间和开始消退时间均晚于肾皮质，表现为慢进慢出。另外也有些任何时相均无造影剂进入。皮质相时，由于皮质均匀增强，瘤区呈现均匀的低回声，瘤体边缘与肾皮质有十分清晰的分界，延迟相时呈现弱回声。

（5）肾细胞癌：二维超声表现如下。①肾内占位性病灶，呈圆形或椭圆形，常向肾表面隆起，同时有肾窦受压表现。②小肾癌边界尚清，较大者边界欠清，形态不规则，病灶周边可有低回声晕，由于压迫周围肾实质而出现假包膜征象。③肾癌的内部回声多样，瘤体小者多呈较强回声，较大者多呈中低回声，如果内部出现坏死、液化、出血等可出现混合性回声。④肾静脉、下腔静脉、肝脏、对侧肾脏及腹膜后淋巴结等均可有转移征象。⑤彩色多普勒超声表现：大致分为抱球型、星点型、丰实血流型、少血流型，而病灶周边的正常血管走行可有受压移位、中断现象。有作者认为，肾内 70% 的恶性病灶周边可探及高速动脉血流，而 90% 以上的良性改变缺乏这一特征。同时一些炎性病变周边也会出现较丰实的高速血流信号，造成假阳性，注意结合其他进行鉴别。而肾变异的特征是肾内的正常树枝状血流分布走行无改变。⑥超声造影表现：肾细胞癌多有丰富血供，以肾透明细胞癌最为多见，实时超声造影表现为整个瘤区皮质相的快速增强和快速减退，延迟相基本消退。也有快进慢出和慢进慢出者，易与肾血管平滑肌脂肪瘤相混淆，注意结合其他检查进行区别。

（二）输尿管超声检查

1. 检查内容

（1）二维超声：输尿管分为腹段、盆段和膀胱壁段，输尿管有 3 个狭窄部，是结石堵塞的好发部位。正常输尿管各部的内径不同，一般处于闭合状态，超声难以显示，大量饮水输尿管处于充盈状态时，内径一般为 2～4mm。探查输尿管时应注意观察沿其走行有无扩张、狭窄、梗阻、输尿管腔内及其周围有无肿物、结石等异常回声。利用充盈的膀胱作透声窗，显示输尿管的膀胱壁段。

（2）彩色多普勒：对扩张的输尿管应运用彩超进行验证，当发现占位性病变时，彩超可提供肿物的血供特点，对良、恶性病变的鉴别诊断有一定作用。彩超还可观察输尿管口喷尿情况，间接判断输尿管有无完全梗阻。

2. 常见输尿管疾病超声诊断

（1）输尿管结石：声像图表现为肾盂、输尿管扩张，扩张的输尿管中断处其内可探及圆形、椭圆形或弧形强回声，后方有声像，与输尿管壁分界清楚。当结石较小或质地较疏松时，后方可无声影。

（2）输尿管囊肿：膀胱三角区探及圆形或椭圆形无回声区，壁薄而光滑，有膨大与缩小的节律性改变。纵断面上，可见囊肿与扩张的输尿管盆段连通。CDFI 能显示囊壁向膀胱的尿流信号。囊肿内合并结石，可在囊内见到结石的强回声并伴有声影。

（三）膀胱超声检查

1. 适用范围 膀胱结石、膀胱肿瘤、膀胱血凝块、膀胱异物、膀胱慢性炎症、膀胱憩室的诊断，膀胱容量、残余尿量测定。

2. 检查内容

（1）二维超声：观察膀胱充盈情况，膀胱内有无异常回声，体位变动是否移动，膀胱壁厚度，有无局限性增厚，壁上有无异常回声，壁是否光滑及连续。

（2）彩色多普勒：观察双侧输尿管口喷尿状况，并能观察占位性病变的血供情况，有助于对某些病变性质的判断。

3. 常见膀胱疾病超声诊断

（1）膀胱结石：①膀胱腔内强回声斑或强回声光团，数目、形态不一，常见为单发扁圆形；②强回声后方有声影；③强回声可随体位移动，位于较低位置。超声对膀胱结石较易诊断，但小于 3mm 的结石易被遗漏。

（2）膀胱癌：①二维超声示膀胱壁上局限性异常突起，可有蒂或宽基底，附着于膀胱壁，不随体位变化而移动；等回声或高回声，大小形态不一，表现不规整；对膀胱壁的侵犯程度不同其回声也有不同，膀胱壁结构可以是完整、缺损或中断的。②彩色多普勒示肿瘤内常可探及树枝样伸入其内的动脉血流信号。

（四）前列腺超声检查

1. 适用范围 前列腺增生、前列腺炎、前列腺脓肿、前列腺囊肿、前列腺钙化和结石、前列腺癌的诊断，前列腺超声引导穿刺活检、脓肿抽吸引流，前列腺超声造影检查。

2. 检查内容

（1）前列腺的大小：以二维超声测其大小，正常值为长径 3cm，宽径 4cm，厚径 2cm，即 3:4:2。

（2）前列腺形态：内部回声是否均匀，有无占位性病变，两侧结构是否对称。

（3）前列腺包膜：是否光滑、完整，对周围组织有无浸润现象。

（4）前列腺血流：彩色多普勒示前列腺恶性肿瘤可显示血流丰富的动脉血流。

3. 常见前列腺疾病的超声诊断

（1）前列腺钙化：声像图可分为三型。①多发小钙化型：较多见。单个钙化大小一般小于 5mm，不伴声影。聚集的钙化形状不规则，后方可伴声影。②弧形钙化型：常伴有前列腺增生。钙化位于内外腺交界处，排列呈弧形。③单个大钙化型：少见。

（2）前列腺囊肿：①囊肿常单发，体积较小，为 1~2cm；②囊肿呈圆形或不规则形，无回声区，囊壁薄而光滑，后方回声增强；③囊肿膨大造成尿道梗阻时可有继发征象。

（3）前列腺增生：①各径线超过正常值；②增生的前列腺前后径增大比横径的增大

更明显，使其接近球形，但其边界清晰、整齐，两侧对称，除增生结节或结石外，内部回声呈均匀的低回声；③前列腺向膀胱凸出，左右叶增生者呈僧帽状，中叶增生者使得膀胱颈部后唇凸起呈樱桃状；④内外腺比例异常，内腺增大，外腺受压，内外腺比例为（2.5～7）：1或以上；⑤出现增生结节，结节呈球形，低或中等回声，边界整齐、清晰；⑥前列腺钙化，单个或多个点状、斑片状，弧形强回声，散在分布或排列在内外腺之间，有的伴声影；⑦膀胱壁小梁、小房形成；⑧残余尿量增多；⑨彩超示其内血流转丰富，有时可见增生结节旁有动脉血流环绕。

（4）慢性前列腺炎：一部分慢性前列腺炎超声无异常表现。另一部分声像图表现为前列腺内回声不均匀，可见多种回声区，散在分布的点、斑状强回声，大小不等。包膜连续性好，但增厚或模糊。慢性前列腺炎的诊断应将临床表现、实验室检查与超声表现综合考虑。

第三节 核勤疗养常用实验室检诊技术

一、临床血液学检查

血液一般检验主要是对循环血液中红细胞、白细胞、血小板参数与形态的检验，又称血液常规检验。传统血常规检验是手工方法单项分别计数，目前广泛应用的是仪器方法多项同时测定。因此，仪器法血液一般检验包括：

1. 红细胞参数 包括红细胞计数、血红蛋白测定、血细胞比容、平均红细胞容积、平均红细胞血红蛋白量、平均红细胞血红蛋白浓度、红细胞容积分布宽度、网织红细胞计数。

2. 白细胞参数 计数循环血液中五种白细胞，即中性粒细胞、嗜酸粒细胞、嗜碱粒细胞、淋巴细胞和单核细胞的总数，白细胞分类计数是每一类白细胞的百分比值或绝对值。

3. 血小板参数 包括血小板计数、平均血小板容积、血小板比容、血小板容积分布宽度，以及反映红细胞、白细胞、血小板三种血细胞群体大小变化的直方图或点分布图。正常形态的血小板呈圆形或椭圆形，直径在 2～4μm，无核，含颗粒，血小板经瑞特染色后呈粉红色，颗粒区内的颗粒呈深蓝色或蓝绿色，有折光性，透明区的颗粒为浅绿色，有折光性，两区无明显分界。

血液一般检验方便快捷，是临床发现异常、确定疾病、指导用药时常用并首选的检验项目。

二、生殖系统检查

（一）阴道分泌物检查

阴道分泌物（vaginal discharge）由女性宫颈腺体、前庭大腺、子宫内膜和阴道黏膜的分泌物组成，pH 4.0～4.5，呈酸性。阴道分泌物中含有细菌、白细胞、上皮细胞的成分。阴道分泌物检查主要用于判定阴道清洁度、诊断女性生殖系统炎症、判断雌激素水平及脱落细胞学检查。正常阴道分泌物为白色稀糊状，无味，量的多少与月经周期、雌激素水平高低有关。排卵期分泌物增多，清澈透明，稀薄似鸡蛋清；排卵期2～3天后，分泌物减少，浑浊黏稠，行经前又增多；病理情况下，阴道分泌物可出现颜色、气味、性状及量的变化。

（二）精液检查

精液（seminal fluid）是由男性性腺和附性器官分泌的液体，乳白色，有特殊气味。由5%精子和 95%精浆组成。精液检查主要用于评价男性生育能力、诊断男性生殖疾病，也用于观察输卵管结扎术效果、法医鉴定及人工授精观察。

1. 精子数量 精液直接涂片，镜下全片观察有无精子，若无精子将精液离心沉淀后再涂片复检，如仍无精子，则称为无精子症。精子计数是将精液用精液稀释液定量稀释（稀释液中的碳酸氢钠分解黏液破坏精液的黏稠性，甲醛固定精子），然后滴入血细胞计数池进行计数。正常人精子数为（60～150）×10^9/L，受孕的低限为20×10^9/L，持续＜20×10^9/L称为少精子症。也可按一次排精总数报告，正常为4亿～6亿，少于1亿属不正常。无精子症是男性不育的主要原因。

2. 精子形态观察 正常精子分头、体、尾三部分，长50～60μm，外形略似蝌蚪状。精子形态异常有大头、小头、尖头、双头、无定型头等头部畸形；体部分支、双体、体部肿胀甚至消失等体部畸形；以及缺尾、短尾、卷曲尾、双尾等尾部畸形。液化精液涂成薄片，待干后用瑞特染色，油镜下观察100或200个精子，计数正常精子和畸形精子的百分率。正常精液中畸形精子应＜10%～15%，如超过20%为不正常。

3. 精子活动力检查 是观察精子活动强度，即测定活动精子的质量。①活动力良好：精子运动活泼有力，呈直线向前游动；②活动力较好：活动尚可，但游动方向不定，常有回旋；③活动力不良：精子运动迟缓，原地打转或抖动，有牵拉感；④无活力（死精子）：精子完全无活动力，加温后仍不活动。正常精子活动力在排精后60分钟内，应有50%或更多属良好或较好。如有40%以上的精子活动力不良或无活动，常为男性不育症的原因之一。

4. 精子活动率 精子活动率（即存活率）检测是测定正常活动精子数所占精子总数的百分率。在镜下观察100个精子，计数活动精子与不活动精子数，求出活动精子所占比值。正常人活动精子，在排精30～60分钟内，应有80%～90%具有活动能力，至少应＞60%。若不活动精子数＞50%，应进行体外活体染色检查，以鉴定其死活。

5. 微生物学检查 男性生殖系统任何部位的感染均可从精液中检测到病原微生物，常见的病原微生物有葡萄球菌、链球菌、淋病奈瑟菌、大肠杆菌、类白喉杆菌、解脲脲原体等。男性不育症的患者精液中细菌总检出率达33%。细菌毒素影响精子的生成和精子的活动力，可导致男性不育。

（三）前列腺液检查

前列腺液是前列腺分泌的较黏稠的乳白色半透明的液体，是精液的组成部分，约占精液的30%。主要成分有磷脂、蛋白质、淀粉、葡萄糖、钾、钠、钙、氯、磷酸盐、碳酸盐、酸性磷酸酶、纤溶酶等，以及少量上皮细胞和白细胞。前列腺液检验主要用于前列腺炎、结石、肿瘤和前列腺肥大等的辅助诊断，也用于性病的检查。卵磷脂小体为大小不等、圆形或卵圆形、均匀分布、有折光性的小体，略小于红细胞。前列腺颗粒细胞体积大、颗粒粗，系吞噬了卵磷脂小体颗粒的吞噬细胞。肿瘤细胞一般体积较大，核质比例高，胞核大而畸形，核仁大而明显，胞质量少而呈明显的嗜碱性。肿瘤细胞常分化不一、边界不清，可成群出现。

（四）尿液检查

尿液由泌尿系统生成和排泄，是循环血液中某些成分经过肾小球滤过、肾小管和集合管重吸收、排泌、交换后形成的代谢产物。临床首选并普遍常规应用的尿液检查项目是尿液一般检查，包括尿液一般性状检查、化学成分检查和尿沉渣检查。如无特殊要求，标本可采集首次晨尿或随机尿。必要时可进行尿微量蛋白、尿酶、尿离子、尿补体、尿细菌培养等特殊检查，标本可根据需要采集 24 小时尿、中段尿等。

1. 尿量 正常情况下，肾小球滤过和肾小管重吸收之间形成的球-管平衡机制在 24 小时尿量保持相对恒定中起重要作用。此外，血液的有效血容量、血浆液体渗透压、肾小球的膜通透性、膜面积、肾小球有效滤过压、肾小管和集合管的重吸收与浓缩-稀释功能、内分泌激素如抗利尿激素等生理和病理因素均影响尿量的变化。

2. 尿液外观 呈淡红色云雾状、洗肉水样或混有血凝块。当尿沉渣用显微镜观察 10 个高倍镜视野（HP）计数红细胞，平均红细胞数＞3 个/HP 时称为镜下血尿。每升尿中含血量超过 1ml，即可出现淡红色，称肉眼血尿。血尿多见于泌尿系统炎症、结石、肿瘤、结核、外伤等，也可见于血液系统疾病，如血友病、血小板减少性紫癜等。

3. 血红蛋白尿（hemoglobinuria）和肌红蛋白尿（myoglobinuria） 呈浓茶色、红葡萄酒色或酱油色。血红蛋白尿是由于血液中游离血红蛋白增高超过肾小管重吸收阈值所致，主要见于严重的血管内溶血。肌红蛋白尿是由于肌肉组织受损时大量肌红蛋白释放经肾小管滤过所致，常见于挤压综合征、缺血性肌坏死等。二者隐血试验均为阳性。如需进一步鉴别血红蛋白尿或肌红蛋白尿，根据肌红蛋白可溶于 80%硫酸铵溶液而血红蛋白则不溶的特性，在尿中加入硫酸铵达 80%浓度，过滤后再行上述尿潜血试验，仍为阳性者为肌红蛋白尿。此即肌红蛋白定性试验。

4. 胆红素尿（bilirubinuria） 呈豆油样，振荡后出现黄色泡沫且不易消失。正常尿内无胆红素。水溶性结合胆红素直接经肾小球滤过并从尿中排出形成胆红素尿，常见于胆汁淤积性黄疸和肝细胞性黄疸。

5. 浑浊尿 尿内含有大量的脓细胞、细菌、盐类结晶时可出现浑浊。①脓尿（pyuria）及菌尿（bacteriuria）：新鲜尿液呈白色浑浊或云雾状，加热或加酸均不能使浑浊消失。脓尿和菌尿见于泌尿系统感染如肾盂肾炎、膀胱炎等。②尿酸盐沉淀：酸性尿冷却后可有淡红色尿酸盐结晶析出，加热或加碱后溶解。③磷酸盐和碳酸盐沉淀：碱性尿中可有磷酸盐或碳酸盐结晶析出，加酸后溶解。

6. 乳糜尿（chyluria）和脂肪尿（lipiduria） 混有淋巴液而呈稀牛奶状的尿液称为乳糜尿，若同时混有血液，称为乳糜血尿（hematochyluria），见于丝虫病及肾周围淋巴管梗阻。出现脂肪小滴的尿液则称为脂肪尿，见于脂肪挤压损伤、骨折和肾病综合征等。

三、肿瘤标志物检测

（一）甲胎蛋白测定

甲胎蛋白（AFP）是一种糖蛋白，不同来源的 AFP 由于糖链结构上的差异，对刀豆素（Con A）或小扁豆凝集素（LCA）的结合能力也不相同，此种糖链结构不同的 AFP 称为

AFP 异质体，并以结合能力的差别分为结合型与非结合型两种。AFP 异质体分析对于有 AFP 升高的原发性肝癌与良性肝病（急、慢性肝炎，肝硬化等）有鉴别诊断意义。通常 LCA 结合型 AFP≥25%提示为原发性肝癌，低于 25%者多属良性肝病。

（二）癌胚抗原测定

癌胚抗原（carcinoembryonic antigen，CEA）是一种结构复杂的可溶性糖蛋白，相对分子质量约为 180 000，胚胎期主要存在于胎儿的胃肠、胰腺和肝脏，出生后组织内含量很低。胃肠道恶性肿瘤时可见血清 CEA 升高，在乳腺癌、肺癌及其他恶性肿瘤患者的血清中也有升高。因此，CEA 是一种广谱肿瘤标志物，虽然不能作为诊断某种恶性肿瘤的特异性指标，但在恶性肿瘤的鉴别诊断、病情监测、疗效评价等方面，仍有重要临床价值。

（三）癌抗原 15-3 测定

癌抗原 15-3（cancer antigen 15-3，CA 15-3）是一种乳腺癌相关抗原，属糖蛋白，相对分子质量超过 400 000。用一对单克隆抗体（MAbll5D8 和 MAbDF3）进行双抗体夹心法来识别，对乳腺癌的诊断和术后随访、监测有一定的价值。

（四）糖链抗原 19-9 测定

糖链抗原 19-9（carbohydrate antigen 19-9，CA19-9）是一种与胰腺癌、胆囊癌、结肠癌和胃癌相关的肿瘤标志物，又称胃肠癌相关抗原（gastrointestinal cancer-associated antigen，GICA）。胚胎期间胎儿的胰腺、胆囊、肝、肠等组织也存在这种抗原，但在正常人体组织中含量极微。目前认为检测血清 CA19-9 可作为胰腺癌、胆囊癌等恶性肿瘤的辅助诊断指标，对监测病情变化和复发有很大价值。

（五）前列腺特异性抗原测定

前列腺特异性抗原（prostate-specific antigen，PSA）是前列腺上皮细胞产生的糖蛋白。应用单克隆或多克隆抗体，借助酶免疫测定（EIA）或放射免疫分析（RIA）方法检测血清中的 PSA，分别可得 0～4μg/L 和 0～2.5μg/L 的正常参考范围。前列腺癌患者 PSA 升高，约 2%的正常人和 41%～47%的前列腺增生患者，PSA 也可增高。在作 PSA 检测时，若以>4μg/L 作为前列腺癌诊断标准，其敏感性为 71%，特异性仅为 49%。血清总 PSA（t-PSA）是指与血清中一些蛋白酶抑制物结合形成的 PSA，约占 PSA 的 80%，游离 PSA（f-PSA）是指以未结合形式存在的 PSA，约占 PSA 的 20%。检测时若 f-PSA、t-PSA 测定值均升高，而 f-PSA/t-PSA 值降低，则提示有患前列腺癌的可能，故测定 f-PSA 与 t-PSA 值将更能有效地帮助疾病的诊断。测定血清 PSA 的最大价值是监测前列腺癌疗效和判断预后，前列腺根治术后 PSA 应降至 0.6μg/L 以下，若超过 10μg/L，则有 80%复发的可能。经内分泌治疗后，PSA 降至正常则预后良好，如呈高水平则预后不良。

（六）鳞状细胞癌抗原测定

鳞状细胞癌抗原（squamous cell carcinoma antigen，SCC）是一种相对分子质量为 42 000

的糖蛋白。它从子宫颈鳞状细胞癌组织中被分离出来，属于肿瘤相关抗原 TA-4 的亚段，存在于鳞状细胞癌癌细胞的胞质内，是一种较好的鳞癌肿瘤标志物。

（七）糖链抗原 125 测定

糖链抗原 125（cancer antigen 125，CA 125）是很重要的卵巢癌相关抗原，它是一种大分子多聚糖蛋白，相对分子质量大于 200 000，存在于上皮性卵巢癌组织和患者的血清中，主要用于辅助诊断恶性浆液性卵巢癌、上皮性卵巢癌、同时也是卵巢癌手术和化疗后疗效观察的指标，有较大的临床价值。

第四节 核勤疗养特种检诊技术

一、放射性核素检测

在现实生活中，存在大量的小剂量电离辐射现象。如核爆后在沾染区内的停留人员、平时辐射事故中的受照人员、长期从事放射工作的人员和居住在高本底地区的人员，都可能受到小剂量电离辐射的照射。小剂量电离辐射包括两个方面的含义：①一次受到较小剂量（<1Gy）的照射。它可以是一次或在数天内多次受到小剂量的照射；②长期受到低剂量率的慢性照射。这是指受到剂量当量限制范围内的照射（累积剂量<1Gy），如放射工作者的低剂量率职业性照射、医疗诊断照射、高本底辐射、环境污染照射等。放射性同位素发出的射线与物质相互作用，会直接或间接地产生电离和激发等效应，利用这些效应，可以探测放射性物质的存在、放射性同位素的性质和强度。用来记录各种射线的数目，测量射线强度，分析射线能量的仪器统称为探测器（probe）。

（一）液体闪烁计数

液体闪烁计数（liquid scintillation counting）所用的闪烁体是液态，即将闪烁体溶解在适当的溶液中，配制成为闪烁液，并将待测放射性物质放在闪烁液中进行测量。应用液体闪烁计数可达到 4π 立体角的优越几何测量条件，而且源的自吸收也可以忽略，对于能量低、射程短、易被空气和其他物质吸收的 α 射线和低能 β 射线（如氚 3_H 和 ^{14}C），有较高的探测效率，液体闪烁计数器是 α 射线和低能 β 射线的首选测量仪器。

1. 探测机制　从放射源发出的射线能量，首先被溶剂分子吸收，使溶剂分子激发。这种激发能量在溶剂内传播即传递给闪烁体（溶质）时，引起闪烁体分子的激发。当闪烁体分子回到基态时就发射出光子，该光子透过透明的闪烁液及样品的瓶壁，被光电倍增管的光阴极接收，继而产生光电子并通过光电倍增管的倍增管的位增极放大，然后被阳极接收形成电脉冲，完成了放射能→光能→电能的转换。

2. 液体闪烁计数系统作用的闪烁溶液　是指闪烁瓶中除放射性被测样品之外的其他组分，主要是有机溶剂和溶质（闪烁体），有时为了样品的制备或提高计数效率的需要，还加入其他添加剂。

（1）第一闪烁体（初级闪烁体）：常用的第一闪烁体包括对联三苯（TP）、2，5-二苯噁唑（PPO）、2-苯基-5-（4-二苯基）-1，3，4，噁唑（PBD）、2-（4-t-丁基苯基）-5-（4-二苯基）-1，3，4，噁二唑（丁基-PBD）。

（2）第二闪烁体（次级闪烁体）：第二闪烁体的主要功能是吸收第一闪烁体发射的光子后，再在较长的波段上重新发射出荧光来，并能增加光子的产额。在高浓度下第二闪烁体起着一部分与第一闪烁体相同的作用，即接受激发溶剂分子的退激能量，并发出荧光。此外，它还能与淬灭因子竞争，从而减少了第一闪烁体被淬灭的程度。在下列一种或一种以上的情况下，必须在闪烁液中加入第二闪烁体。①样品中含有直接淬灭第一闪烁体的化合物；②第一闪烁体浓度太高而引起强烈的自身淬灭，且发射的光谱范围与光电倍增管光阴及不匹配；③计数器的光电倍增管光阴极对于较长波长的光谱响应比较好；④测量的样品在近紫外区有明显的吸收。常用的第二闪烁体包括1，4，双2-（5苯基噁唑）苯（POPOP）、1，4双2（4-甲基-5-苯基噁唑基）-苯（DMPOPOP）、对-双（o-甲基苯乙烯基）苯、（双-MSB）和2-（4′-二联苯基）-6-苯基苯并噁唑（PBBO）等。

闪烁液中除了溶剂、闪烁体之外，有时还添加一些其他成分。为了增加闪烁液对含水样品的溶解能力，需加入助溶剂；为了改善计数效率，则加入抗淬灭剂。甲苯、二甲苯等有机溶剂极性很小，对水的溶解能力较差。当样品含水较多时，即使样品体积不大，也很难和甲苯、二甲苯互溶为透明的均相。有时样品的含水量虽然不大，但它的放射性水平很低，为了在较短的测量时间获得符合统计误差要求的计数，往往需要增加样品的体积，这就等于增加了含水量。这样的样品也不能很好地和甲苯或二甲苯互溶，为此，要加入一定量的极性较大的有机溶剂，如甲醇、乙醇、乙二醇乙醚等。这些溶剂在非极性溶剂和水分子之间起着桥梁作用，既能和甲苯、二甲苯互溶，又能和水互溶，达到增加含水样品在闪烁液内溶解度的目的，所以将其称为助溶剂。

助溶剂的淬灭作用较大，要限制其用量，因此，闪烁液可容纳的含水量也是有限的。其中，乙二醇乙醚的极性大且淬灭作用小，是常用的助溶剂。抗淬灭剂通常用于含水量很大的样品测量或采用二氧六环作溶剂时。因为二氧六环闪烁液淬灭作用大，为改善计数效率，加入抗淬灭剂萘是十分重要的。萘也是一种荧光物质，它可以抵消一部分淬灭作用，但是萘不能和对联三苯合用，尤其是在甲苯、二甲苯溶剂中，否则计数效率很低。液体闪烁计数器中，闪烁液的最佳体积可以在一定范围内有所变化，要获得较高的计数效率，就应该采用较少的体积，尤其对于氚样品来说，较小体积的闪烁液还可以减少本底计数（大约0.5cpm/ml闪烁液），减少样品的自吸收。如果当样品中含有淬灭剂成分时，增加闪烁液的体积，可以经稀释作用来减少淬灭。

3. 探测装置 在液体闪烁计数中引用非常灵敏的光电倍增管，对于探测穿透力低的α射线和低能量的β射线（如氚、^{14}C等）是极为重要的。使用一个光电倍增管的单光电倍增管液体闪烁计数器，由于电倍增管的热噪声及样品受光照射后发出的磷光，会有较高的本底计数，探测效率也较低。使用两个性能指标大致相同的光电倍增管，并与复合电路相连接，做成双管复合型液体闪烁计数器，复合电路只能通过由两只倍增管同时产生的信号，因而只有当两只光电倍增管在符合电路分辨时间内同时观察到的信号才被记录下来，而由热噪声或磷光产生的随机脉冲则被扣除掉，有效地降低仪器本底，提高了探测效率，系统探测效率可在50%以上。在液体闪烁计数系统中，光电倍增管阳极形成脉冲电压的大小，与阳极一次收集的电子数呈线性关系。在光电倍增管放大倍数不变的情况下（取决于高压的稳定性），光阴极产生的光电子越多，最后到达阳极的电子数也越多，而光电子数取决于光子数。在正常情况下，闪烁剂分子释放的光子数与放射性同位素衰变时产生的β射线能量成正比。由于放射能在传递和能量转换途中，或多或少地要发生能量消耗，因此，放射能和发射的光子数之间近似地呈线性关系。这说明液体闪烁计能够作能谱研究，以分析不同能量的放射性同位素，达到定性目的。例如，氚、^{14}C双标记样品，可通过双道液体闪烁计数器同时测定。阳极在单位时间内产生脉冲电压的数量，与闪烁瓶内放射性同位素的多少以及同位素衰变率呈线性关系，与样品内的放射性强度成正比，这是液体闪烁测量的定量基础。例如，在知道液体闪烁计数器探测效率的前提下，通过对某种放射性样品进行测定，可以求得该样品中的放射性强度为多少微居里或多少贝柯勒尔。

4. 液体闪烁计数样品的制备 流体闪烁测量的桐制备是很重要的操作，操作的成功与否，直接影响计数效率。样品制备方法的选择要考虑以下四个因素：

（1）所测样品的物理和化学特性，决定所用闪烁液的类型和决定是否需要将样品转化为更适于测量的形式。

（2）样品所含的同位素的种类，对于含氚的样品要更加注意。

（3）预计的放射性水平，在样品的放射性强度低时，要求的制备方法比较严格。

（4）制备过程需经济和方便，尤其在样品数量多时更为重要。其一般原则是，必须使所制备的样品的放射性，能在一个短的测量时间内达到适当的统计学准度，最关键的是要求样品制备过程中，尽可能地减少淬灭因素。

1）均相样品的制备：脂溶性样品可直接加入甲苯、二甲苯系统的闪烁液中。含水量小于3%的样品，仍应用甲苯、二甲苯系统的闪烁液，但需加入乙醇或甲醇或乙二醇乙醚等极性溶剂助溶，助溶剂与甲苯的比例通常为3：7。必需时加抗淬灭剂抵消部分淬灭作用，提高计数效率。含水量再大时，最好采用100ml乙二醇乙醚、20ml乙二醇、8gPPO、500mgPOPOP、150g萘，最后用二氧六环加到1L的闪烁液配方，此配方容纳水量大，效率高。但需注意二氧六环易形成过氧化物，会导致化学发光的进行，所以应在避光条件下储存，或者在储存期间加入锌粒或其他抗氧化剂以清除过氧化物。

2）非均相样品的制备

A. 乳状液计数：表面活化合物Triton X-100是广泛应用的乳化剂，其化学结构式：它的亲水端吸引水和其他极性分子，疏水端吸引甲苯等非极性分子。乳状液的物理性质随着水分的增加而改变。当甲苯闪烁液与Triton X-100按2：1（V/V）组成配方时，样品水分在15%以下的乳状液是透明的，随着水分的增加，就会出现两个不同的相，分相的乳状液不稳定，不能用于测量。水分继续增加，就形成稳定的乳状液，此时液体是透明的或不透明的。乳状液的分相与温度有关，在温度由17℃开始下降时，计数效率线性地增加约10%，到4℃之间为最大值，温度再低，计数效率不再增加。通常把乳状液首先加热到40℃，然后在无振荡的情况下冷却，在4℃保持2~4小时。溶质在有机相和水相之间的不同分布是决定乳状测量计数效率的关键，乳状液测量的效率有时会比均相测量更高，这是因为淬灭物质主要保留在水相中而不影响在有机相中发生的能量转移过程。在均相溶液中，系统中所有的成分都密切地相互接触，所以任何一个淬灭作用都能表现出来。

B. 悬浮液测量：对于在甲苯等基础的闪烁液中溶解度极低的无机盐等样品，可采用凝胶技术制成悬浮测量液。样品经初步处理后，制成相同大小的颗粒，然后在含有凝胶剂的系统中做成悬浮液。对于悬浮液的测量，下列要求是必需的：

Ⅰ．固体物质要很好地被粉碎，并要求是白色或无色的均匀粉状颗粒，以避免光的吸收。

Ⅱ．要求样品确实不溶于闪烁液，否则溶解的与不溶解的部分有不同的计数效率，造成计数不稳定，结果不易重复。悬浮液测量的优点是样品不溶解在溶剂中，所以样品淬灭作用极小。在悬浮测量中作为聚胶剂的物质有硬脂酸铝、蓖麻油的衍生物及二氧化硅的细颗粒（Cab-o-sil）。含 3.5%～4.0%的 Cab-o-sil 的悬浮液，可以得到很高的计数效率，Cab-o-sil 还可以减少计数瓶壁对放射性的吸附作用。一般制样时，往往先加 Cab-o-sil，再加入放射性样品，使放射性更多地吸附在悬浮颗粒上而提高计数效率。悬浮液测量法除应用于固体无机盐的测定外，也可用于水溶液和组织匀浆，还可用来测量薄层层析的放射性，应用时只要将层析物粉碎，简单地与凝胶混合即可。如果待测物能部分地从层析支持物上被洗脱而溶于闪烁液，则此法不可使用。

C．支持物测量：与悬浮液测量相似，凡不溶于闪烁液的样品，可将它放置在支持物上再浸入闪烁液中进行计数。支持物的种类很多，如纸条、滤纸、玻璃纤维滤纸及醋酸纤维素膜片等。支持物在计数瓶内的位置对计数有直接影响，通常都采用平放瓶底测量，且膜片不超出闪烁液面，保持支持物和测量杯的干燥，都能获得较高的计数效率和测量重复性。支持物测量除淬灭作用小外，还有一个突出的优越性，即一次测量可以检测较多的样品。因在同一测量瓶内，随膜片叠加数目的增加（10片之内），计数率线性增加而计数效率保持不变，这对于放射性水平低的含水样品测量非常适用。

在上述几种支持物中，醋酸纤维素薄膜、玻璃纤维滤纸的效果优于普通滤纸，因为普通滤纸对光子传播几乎是不透明的，所以计数效率很低。

5. 液体闪烁计数中的淬灭作用 放射能量在测量瓶内的传递和转换过程越顺利，测量效率越高。但事实上，影响能量传递过程顺序进行的因素很多，它的每一环节都存在着对能量的争夺过程，使得放射能减少，甚至发生能量传递的中断，导致测量效率下降，这种现象称为液体闪烁计数的淬灭。造成淬灭的因素很多，按淬灭性质归纳起来，有下列三种类型。

（1）化学淬灭：化学淬灭的产生，是由于被放射能激发的少量溶剂分子在分子运动中，与非激发的杂质、溶剂、溶质分子碰撞而将激发能以热能形式消耗。化学淬灭的严重程度取决于淬灭物质的化学结构和浓度。

（2）颜色淬灭：由于颜色对光量子的吸收作用，使得带颜色的闪烁液削弱了光子的亮度，也缩短了光量子的自由程，导致到达光阴极的光子数减少，造成计数效率下降。不同的颜色，淬灭作用程度不同，闪烁液荧光波长接近于紫外光，所以颜色淬灭程度的顺序为：蓝色＞黄色＞红色。一些生物样品，如血、尿等在制样过程中，要进行脱色处理，如果支持物测量中，滤膜干燥时被烤黄，也会造成计数效率的严重下降。

（3）光子淬灭（又称局部淬灭）：在非均相测量中，由于样品本身的自吸收而使 β 射线能量在没有传递给溶剂分子之前就被消耗掉了，这种淬灭在均相测定中，因样品处理不好也会发生，称为光子淬灭。前已述及，不同能量的放射性核素，在液体闪烁计数时，闪烁体给出的光子数不同，产生的电脉冲高度亦不同。

（二）尿钚检测

^{239}钚属极高放射毒性和易转移性核素，通常经呼吸道、伤口和皮肤等途径进入人体。一旦吸入含钚气溶胶，钚将在体内迅速转移，聚集在骨骼和肝脏等重要部位，并衰变释放α射线，对人体造成严重伤害，因而 ^{239}钚的辐射防护监测是一项重要工作。

根据 GB18871-2002 附录 B《剂量限值和表面污染控制水平》的推荐，人体内钚的最大允许积存量为 $1.48×10^3$Bq。对尿液中钚的含量进行分析是对钚操作者内照射剂量估算的主要手段，尿中钚含量一般为 10^{-3}Bq 或更低水平。对尿中钚含量的测定通常采用共沉淀、HNO_3-H_2O_2、湿式灰化、阴离子交换以及溶剂萃取或萃取色层纯化钚后电沉积制源，在低本底α测量仪或α谱仪上进行测量。

二、染色体核型分析

染色体组型（核型）是指生物体细胞所有可测定的染色体表型特征的总称。包括：染色体的总数，染色体组的数目，组内染色体基数，每条染色体的形态、长度、着丝粒的位置，随体或次缢痕等。染色体组型是物种特有的染色体信息之一，具有很高的稳定性和再现性。组型分析除能进行染色体分组外，还能对染色体的各种特征做出定量和定性的描述，是研究染色体的基本手段之一。利用这一方法可以鉴别染色体结构变异、染色体数目变异，同时也是研究物种的起源、遗传与进化、细胞遗传学、现代分类学的重要手段。

人类的单倍体染色体组（$n=23$）上有 30 000～40 000 个结构基因。平均每条染色体上有上千个基因。各染色体上的基因都有严格的排列顺序，各基因间的毗邻关系也是较为恒定的。人类的 24 种染色体形成了 24 个基因连锁群，所以染色体上发生任何数目异常甚至是微小结构变异，都必将导致许多或某些基因的增加或减少，从而产生临床效应。染色体异常常表现为具有多种畸形的综合征，称为染色体综合征。染色体病的检查、诊断已经成为临床实验室检查的重要内容。

外周血中小淋巴细胞几乎都处在细胞增殖周期的 G_1 期或 G_0 期（不同于体外培养的体细胞），一般条件下是不会再分裂的。在培养物中加入适量的植物血凝素（PHA），在 37℃下，经 52～72 小时的培养，淋巴细胞开始转化，进入细胞增殖周期，此时可获得大量的有丝分裂的细胞。再经过秋水仙碱处理，低渗、固定，即可在显微镜下观察到良好的中期染色体分裂象。电离辐射、化学有害物质作用于机体或体外细胞，均可引起细胞染色体的损伤，且与剂量（浓度）呈良好的线性关系。

（一）实验原理

染色体是在显微镜下可见细胞有丝分裂过程中出现的结构。因此，必须获得染色体标本才能进行检查分析。通常情况下，都是利用外周血淋巴细胞进行核型分析。正常情况下，人体外周血淋巴细胞不再分裂，但 PHA 可刺激血中的淋巴细胞转化成淋巴母细胞，使其恢复增殖能力。因此，可采取少量外周静脉血，做短期培养，培养至 72 小时细胞进入增殖旺盛期，此时加入秋水仙碱抑制细胞分裂，使细胞分裂停止在中期以获得足够的分裂期细胞，经低渗、固定、制片、染色后镜下观察进行核型分析。上述制备的染色体标本经胰蛋白酶消化、吉姆萨染色后，可在染色体纵轴上显示出着色深浅相间的横纹——带，表明每条染色体的特征。

（二）实验步骤

1. 采血及接种培养

（1）在酒精灯火焰上，用灭菌注射器（一次性注射器）抽取肝素 0.2ml，使肝素湿润至管壁。

（2）常规消毒后，采集外周静脉血 5ml，转动注射器使血液与肝素混匀。

（3）在超净工作台中，预先将 RPMI 1640 液体培养基（5ml，含 60mg/mlPHA、10% 小牛血清）加入消毒好的小培养瓶中，再滴加 25 滴全血（6 号针头），水平摇动混匀。

（4）置 37℃恒温培养箱中培养 72 小时。培养过程中每天水平摇动培养物 1~2 次，使血液均匀悬浮，再继续培养。

（5）终止培养前 2~4 小时，加入秋水仙碱，使终浓度达到 0.2μg/ml。轻轻摇动培养瓶，使秋水仙碱混匀。继续培养至 72 小时。

2. 制片

（1）收集细胞时，去掉瓶塞，用乳头吸管吸取培养液，充分混匀培养物，再将全部培养物吸入刻度离心管中。

（2）1000r/min 离心 8 分钟（注意先配平）。

（3）弃上清液，加入 37℃预温的 0.075mol/L KCl 溶液 8ml，用吸管轻轻吹打细胞团混匀后，置 37℃恒温培养箱低渗处理 25 分钟。

（4）加入 1ml 新配制的固定剂（甲醇：冰醋酸=3：1），用吸管小心吹打、混匀，1000r/min 离心 8 分钟。

（5）弃上清液，加入 8ml 固定剂，吹打细胞团制成细胞悬液后，室温下固定 20 分钟。

（6）1000r/min 离心 8 分钟。

（7）弃上清液，重复固定一次。

（8）弃上清液，根据细胞数量的多少适当加入数滴新配制的固定剂，吹打细胞制成悬液。

（9）吸取少量细胞悬液，滴 2~3 滴于冰水浸泡过的载玻片上，吹散，气干。

（10）将标本置吉姆萨染液中，染色 8 分钟，水洗去浮色，气干。

（11）显微镜下观察染色体标本分裂象的多少及分散情况。

3. G 显带染色体标本制备

（1）常规制片后，将标本置 70℃烤箱中干烤 2 小时，自然冷却。

（2）取 2.5%胰酶溶液 5ml，加入染色缸中，加入 45ml 生理盐水，用 1mol/L HCl 或 1mol/L NaOH 及酚红调节胰酶溶液成紫红色（pH 6.8~7.2），置 37℃预温。

（3）将玻片标本放入胰酶溶液中处理 25~45 秒，不断轻轻摇动玻片，使胰酶作用均匀。随着处理标本数量增加，胰酶逐渐消耗，胰酶作用时间逐渐延长。

（4）取出染色体玻片标本，置于 37℃预温的生理盐水中，然后用蒸馏水冲洗玻片（或轻甩，除去多余的胰酶）。

（5）将玻片标本放入 37℃预温的吉姆萨染液中，染色 5～10 分钟。
（6）自来水冲洗，气干。
（7）显微镜观察。

4. 实验结果与分析

（1）常规染色体核型分析：根据染色体的形态、大小及着丝粒的位置，将染色体分为 A～G 7 组。

（2）G 显带染色体标本分析：G 带显示的正常人显带核型特征如下。

1）A 组染色体：包括 1～3 号染色体。长度最长，1 号和 3 号染色体为中央着丝粒染色体，2 号染色体为亚中央着丝粒染色体。

1 号染色体：短臂在 320 条带左右的分裂象上，近侧段有 2 条深带，第 2 条深带稍宽；在处理好的标本上，远侧段可显出 34 条浅染的深带。此臂分为 3 个区，近侧的第 1 深带为 2 区 1 带，第 2 深带为 3 区 1 带。长臂的副缢痕紧贴着丝粒，染色深浅不一，其远侧为一宽的浅带，近中段与远侧段各有 2 条深带，中段两条深带稍靠近，其中第 2 条染色较浓。此臂分为 4 个区，副缢痕远侧的浅带为 2 区 1 带，中段第 2 深带为 3 区 1 带，远侧段第 1 深带为 4 区 1 带。

2 号染色体：短臂可见 4 条深带，中段的 2 条深带较靠近。此臂分为 2 个区，中段 2 条深带之间的浅带为 2 区 1 带。长臂有 7 条深带，第 3 和第 4 深带有时融合。此臂分为 3 个区，第 2 和第 3 深带之间的浅带为 2 区 1 带，第 4 和第 5 深带之间的浅带为 3 区 1 带。

3 号染色体：着丝粒区浓染。短臂：在近侧段可见 1 条较宽的深带，远侧段可见 2 条深带，其中远侧的一条较窄，且着色较浅，这是区别 3 号染色体短臂的重要特征。近侧段的深带可分为 2 条深带。此臂分 2 个区，中段浅带为 2 区 1 带。长臂一般在近侧和远侧段各有 1 条较宽的深带。在显带好的标本上，近侧段的深带可分为 2 条深带，远侧段的深带可分为 3 条深带。此臂分为 2 个区，中段浅带为 2 区 1 带。

2）B 组染色体：包括 4～5 号染色体，长度次于 A 组；亚中央着丝粒染色体，短臂较短。

4 号染色体：短臂可见 2 条深带，近侧深带染色较浅，短臂只有 1 个区。长臂可见均匀分布的 4 条深带，在显带较好的标本上，远侧段的 2 条深带可各自再分为 2 条较宽的深带。此臂分为 3 个区，近侧段第 1 和第 2 深带之间的浅带为 2 区 1 带，远侧段的 2 条深带之间的浅带为 3 区 1 带。

5 号染色体：短臂可见 2 条深带，其中远侧的深带宽且色浓，短臂只有 1 个区。长臂近侧段有 2 条深带，染色较浅，有时不明显；中段可见 3 条深带，染色较深，有时融合成一条宽的深带；远侧段可见 2 条深带，近末端的一条着色较浓。此臂可分为 3 个区，中段第 2 深带为 2 区 1 带，中段深带与远侧段深带之间的宽阔的浅带为 3 区 1 带。

3）C 组染色体：包括 6～12 号和 X 染色体，中等长度，亚中央着丝粒染色体。

6 号染色体：短臂中段有 1 条明显而宽阔的浅带，其中近侧段和远侧段各有 1 条深带，近侧深带紧贴着丝粒；在显带较好的标本上，远侧段的深带又可分为 2 条深带。此臂分为 2 个区，中段的明显而宽阔的浅带为 2 区 1 带。长臂可见 5 条深带，其中近侧的一条紧贴着丝粒，远侧段末端的一条深带着色较浅。此臂分为 2 个区，第 2 和第 3 深带之间的浅带为 2 区 1 带。

7号染色体：着丝粒浓染。短臂有 3 条深带，中段深带着色较淡，有时不明显；远侧深带着色浓宽，状如"瓶盖"。此臂分为 2 个区，远侧段的浅带为 2 区 1 带。长臂有 3 条明显的深带，远侧近末端的一条深带着色较淡，第 2 和第 3 深带稍接近。此臂分为 3 个区，近侧第 1 深带为 2 区 2 带，中段的第 2 深带为 3 区 1 带。

8号染色体：短臂有 2 条深带，中段有 1 条较明显的浅带，这是与 10 号染色体相区分的主要特征。此臂分为 2 个区，中段的浅带为 2 区 1 带。长臂可见 3 条分界不明显的深带，远侧段的深带着色较浓。此臂分为 2 个区，中段的深带为 2 区 1 带。

9号染色体：着丝粒浓染。短臂近侧段和中段各有 1 条带，在显带较好的标本上，中段可见 2 条窄的深带，此臂分为 2 个区，中段的深带为 2 区 1 带。长臂可见明显的 2 条深带，副缢痕一般不着色，在有些标本上显现出特有的狭长的颈部区。此臂分为 3 个区，近侧的一条深带为 2 区 1 带，远侧的一条深带为 3 区 2 带。

10号染色体：着丝粒浓染。短臂近侧段和中段各有 1 条深带，在有些标本的中段可见 2 条深带，但与 8 号染色体短臂比较，其深带的分界不够清晰。此臂只有 1 个区。长臂可见明显的 3 条带，近侧的深带较明显，远侧的 2 条深带较靠近，这是与 8 号染色体相鉴别的主要特征。此臂分为 2 个区，近侧段的一条深带为 2 区 1 带。

11号染色体：短臂近中段可见 2 条靠得很近的较窄的深带，在显带较差的标本上，只能看见 1 条宽带。此臂只有 1 个区。长臂近侧有 1 条深带，紧贴着丝粒；远侧段可见 1 条明显的较宽的深带，这条深带与近侧的深带之间是一条宽阔的浅带，这是与 12 号染色体相鉴别的一个明显特征；在显带较好的标本上，远侧段的深带可分为 2 条较窄的深带，两深带之间有 1 条很窄的浅带，一般极难辨认，但它是一个分区的界标，在有些标本上近末端处还可见 1 条窄的淡色的深带。此臂分为 2 个区，上述远侧两条深带之间的浅带为 2 区 1 带。

12号染色体：短臂中段可见 1 条深带。此臂只有 1 个区。长臂近侧有 1 条深带，紧贴着丝粒；中段有 1 条宽的深带，这条深带与近侧深带之间有 1 条明显的浅带，但与 11 号染色体相比这条浅带较窄，这是鉴别 11 号与 12 号染色体的一个主要特征；在显带好的标本上，中段较宽的深带可分为 3 条深带，其正中的一条着色较浓；在有些标本上，远侧段的近端还可见 1~2 条染色较淡的深带。此臂分为 2 个区，中段正中的深带为 2 区 1 带。

X染色体：其长度介于 7 号和 8 号染色体之间。短臂中段有 1 条明显的深带，如竹节状。在有些标本上，远侧段还可见 1 条窄的、着色淡的深带。此臂分为 2 个区，中段的深带为 2 区 1 带。长臂可见 4~5 条深带，近中部的一条深带最明显。此臂分为 2 个区，近中段的深带为 2 区 1 带。

4) D组染色体：包括 13~15 号染色体，具有近端着丝粒和随体。

13号染色体：着丝粒浓染。长臂可见 4 条深带，第 1 和第 4 带较窄，染色较淡。第 2 和第 3 深带较宽，染色较浓。此臂分为 3 个区，第 2 深带为 2 区 1 带，第 3 深带为 3 区 1 带。

14号染色体：着丝粒浓染。长臂近侧和远侧各有 1 条明显的深带，在处理好的标本上，中段尚可见 1 条较浅的深带。此臂分为 3 个区，近侧深带为 2 区 1 带，远侧深带为 3 区 1 带。

15号染色体：着丝粒浓染。长臂中段有 1 条明显的深带，染色较浓，有的标本上，近侧段可见 1~2 条淡染的深带。此臂分为 2 个区，中段深带为 2 区 1 带。

5) E组染色体：包括 16~18 号染色体，16 号染色体着丝粒在 3/8 处，17 号和 18 号染色体着丝粒约在 1/4 处。

16 号染色体：短臂中段有 1 条深带，在染色较好的标本上可见 2 条深带。此臂只有 1 个区。长臂中段和远侧段各有 1 条深带，有时远侧段的一条不明显，副缢痕着色浓。此臂分为 2 个区，中段深带为 2 区 1 带。

17 号染色体：短臂有 1 条深带，紧贴着丝粒。此臂只有 1 个区。长臂远侧段可见 1 条深带，这条带与着丝粒之间为一明显而宽的浅带。此臂分为 2 个区，这条明显而宽的浅带为 2 区 1 带。

18 号染色体：短臂有一条窄的深带。此臂只有 1 个区。长臂近侧和远侧各有一条明显的深带。此臂分为 2 个区，两深带之间的浅带为 2 区 1 带。

6）F 组染色体：包括 19 号和 20 号染色体，中央着丝粒染色体。

19 号染色体：着丝粒及周围为深带，其余为浅带。短臂和长臂均只有 1 个区。

20 号染色体：着丝粒区浓染。短臂有 1 条明显的深带。此臂只有 1 个区。长臂在中段和远侧段可见 1~2 条染色较浅的深带，有时全为浅带。此臂只有 1 个区。

7）G 组染色体：包括 21 号、22 号和 Y 染色体，是染色体组中最小的、具近端着丝粒的染色体。21 号和 22 号染色体具有随体。

21 号染色体：着丝粒区着色浅。与 22 号染色体相比，其长度比 22 号短。其长臂近侧有一明显而宽的深带。此臂分为 2 个区，其深带为 2 区 1 带。

22 号染色体：着丝粒区染色浓。与 21 号染色体相比，其长度比 21 号长。在长臂上可见 2 条深带，近侧段的一条着色较浓而且紧贴着丝粒，近中段的一条着色浅，在有的标本上不显现。此臂只有 1 个区。

Y 染色体：长度变化较大，有时整个长臂被染色成深带。在染色较好的标本上，可见 2 条深带。此臂只有 1 个区。

5. 注意的问题

（1）采血时不要加入太多的肝素，因为肝素含量过多时往往抑制淋巴细胞的转化。

（2）培养过程中培养液逐渐变为黄色，说明 pH 发生了较大变化，将不利于细胞生长，此时可加入适量灭菌的 1.4% $NaHCO_3$ 溶液调整，或再加入 2~3ml 培养液来校正。

（3）培养失败的原因一般有以下几种：①培养瓶及器材洗涤不符合要求；②配制溶液的双蒸水不符合要求；③PHA 和培养液的质量有问题，或培养液 pH 不符合要求；④无菌操作不符合要求，发生污染；⑤淋巴细胞对 PHA 反应降低，致分裂象太少。

（4）标本质量不佳的原因：①秋水仙碱处理不当。如秋水仙碱的浓度不够或处理时间不足，结果使分裂象太少；如浓度过高或处理时间过长，则使染色体过于缩短，难以进行分析。②低渗处理不当。低渗处理时间过长时，细胞膜往往过早破裂，染色体丢失；如果低渗处理不够，则染色体分散不佳，难以进行计数分析。③离心速度不合适。收集细胞时离心的速度太低易丢失细胞，如果低渗后离心速度过高，往往使分裂象过早破裂，完整的分裂象减少。④标本固定不充分。如固定液不新鲜，或甲醇、冰醋酸的质量不佳，结果使染色体模糊，或残留胞质痕迹，使背景不清。⑤玻片去污不彻底。冷冻不够，使细胞悬液不能均匀附着，以致细胞大量丢失，或染色体分散不佳。

（5）制备 G 显带染色体标本时，要严格控制胰酶消化时间，时间不足显不出带纹；时间过长，使染色体不规则或形成空泡状。

三、氧化应激检测

氧化应激是指机体在遭受各种有害刺激时，体内高活性分子如活性氧自由基（reactive oxygen species，ROS）和活性氮自由基（reactive nitrogen species，RNS）产生过多，氧化程度超出氧化物的清除速度，氧化系统和抗氧化系统失衡，从而导致组织损伤。在氧化应激过程中，由于受到自由基的氧化胁迫，构成组织细胞的各种物质如脂质、糖类、蛋白质、脱氧核糖核酸（DNA）等所有的大分子物质，都会发生各种程度的氧化反应，引起变性、交联、断裂等氧化损伤，进而导致细胞结构和功能的破坏以及机体组织的损伤和器官的病变甚至癌变等。

氧化应激的定量评价方法大致分三类：①测定由活性氧修饰的化合物；②测定活性氧消除系统酶和抗氧化物质的量；③测定含有转录因子的氧化应激指示物。根据氧化应激的物质种类，又可分为蛋白质氧化损伤标志物检测、脂质过氧化标志物检测、核酸 DNA/RNA 损伤检测及活性氧消除系统酶和抗氧化物质检测等。

美国著名细胞产品公司 Cell Biolabs 可提供完备的细胞氧化应激分析解决方案，其产品包含蛋白质羰基化、硝基化损伤及晚期氧化蛋白产物（AOPP）分析，脂质过氧化的标志物 4-羟基壬烯醛（HNE）和丙二醛（MDA）及 8-异前列腺素 F2α 快速检测试剂盒，核酸 DNA/RNA 的常规损伤分析如 8-OHdG/8-OHG 和 AP 位点检测，还包括细胞水平的彗星分析和 DNA 双链断裂分析试剂盒。除此之外，还有多种抗氧化物的活性检测方案，如过氧化物歧化酶（SOD）、过氧化氢酶（CAT）及 ORAC 指标（氧基抗氧化能力）和 HORAC 指标（羟基抗氧化能力）等。

在氧化应激过程中，自由基对蛋白质的作用包括蛋白质肽链断裂、蛋白质分子相互间交联聚合、蛋白质氨基酸发生氧化脱氨反应、氧自由基攻击蛋白质还原性基团、脂类氧化裂解所产生的丙二醛与蛋白质上的氨基产生分子间的交联等。目前对于蛋白质氧化损伤的检测指标主要有两个，分别是蛋白质羰基生成（羰基化）和二酪氨酸的生成（蛋白质中酪氨酸硝基化）。

Cell Biolabs 还可提供完整的蛋白质氧化损伤检测方案，其 OxiSelect™ Protein Carbonyl Assay Kits（蛋白质羰基化分析试剂盒）专门用于快速检测蛋白质发生氧化应激后，其羰基化程度。OxiSelect™ Protein Nitration（Nitrotyrosine）Assay Kits（蛋白质硝基化分析试剂盒）为检测细胞内蛋白质是否发生硝基化反应提供了便捷的解决方案；而 OxiSelect™ AOPP Assay Kits（晚期氧化蛋白产物分析试剂盒）则能快速地检测蛋白质氧化后的损伤后果。

脂质过氧化现象在动物和植物中都会发生，并且已经被用作细胞和组织氧化应激的反应标志物。脂质过氧化为活性氧（ROS）与生物膜的磷脂、酶和膜受体相关的多不饱和脂肪酸的侧链及核酸等大分子物质起脂质过氧化反应，形成脂质过氧化产物如 MDA 和 HNE，从而使细胞膜的流动性和通透性发生改变，最终导致细胞结构和功能的改变。HNE 和 MDA 是两个强毒力的脂质过氧化终产物，常常作为判断脂质过氧化的指标。

ROS 自由基可以直接攻击生物大分子 DNA/RNA 诱发 DNA/RNA 氧化损伤。在各种氧化损伤中，以鸟嘌呤 8 位碳原子氧化后形成 8-羟基-[脱氧]鸟嘌呤（8-OHdG/8-OHG）最为常见。还有一些嘌呤或者嘧啶碱基直接脱去的反应，这样也就形成了核酸中无嘌呤（apurinic）和脱嘧啶（apyrimidinic）位点，统简称 AP 位点。除了上述氧化损伤外，DNA

双链断裂（DSBs）是细胞内多种类型的 DNA 损伤中最危险、最严重的一种。

需氧细胞在代谢过程中产生一系列 ROS，细胞内存在各种活性酶及抗氧化剂以维持氧化和抗氧化的平衡，这其中多种氧自由基酶类发挥了重要的作用。过氧化物歧化酶（SOD）主要存在于胞液和线粒体基质中，是防御生物体氧化损伤的一种十分重要的酶。它的作用底物是超氧阴离子自由基，可将其催化歧化为氧气和过氧化氢。过氧化氢酶（CAT）是过氧化物酶体的标志酶，存在于红细胞及某些组织内的过氧化体中，它的主要作用就是催化 H_2O_2 分解为 H_2O 与 O_2，使得 H_2O_2 不至与 O_2 在铁螯合物作用下反应生成非常有害的—OH。

四、免疫功能检测

（一）T 细胞免疫检测

T 淋巴细胞是机体极其重要的一群免疫细胞，在发育的不同阶段，其表面标志的种类与数目有所不同。因此，T 淋巴细胞表面标志的检测可用于 T 淋巴细胞的计数。T 淋巴细胞亚群的分类以及判定 T 淋巴细胞的活化程度，是机体细胞免疫功能的一项重要指标，对多种疾病的辅助诊断及发病机制研究具有重要的价值。

T 细胞膜表面有 100 多种特异性抗原，现已制备了多种单克隆抗体，1986 年 WHO 统称其为白细胞分化抗原（CD）。例如，CD3 代表总 T 细胞，CD4 代表 T 辅助细胞（TH），CD8 代表 T 抑制细胞（TS）等。应用这些细胞的单克隆抗体与 T 细胞表面抗原结合后，再与荧光标记二抗（兔或羊抗鼠 IgG）反应，在荧光显微镜下或流式细胞仪中计数 CD 的百分率。

（二）B 细胞免疫检测

B 淋巴细胞由骨髓中淋巴样前体细胞分化而来，是体内唯一能产生抗体的细胞。B 细胞表面存在多种 CD 抗原，随 B 细胞分化发育阶段的不同而不同。CD19 为全部 B 细胞共有的表面标志，B 细胞活化后不消失，因此是最重要的 B 细胞标记分子；CD20 在 B 细胞激活后逐渐丢失；CD21 分子则有两种不同的受体功能，其一为 CD3 受体，其二为 EB 病毒受体；而 CD22 分子则只存在于成熟的 B 细胞中。

五、自身免疫检测

（一）抗核抗体检测

抗核抗体（antinuclear antibody，ANA）是一组将自身真核细胞的各种细胞核成分作为靶抗原的自身抗体的总称。ANA 的性质主要是 IgG，也有 IgM、IgA 和 IgD，其无器官和种属特异性，故该类抗体可与所有动物的细胞核发生反应。迄今已有二十余种抗核内不同成分的抗核抗体被相继发现。ANA 主要存在于血清中，也可存在于胸腔积液、关节滑膜液和尿液中。

抗双链 DNA 抗体（抗 dsDNA 抗体）的靶抗原是细胞核中 DNA 的双螺旋结构，识别成双碱基对的 DNA，同时可与天然或单链 DNA 反应。抗 dsDNA 抗体阳性见于活动期系统性红斑狼疮（SLE）。本试验特异性较高，达 95%，但敏感性较低。抗 dsDNA 抗体的检测对于 SLE 的诊断和治疗监控极为重要，是 SLE 诊断标准之一，也是迄今为止参与 SLE 发病机制。唯一一种自身抗体。该抗体与以核小体形式存在的胞外 DNA 形成免疫复合物，沉积于毛细血管导致器官损伤。该抗体极少出现于药物诱导性 SLE、类风湿关节炎、原发性干燥综合征中。

（二）可提取性核抗原性多肽抗体谱测定

可提取核抗原（extractable nuclear antigens，ENA）可用盐水或磷酸盐缓冲液从细胞核中提取出来。ENA 属非组蛋白的核蛋白，为酸性蛋白抗原，是由许多小分子 RNA（100～215 个核苷酸）与各自对应的特定蛋白质组成的核糖核蛋白颗粒，该组成使其各自的抗原性得以增强，分子中不含 DNA。不同特性的抗 ENA 抗体在各种自身免疫性疾病中的阳性率有明显差异，有些有很高的特异性。对其进一步检测，在协助诊断和鉴别诊断自身免疫性疾病方面具有重要的临床意义。

（1）抗 Sm 抗体测定：抗 Sm 抗体即抗 Smith 抗体。该抗体可识别所有 snRNP 核心蛋白 A～G，但用免疫印迹法主要识别 B（28 000）、B′（29 000）、D（16 000）多肽。为 SLE 所特有。

（2）抗组蛋白抗体测定：组蛋白是一种与 DNA 结合的富含赖氨酸与精氨酸的碱性蛋白，由 H_1、H_2A、H_2B、H_3、H_4、H_5、$[H_2A-H_2B]$-DNA 二聚体构成，常以四聚体形式存在组成核小体，缺乏种属特异性和脏器特异性。相应抗体称抗组蛋白抗体（anti-histonic antibody，AHA）。

（3）抗 Scl-70 抗体测定：抗 Scl-70 抗体识别的抗原是 DNA 拓扑异构酶 I，该酶参与超螺旋 DNA 的解螺旋，位于核仁和核仁组织区。其靶抗原为相对分子质量 70 000 的碱性蛋白质。

（4）抗 Jo-1 抗体测定：抗 Jo-1 抗体靶抗原是组氨酰-tRNA 合成酶。其生理功能是催化 tRNA 接上组氨酸。Jo-1 抗体主要是 IgG1 型抗体。该抗体的同义词有抗合成酶抗体、抗组氨酰-tRNA 合成酶抗体、抗 PL-1 抗体。

（5）抗 SSA/Ro 抗体测定：在干燥综合征患者体内有 3 种不同的自身抗体，分别被命名为 SSA、SSB、SSC，前两者仅见于原发性干燥综合征，后者见于伴类风湿关节炎的继发性干燥综合征中。SSC 后来又被命名为 RANA（类风湿关节炎核抗原），这种抗体是识别经 EB 病毒感染后的细胞的核抗原。四种小分子 RNA（Hyl、Hy2、Hy3、Hy5）相关的 2 种蛋白，60 000Da SSA/Ro 和 52 000Da SSA/Ro 是 SSA 抗体的靶分子。

（6）抗 SSB 抗体测定：抗 SSB 抗体也称抗 La 抗体、抗 Ha 抗体。此抗体的对应抗原是 RNA-蛋白复合体，只存在于核中。抗体所结合的 RNA 种类比其他核抗原多，包括 4.5S RNA、核糖体 5S RNA、tRNAs 前体、来自病毒的 RNA（腺病毒 VAI RNA，EB 病毒的 EBER RNA）等。抗 SSB/La 抗体的靶抗原是 48 000Da 的 SSB/La。SSB 抗原的生物学作用可能与 RNA 多聚酶Ⅲ有密切关系。

（7）抗 RNP 抗体测定：核糖核蛋白（ribonucleoprotein，RNP），又称 U1-RNP，其参与细胞内 mRNA 前体的剪切过程。经免疫沉淀法提示抗 RNP 抗体仅与 U1-RNP 反应，免疫印迹法则提示该抗体可识别 70 000，A（33 000）及 C（20 000）多肽。后来认为该抗体与富含尿苷的 RNP 反应。

（三）抗心肌抗体检测

抗心肌抗体（myocardial antibody）的自身抗原包括线粒体内膜上的腺苷酸转移蛋白、心肌肌浆蛋白、原肌球蛋白（可能与 A 组链球菌 M 蛋白交叉反应）和热休克蛋白。

（四）抗心磷脂抗体检测

各种带负电荷的磷脂是细胞膜的主要构成成分，其中心磷脂最为重要。抗心磷脂抗体（ACA）是以心磷脂为靶抗原的一种自身抗体，能干扰磷脂依赖的凝血过程，抑制内皮细胞释放前列腺素。与凝血系统改变、血栓形成、血小板减少等密切相关，并与疾病的发生机制也有关联。

（五）抗线粒体抗体检测

抗线粒体抗体（anti-mitochondrial antibody，AMA）是一组以线粒体内膜和外膜蛋白为靶抗原、具有非器官特异性和非种属特异性特点的自身抗体。该抗体主要是 IgG。不同组织线粒体膜上靶抗原不同，至今，已发现 9 种 AMA（AMA $M_1 \sim M_9$）。线粒体存在于全身各组织的细胞中，但以远曲肾小管最为丰富，故检测 AMA 所用的抗原基质多选用肾髓质。

（六）甲状腺球蛋白抗体检测

甲状腺球蛋白（thyroglobulin，TG）是由甲状腺滤泡细胞合成的一种糖蛋白，血清抗 TG 抗体（TGA）是诊断甲状腺自身免疫病的一个特异性指标。

（七）抗胰岛素抗体检测

抗胰岛细胞抗体（islet cell antibody，ICA）的靶抗原包括唾液神经节苷脂、胰岛素、谷氨酸脱羧酶（GAD）、37 000～40 000 Da 的类胰酶片段和神经内分泌细胞颗粒中的 38000、52000 蛋白。上述中的三种抗原（胰岛素、GAD 和 38000 蛋白）能引起 T 细胞反应，在疾病的发病中有一定的意义。

（八）类风湿因子检测

类风湿因子（rheumatoid factor，RF）是一种抗人或动物 IgG 分子 Fc 片段抗原决定簇的抗体，是以变性 IgG 为靶抗原的自身抗体。RA 患者体内有产生 RF 的 B 细胞克隆，在变性 IgG 或 EB 病毒的直接作用下可大量合成 RF。RF 主要为 19S 的 IgM，也有 7S 的 IgG 和 IgA，它与天然 IgG 结合的能力较差，最易与人和动物的变性 IgG 或免疫复合物中的 IgG 结合。RF 与体内变性的 IgG 结合形成免疫复合物后可活化补体，或被吞噬细胞吞噬。由吞噬细胞释放的溶酶体酶、活化肽、胶原酶、前列腺素 E2 等物质，在细胞因子和炎性黏附分子的参与下，致组织炎性损伤，可使患者发生骨关节炎及血管炎。常见的 RF 有 IgM 型、IgG 型、IgA 型和 IgE 型，IgM 型 RF 被认为是 RF 的主要类型，也是临床免疫检验中常规方法所测定的类型。

六、内分泌功能检测

内分泌系统（endocrine system）由内分泌腺（如垂体、甲状腺、甲状旁腺、肾上腺、性腺等）和散在于某些组织器官（如胃肠道、心脏、肺、肾、血管等）中的内分泌细胞组成。内分泌系统对维持机体基本生命活动及各种功能活动发挥调节作用。内分泌腺和散在的内分泌细胞分泌高效能的生物活性物质——激素（hormone）。激素的种类较多，主要有含氮激素（如胰岛素、甲状旁腺激素和腺垂体激素等蛋白质激素；下丘脑调节肽、神经垂体激素和降钙素等肽类激素；甲状腺激素和儿茶酚胺等胺类激素）、类固醇激素（如皮质醇、醛固酮、孕激素、雄激素和雌激素）、固醇类激素（如维生素 D_3 等）、脂肪酸衍生物（如前列腺素）等。激素的重要功能是在细胞和细胞之间传递信息。

（一）甲状腺激素测定

甲状腺激素为甲状腺素（thyroxin，T_4）和三碘甲状腺原氨酸（3,5,3′-triiodothyronine，T_3）的统称。T_4 和 T_3 是由甲状腺滤泡上皮细胞中甲状腺球蛋白上的酪氨酸残基碘化而成。甲状腺的主要产物是 T_4，其产量是 T_3 的 10 倍，大部分的 T_3（约 80%）是由 T_4 在外周组织（特别是肝脏和肾脏）脱碘而成。T_3 的生理学活性是 T_4 的 3~4 倍。另外，T_4 脱碘也可生成反 T_3（rT_3），rT_3 几乎没有生理活性，它是在饥饿和许多非甲状腺疾病时产生。99% 以上的 T_4 和 T_3 在血中同甲状腺结合球蛋白（TBG）和其他血浆蛋白结合，只有游离和非蛋白结合的甲状腺激素具有生理活性。因此，血清甲状腺激素测定包括总 T_4（tT_4）、总 T_3（tT_3）、游离 T_4（fT_4）、游离 T_3（fT_3）、反 T_3（rT_3）的测定。

血清 tT_4、tT_3 的浓度受血中 TBG 水平影响。TBG 浓度分析有助于分析 tT_4、tT_3 的临床意义。TBG 正常者，不同年龄 tT_4、tT_3 水平亦有较大差异。由于 fT_4 和 fT_3 不受其结合蛋白浓度和结合特性变化的影响，因此是反映甲状腺激素活性的更好的指标。

（二）抗利尿激素测定

人体内的抗利尿激素（antidiuretic hormone，ADH）是精氨酸血管加压素（arginine vasopressin，AVP），由神经垂体分泌。血中的 AVP 有明显生理波动，夜间高于白天，半衰期为 10~20 分钟。刺激 AVP 分泌的最主要因素是血液高渗状态、血管内血容量及细胞外液量的减少。AVP 的主要生理作用是促进肾脏远曲小管和集合管对水的重吸收，引起肾脏排水量减少，产生抗利尿作用。

血中的肽酶可水解 AVP，因此 EDTA 血标本应在 4℃ 保存。孕妇血标本还应添加肽酶抑制剂。评价血浆 AVP 应同时测定血浆渗透压。血浆渗透压在 280~290mmol/L 时 AVP 与之呈线性关系。

（三）醛固酮测定

醛固酮（aldosterone，ALD）是肾上腺皮质球状带分泌的一种盐皮质激素，作用于肾脏远曲小管和集合管的上皮细胞，可增加 Na^+ 和水的重吸收，同时增加 K^+ 的排泄，起保钠排钾的作用，是调节水、电解质平衡的主要激素。

血清醛固酮的浓度与体位有关，并有昼夜节律变化，同时受肾素的影响。测定时分别于清晨醒后及醒后 30 分钟取站姿取血两次，同时测定肾素，以评估醛固酮浓度升高有无肾素影响。血清醛固酮浓度的测定方法有放射免疫法、HPLC、GC 等，常用放射免疫法。

（四）尿儿茶酚胺测定

儿茶酚胺是肾上腺髓质的嗜铬细胞合成分泌的肾上腺素（epinephrine，E）、去甲肾上腺素（norepinephrine，NE）、多巴胺（dopamine，DA），其释放受交感神经兴奋控制。NE 和 DA 亦为神经递质，作为激素释放的 E 和 NE 具有交感神经兴奋心血管及促进能量代谢、升高血糖等作用。

（五）雌二醇测定

雌二醇（estradiol，E2）是一种 C18 类固醇激素，是雌激素中的主要成分。它由男性睾丸、女性卵巢和妊娠胎盘产生并释放入血；或由雌激素转化而来。循环中 E2 水平随月经周期而变化。雌激素的主要生理功能是促进卵细胞的生成和发育，维持卵巢和女性性器官的发育和功能，促进女性第二性征的出现。E2 在肝中被灭活变成雌酮（E1）和雌三醇（E3），由尿排出。

（六）睾酮测定

睾酮（testosterone，T）是一种 C19 类固醇激素。在男性，睾酮主要由睾丸间质细胞合成，50%来自肾上腺皮质；在女性，睾酮主要由卵巢和肾上腺皮质分泌的雄烯二酮演化而来。血液中绝大多数的睾酮与性激素或白蛋白结合，游离睾酮仅占 2%。睾酮由肝灭活，主要由尿排出。睾酮的主要生理功能是促进精子的发生和成熟，刺激男性性征的发育，促进蛋白质合成，促进生长。

七、造血功能检测

骨髓是血细胞生成的主要器官，血细胞在骨髓中分化、发育、成熟的过程是连续的。血细胞的生成起源于骨髓的造血多能干细胞（pluripotentstem cell，PSC）。造血多能干细胞是具有高度的自我更新能力和多向分化功能的细胞。在正常的造血微环境中，在多种造血因子的作用下，PSC 首先分化为髓系干细胞和淋巴系干细胞。髓系干细胞分化为红系祖细胞、粒-单系祖细胞、嗜酸粒细胞祖细胞、嗜碱粒细胞祖细胞和巨核系祖细胞；淋巴系干细胞分化为 T 淋巴系和 B 淋巴系祖细胞。造血祖细胞是失去自我更新能力但具有分化为各系原始细胞功能的细胞，各系原始细胞进一步增殖、发育，成为具有各自不同功能的成熟血细胞。

（一）骨髓细胞学（骨髓象）检查程序与内容

1. 取材 通过骨髓穿刺术采集骨髓标本。

（1）取材部位：穿刺的部位有胸骨、棘突、髂后上棘和髂前上棘。细胞学检查以胸骨最佳，其次为棘突、髂骨。因胸骨穿刺术存在气管、胸膜、脏器损伤风险，临床多用髂骨穿刺。但在"干抽"或病变呈向心性时，应行胸骨穿刺术或做骨髓病理检查。"干抽"指在行骨髓穿刺术时，因骨髓腔内细胞数过多或过少造成骨髓腔堵塞或髓腔空虚而抽取不到细胞成分而言。

（2）采集量：吸取骨髓液量一般不超过 0.2ml，采集量＞0.2ml 时会造成混血，引起骨髓稀释而影响骨髓增生程度的判定。特殊需要时（如免疫分型），可用 EDTA-K 抗凝，终浓度为 1.8～2.2mg/ml。

2. 涂片 骨髓细胞学检查时一般推片 3～5 张，可根据细胞化学检查的需要增加。骨髓涂片应头、体、尾分明，便于观察不同类型细胞。涂片后迅速挥干，以免细胞变形。

3. 染色 瑞特染色或瑞特-吉姆萨混合染色（简称瑞-吉染色）。染色时间根据细胞数量、种类和温度而定，细胞数量多、温度低则染色时间长。淋巴细胞较粒细胞易着色。

4. 低倍镜检查

（1）判断骨髓标本的取材、涂片和染色是否满意。骨髓穿刺成功的指征：①镜下见到骨髓内特有细胞如成骨细胞、破骨细胞等；②肉眼观察涂片尾部见到骨髓小粒；③杆状核粒细胞大于分叶核粒细胞；④抽吸骨髓瞬间患者有特殊痛感；

（2）判断骨髓增生程度。

（3）计数全片巨核细胞。

（4）检查有无特殊细胞。

5. 正常骨髓象特点 在骨髓细胞学检查的同时，需要用周围血涂片 2～4 张，染色后进行血细胞形态学检查。符合下列特点时，可视为大致正常血象：①白细胞无明显增减，分类 100 个白细胞未见到有核红细胞；②粒细胞无明显增减、无核左移或核右移、无病理形态改变；③成熟红细胞形态、大小、染色、结构正常；④淋巴细胞无增减，均为成熟淋巴细胞；⑤血小板无明显增减、分布正常、无病理形态改变。

（二）常见血液病的骨髓细胞形态学诊断

贫血时骨髓增生活跃或增生活跃以上的贫血称为增生性贫血，如缺铁性贫血、溶血性贫血、巨幼细胞贫血等；骨髓增生减低或重度减低的贫血称为增生减低性贫血，如急性再生障碍性贫血、骨髓脂肪化、某些感染、药物抑制等贫血。各类贫血骨髓象改变有着各个不同的特点，同时也具有共同的特点。

（三）常用血细胞化学染色

细胞化学染色是在血细胞形态学的基础上，利用化学染色的方法使血细胞内的不同组分出现呈色反应，其结果以定性检测的阳性率或半定量检测的积分值来表示。阳性率表示出现呈色反应细胞所占百分比，代表出现化学反应细胞个数的多少。积分值表示出现呈色反应的程度。反应的程度分 5 级，积分值等于各级阳性反应细胞百分率乘以反应强度级数之和。通过骨髓或血细胞化学染色，有助于判断感染的程度、鉴别类白血病反应与白血病、诊断缺铁性贫血、鉴别血细胞的种类，尤其是对急性白血病的诊断分型具有重要作用。

20世纪60年代，髓系血液肿瘤的分型是简单的急性粒细胞白血病、急性嗜酸粒细胞白血病、急性嗜碱粒细胞白血病、红白血病。没有统一的细胞形态学标准和细胞数量标准，无法在国际上达成共识与交流。20世纪70年代，法、美、英三国7位血液学专家提出FAB分型，对白血病的原始及幼稚细胞提出了最低诊断阈值，使各国间的学术交流有了一个统一的数量标准。

第六章 健康教育宣讲

第一节 核勤疗养健康教育中存在的问题及对策

生物医学模式的转变，极大地促进了我国健康教育工作的发展。然而，我军核勤疗养起步晚，健康教育制度不完善、内容缺乏针对性、评价体系不完善、专业人才缺乏等问题却突出存在。本章从核勤疗养健康教育工作实际出发，分析总结了目前核勤疗养健康教育中存在的问题，提出如何进一步加强核勤疗养健康教育，促进核勤人员健康素养的养成，加快恢复机体健康等改进对策，希望有助于核勤疗养健康教育向更加优质、高效、专业化的方向发展。

一、我军核勤疗养健康教育发展现状

（一）军队核勤疗养的建立

核勤人员作为战略威慑兵种，由于执行任务的特殊性，常常面临潜在的核辐射风险及电离辐射影响，身心负荷显著高于其他人员群体。另外，核勤人员作业环境艰苦，职业危害多样，致病机制复杂，核勤人员获取健康知识的途径较少，自我保健意识较差，导致他们健康状况不容乐观。随着WHO提出"全维健康"概念后，现代军事医学更加注重对军人的健康进行全面维护管理，并由单纯的战伤救治向保障全维战斗力转化。为了更好地适应现代核战争卫勤保障提出的新要求，军队特勤疗养增加了从事接触核辐射和火箭推进剂等特殊岗位作业人员的疗养，并于2015年底在火箭军峨眉疗养院设立了全军核勤疗养骨干培训基地，标志着核勤疗养全面正规化建设的开始。

（二）军队核勤疗养健康教育的现状

随着生物-心理-社会医学模式的转变，医学模式已转变为以患者为中心的整体模式，健康教育作为其重要组成部分也随之转型，并经历了宣传型阶段、教育型阶段、促进型阶段三个不同的时期，极大地促进了患者疾病康复。

我军于1992年颁布了《军队健康教育方案》，方案中明确规定了军队健康教育工作的总目标和总方针，标志着我军健康教育工作走上了系统化、规范化的道路。作为军队保健、康复、疗养保障的一线阵地，疗养院在维护核勤人员身心健康，有效提升军事作业能力等方面发挥了重要作用。目前，全军各个疗养院开展核勤疗养健康教育的形式不一、水平不同，形成了各自的特点。一些单位结合核勤人员职业健康特点有针对性地创新发展了一些新的模式，如个性化健康教育、自助式健康教育、阶梯式健康教育、全程健康教育、PBL联合TBL教学法、"知-信-行"一体化健康教育等模式，极大地丰富了核勤健康教育的形式，提高了核勤疗养的质量。但是，仍有许多疗养院对健康教育的认识不足，观念更新缓慢，发展水平处在"教育型"或者由"宣传型"向"教育型"模式过渡的阶段。多数疗养

院核勤健康教育的内容则主要围绕核勤人员特殊的作业环境特点、职业防护、心理辅导、饮食、慢性病康复等方面进行，而对职业健康情况，核勤专项体检，近、远期机体效应等介绍较少。通过健康教育，能够为广大核勤人员传播健康保健及养生知识，有效减轻他们的身心负担，促进机体恢复及疾病康复。

二、核勤疗养健康教育中存在的问题

（一）核勤疗养健康教育理论及实践研究不充分

目前，核勤疗养健康教育与人员现实需求及现代核战争卫勤保障要求仍然有较大差距。首先，核勤疗养正式建立以来，由于发展时间短，核勤疗养健康教育相关理论和体系欠缺，无现成参考体系，仍然有很多疗养院沿用保健疗养和康复疗养健康教育模式，缺乏针对性。其次，由于健康教育不能产生即刻效应，一些单位对核勤疗养健康教育重视程度不够，在核勤疗养理论研究及实践上投入的时间、精力、人力、资金有限，制约了其发展。

（二）缺乏有效管理制度及质量监控体系

首先，许多单位在核勤疗养方面尚处在探索、实践、总结的过程中，还没有形成完整的规章制度，也缺乏一系列实施、检查、评价的指标，导致工作的随意性大，程序不规范。其次，核勤疗养与保健疗养、康复疗养及其他特勤疗养有明显区别，目前尚缺乏核勤疗养健康教育管理体系，包括健康教育资质能力认定、健康教育计划制定、健康教育内容的确立、健康教育效果评价等。

（三）核勤疗养专业水平及实施能力不足

首先，在核勤疗养健康教育实施过程中，存在专职工作人员配置不科学、专业水平不高等问题。核勤健康教育的实施者既有医师也有护理人员，许多工作人员并未接受过系统的核勤疗养培训，相关知识掌握不足，核勤疗养健康教育施教水平参差不齐。其次，核勤疗养健康教育的内容缺乏针对性，深度和广度不够。有的实施人员不能很好地把握核勤人员职业健康特点以及他们长期关注的健康问题，尤其是核勤环境对机体健康的中、长期影响，职业病的检出，如染色体畸变率、淋巴细胞微核率、体内放射性元素检测、肿瘤的早期筛查、电离辐射敏感靶器官功能检测等。另外，有些工作人员在实施健康教育时，不能把握好核勤人员的健康需求，缺乏良好的沟通技巧，履职尽责能力差，服务人员意识不够，严重影响了实施效果。

（四）核勤健康教育观念有待更新

核勤疗养健康教育的最终目标是让核勤疗养人员建立并保持健康稳定的生活行为。疗养院有丰富的自然疗养因子，专业的健康管理人才，能有效利用各种资源促进人员身心恢复，应该成为核勤人员健康管理的专业机构，并将核勤人员被动型疗养变为积极主动型全面健康维护。然而，有些工作人员对核勤疗养健康教育工作观念不正确，对健康教育的根本目的认识不清，只将其视为一堂健康宣讲课，完成工作任务而已，并未认识到其在核勤疗养人员长期工作、生活中带来的积极效应，存在形式主义。

（五）核勤健康教育疗期外覆盖不全

目前，虽然各个疗养院在核勤人员疗养期间能够较好地开展健康教育工作，但是疗期外健康教育依旧是个盲区，疗养人员出院后无法及时获取健康保健知识，这不利于帮助核勤人员建立长期、稳定的健康理念和健康行为，与"疗养一次，终身受益"的要求相差甚远。

三、提高核勤疗养健康教育水平的对策

（一）建立核勤疗养健康教育质量考评制度

疗养院应从核勤疗养健康教育的宣讲内容、宣讲形式、宣讲效果、核勤人员掌握程度等方面考虑，建立核勤疗养健康教育评价体系，细化考评指标，对整个疗养期间健康教育实施情况进行监控评价，并将考核结果纳入医护质量管理体系。另外，由于核勤环境对机体健康的作用具有长期性、隐匿性的特点，容易引起核勤人员对自身健康的忽视，核勤疗养健康教育应采取多种灵活方式，并贯穿于入院到出院的各个阶段，不断强化人员自我保健的健康意识并定期评测效果，并将该指标纳入科室工作质量评价体系。

（二）加大核勤疗养健康教育培训力度

首先，核勤疗养健康教育对实施人员的专业水平要求较高，疗养院应该在人员培训方面投入更多的人力、物力，并给予政策上的倾斜。疗养科室应当首先安排接受过核勤疗养培训的人员担任，并加强他们在核武器基本知识、核勤人员常见职业病、核勤防护、心理干预、健康评估等方面的知识培训，帮助核勤人员客观看待核武器、消除核恐惧。其次，实施人员还要不断汲取核勤疗养健康教育的新概念、新理论，掌握核勤环境对人员职业健康的影响及专项检查相关知识，并从整体和个体不同角度，为核勤疗养人员讲解相关知识。另外，实施人员还应强化为核勤人员服务的意识，注重沟通技巧和效果，提高健康教育组织实施水平。

（三）注重健康教育形式的多样性

通过多样化的健康教育形式可以显著提升核勤健康教育效果。除了传统的健康教育专题讲座外，还可以通过健康教育俱乐部、健康教育文化园地、养生文化长廊、录像等形式进行宣传。同时，也可以制作一些浅显易懂且有针对性的文字及图片材料，如宣传画报、宣传栏、期刊及宣传手册等。另外，应加强信息化建设，适当增加一些多媒体终端设备，供核勤疗养人员自助查询、学习使用。

（四）体现核勤疗养健康教育的针对性

核勤疗养人员因工作环境的特殊性，机体生理、病理、心理特点与其他人员群体有一定的差异，健康教育要根据其特点做到有的放矢。调查显示，有83%～93%的核勤人员希望被给予核辐射防护知识、健康生活方式、特殊检查注意事项等指导。因此，在平时核勤疗养健康教育工作中，应当突出他们关心的健康问题，如核辐射损伤的自救、互救、防护、自我监测、职业健康鉴定、心理调适、保健养生等。同时，还应对核勤人员的职业疾病谱及其好发因素进行调查、整理、分析，制定不同疾病防治手册，在疾病初期或者亚健康状态就进行积极干预。

（五）突出核勤疗养健康教育的个体化原则

由于核勤疗养人员工作岗位、环境、机体状态等情况不同，不同人员患病情况不同，所关注和感兴趣的内容也不尽相同，对入院后核勤疗养健康教育需求也表现出一定的差异。如有的注重保健养生，有的关心疾病矫治。因此，健康教育应当根据患者年龄、性别、职业、文化背景、风俗习惯、生活特点等不同，有针对性地开展，以满足不同人员的健康保健知识需求。

（六）加强核勤疗养疗期外健康教育

首先，为使健康教育能够更好地改善核勤人员长期的生活、工作质量，疗养院应设立健康随访热线，定期对疗养出院的人员进行追踪随访，了解其对健康教育内容的掌握情况，并给予及时讲解和补充。另外，要充分利用微信、短信及网络媒体等现代通信形式，定期推送一些辐射自我防护、心理调适、健康保健及养生等相关知识，将健康教育有效持续时间显著延长，最大限度改变核勤人员的健康观念。

总之，构建标准化、科学化、专业化的核勤疗养健康教育模式，是提升核勤疗养质量及水平的重要手段，对提高核勤人员健康认知水平、促进疾病康复、养成健康生活习惯及提升军事作业能力具有重要意义。

第二节 核辐射防护健康教育

一、核辐射及分类

辐射存在于整个宇宙空间，人类有史以来一直受着天然电离辐射源的照射，包括宇宙射线、地球放射性核素产生的辐射等，食物、房屋、天空大地、山水草木乃至人们体内都存在着辐射。辐射可分为电离辐射和非电离辐射两类。平时人类所受到的集体辐射剂量主要来自天然本底辐射和医疗辐射。

核辐射是核素以波或微粒形式发射出的一种能量。核素可以分为两大类，一类是稳定的；另一类是不稳定的。不稳定核素可以自发地蜕变为另外元素的核素，这个过程称为放射性衰变。在放射性衰变过程中，不稳定核素会从核内放出 α 粒子、β 粒子、γ 光子及其他射线。α 射线是氦核，只要用一张纸就能挡住，但吸入体内危害大；β 射线是电子，皮肤沾上后烧伤明显。这两种射线由于穿透力小，影响距离比较近，只要辐射源不进入体内，影响不会太大。γ 射线的穿透力很强，是一种波长很短的电磁波。γ 射线和 X 射线相似，能穿透人体和建筑物，危害距离远。宇宙、自然界能产生放射性的物质虽然很多，但危害性也不太大，只有核爆炸或核电站事故泄漏的放射性物质才能大范围地造成对人员伤亡。

二、电离辐射的形式

（一）外照射

对 X 射线、γ 射线，吸收剂量在 0.25Gy（Gray，简写为 Gy，电离辐射吸收剂量的标准单位）以下时，人体一般不会有明显效应。但是，剂量再增加，就可能出现损伤。当达到几个戈瑞时，就可能使部分人死亡。接受同样数量的"吸收剂量"，受照射时间越短，损伤越大；反之，则轻。吸收同样数量剂量，分几次照射，比一次照射损伤要轻。

α 粒子穿透能力弱（一张纸就可以阻挡），不会引起外照射损伤。β 粒子穿透能力也较弱，外照射时只能引起皮肤损伤。γ 射线穿透能力强，人体局部受到它照射，吸收 2~3Gy 剂量时不会出现全身症状，即使有人出现也很轻微。但是，全身照射就可能引起放射病。

（二）内照射

不同放射性核素进入人体内，沉积在不同的器官，称为内照射，对人体产生不同程度的影响。例如，镭和钚都是亲骨性核素，但镭大多沉积在骨的无机质中，而钚主要沉积在骨小梁中，会照射骨髓细胞而出现很强的辐射毒性。内照射主要是 α 粒子和 β 粒子。α 粒子能量大，对人体细胞损伤也较为严重。

三、核辐射的损伤机制

电离辐射对人体的作用是一个非常复杂的过程。它通过直接或间接的电离作用，使人体的分子发生电离或者激发，使人体的水分子产生多种自由基和活化分子，严重的可导致细胞或机体损伤甚至死亡。当然，电离辐射对人体的作用过程是"可逆转"的，人体自身具有修复功能，这种修复能力的大小与个体素质的差异有关，与原始损伤程度有关。

α 粒子质量大、电荷多、电离作用很强，可在人体细胞内很小的区域中形成较高浓度的离子、自由基。这些高浓度的离子和自由基可以给细胞尤其是 DNA 造成很大的伤害。β 粒子、γ 射线小，不带电或带少量电荷，同样的能量在体内行程长，电离作用分散，造成的伤害比较小。

人体有躯体细胞和生殖细胞两类细胞，它们对电离辐射的敏感性和受损后的效应是不同的。电离辐射对机体损伤的本质是对细胞的灭活作用，当被灭活的细胞达到一定数量时，躯体细胞的损伤会导致人体组织器官发生疾病，最终可能导致人体死亡。在电离辐射或其他外界因素的影响下，可导致遗传基因发生突变，当生殖细胞中的 DNA 受到损伤时，后代继承母体改变了的基因，可能会导致有缺陷的后代出生。

四、各种剂量的核辐射对人体健康的危害

核辐射对人和生物的伤害，与核辐射的剂量、人们暴露于核辐射的时间及核物质的半衰期有关。西弗（Sv）是辐射剂量的国际单位，用来衡量辐射对生物组织的伤害。1Sv 表明每千克组织中沉积了 1J 的能量。西弗是个非常大的单位，因此，通常使用毫西弗（mSv）、

微西弗（μSv）。1Sv＝1000mSv；1mSv＝1000μSv。日常生活中我们受到的天然辐射剂量为2～4mSv，对人体没有危害。当短时辐射物质摄取量低于100mSv时，对人体没有危害；100～500mSv时，没有疾病感觉，但在血样中白细胞数在减少；1000～2000mSv时，辐射会导致轻微的射线疾病，如疲劳、呕吐、食欲减退、暂时性脱发、红细胞减少等，但能够治愈；高于4000mSv时，对人体的伤害是致命的。国际基本安全标准规定公众受照射的个人剂量限值为每年1 mSv，而受职业照射的个人剂量限值为每年20mSv。

五、核辐射症状

接受中等程度的辐射将导致辐射病。它有一系列症状，在接受辐射的几小时之内，人往往会出现恶心与呕吐，随后可能经历腹泻、头痛和发热。在最初症状之后，人体可能会在一段时间内不再显示任何症状，然而往往在几周之内，又有新的、更加严重的症状发生。如果接受了高等程度的辐射，以上所述的所有症状都可能立即出现，并伴随着全身性的甚至可能致命的脏器损害。受到4Gy的辐射后，大约一半的健康成年人会因此丧命。相比之下，治疗癌症时，放疗的辐射剂量往往达到每次1～7Gy，但是这些辐射被严密地控制，并往往只作用于特定的身体部位。

短时间内大剂量电离辐射引起的放射性损伤，称急性放射病。较长时间超过允许剂量的辐射损伤，称慢性放射病。其中，核辐射导致的全身外照射损伤主要出现在急性放射病典型病程的初期，表现为恶心、呕吐、疲劳、发热和腹泻。患者"假愈期"持续时间长短不同，症状有所缓解。严重者发展到了极期则有感染、出血和胃肠症状。经恰当治疗后上述症状逐渐缓解。而局部照射损伤是随照射剂量的不同，在受照部位可能出现红斑、水肿、干性脱皮、湿性脱皮、水疱、疼痛、坏死、坏疽或脱发等症状。局部皮肤损伤通常持续几周到几个月，严重者常规方法难以治愈。

体内污染引起的内照射一般没有明显的早期症状，除非摄入量很高，但这种情况非常罕见。国外发生的核辐射致病事件中，患者多表现为疲劳、头昏、失眠、皮肤发红、溃疡、出血、脱发、白血病、呕吐、腹泻等。有时还会增加癌症、畸变、遗传性疾病发生率。一般来讲，身体接受的辐射能量越多，其放射病症状越严重，致癌、致畸风险也越大。

六、受到放射性污染的检测

固定式或车载式体外测量装置可用于测量沉积在全身、肺部或甲状腺内的放射性核素。测量前应仔细洗浴，更换干净的衣服，以避免对测量结果产生影响。从测量时获得的体内放射性污染量可以推算出最初经食入或吸入途径进入人体内的放射性核素的活度。

生物样品包括尿、粪、血液、呼出气、鼻拭物、唾液和汗液，但通常是尿和粪样。为估计意外摄入放射性物质的量，通常采用粪样分析法。早期粪样的监测结果有助于判断人员是否受到体内放射性污染，尤其是最早几天逐日粪样排出的放射性活度监测的结果更有用。尿样放射性活度异常增高则证明摄入体内的放射性核素已吸收入人的体液中。多数情况下宜收集24小时全尿，有时还由于测量方法灵敏度所限而需要分析几天合并的尿样。粪样和尿样的收集过程均须避免附加的污染，以防出现假阳性结果。

在进入污染场所时若有条件可佩戴个人空气采样器，直接估计佩戴者的放射性核素吸入量。场所表面污染水平的增高是人员处于暴露危险的一个信号，但不用于直接估计个人体内污染量。

七、核辐射防护

据国家原子能机构网站介绍，人们在对辐射产生健康危害的机制进行大量的理论和实验研究基础上，建立了有效的辐射防护体系，并不断加以发展和完善。目前，国际上普遍采用的辐射防护的三个原则是实践的正当性、防护水平的最优化和个人剂量限值。国际基本安全标准规定公众受照射的个人剂量限值为每年 1 mSv，而受职业照射的个人剂量限值为每年 20mSv。核辐射的防护分为体外照射防护与体内照射防护。

（一）体内照射的防护原则

戴口罩可防止经呼吸道吸入 α 粒子和 β 粒子。食物、水被怀疑受到污染时，应当进行检测，不合要求不要饮用。穿戴工作服防止皮肤吸收，尤其要注意防止通过伤口进入人体内。避免食入、减少吸收、增加排泄、避免在污染地区逗留。

（二）体外照射的防护原则

X 射线、γ 射线和中子等在人体外对人照射时，其防护措施：
（1）保持距离。距放射源越远，人体吸收剂量就越少。
（2）减少受照射时间。
（3）运用屏蔽物质防护。射线通过与物质接触，能量被减弱。所以，在放射源与人体之间加装屏蔽物就能起到防护作用。铅的屏蔽作用最好，水、铁、水泥、砖、石头、铅玻璃也较为常用。

（三）受到辐射污染时的处理

受到辐射污染时应立即脱去污染的衣服，尽快确定污染部位、范围及程度。先处理污染的创面，后处理体表污染。伤口有污染时先从伤口处开始，如无伤口应先从污染轻的部位开始去污，防止交叉污染。去污时应用专用去污剂，如钚和超钚元素可用三乙基三胺五乙酸（DTPA）去污，铀可用 1.4%碳酸氢钠去污，对难以去除的不明放射性核素可用 5%次氯酸钠溶液、乙二胺四乙酸或 DTPA 肥皂、6.5%高锰酸钾溶液等。如果核事故释放出放射性碘，应在医生指导下尽早服用稳定性碘片。服用量成年人推荐为 100mg 碘，儿童和婴儿应酌量减少，但碘过敏或有甲状腺疾病病史者要慎用。如出现机体器官或系统损伤应到专业机构进行诊治。

第三节 核勤疗养员的健康与营养

营养是生命的物质基础，对维持人体健康十分重要。不同人群对营养的需求各不相同。

核勤人员是我军战斗力生成的重要组成部分，随着放射性核素研究和应用的发展，做好核勤人员的营养卫生保障工作对提高军事作业效能、作战能力、适应能力、野战生存能力、抗病能力都有重要作用。

一、基本营养素

（一）营养和营养素的概念

1. 营养的概念　从字义上讲，"营"的含义是谋求，'养'的含义是养生。营养就是谋求养生。用现代科学的语言，营养就是机体摄入食物，经过消化、吸收、代谢和排泄，利用食物中的营养素和对身体有利的成分构建器官，调节生理功能，维持正常生长、发育和保健的过程。

2. 营养素的概念　营养素是指食物中可给人体提供能量，构成机体和修复组织及具有生理调节功能的化学成分。人体所需的营养素有蛋白质、脂类、碳水化合物、矿物质、维生素和水。人们在进食含有这些营养素的食物后，机体可进一步利用它们，并制造许多为身体机能活动所必需的其他物质，如酶和激素。

（二）七大营养素的功能

1. 蛋白质

（1）蛋白质的生理功能：①蛋白质是化学结构复杂的一类有机化合物，是人体的必需营养素之一。生命的产生、存在和消亡都和蛋白质有关。蛋白质是生命的物质基础，没有蛋白质就没有生命；②蛋白质是人体的重要组成部分，如血液、肌肉、神经、皮肤、毛发等都由蛋白质构成；③蛋白质还参与组织的更新和修复；④维持正常的新陈代谢和各类物质在体内的输送；⑤蛋白质在体内被分解为氨基酸后，还可以为机体提供能量；⑥维持体内的体液平衡及神经系统的正常功能。

（2）蛋白质的食物来源：蛋白质的来源可分为植物性蛋白质和动物性蛋白质。植物性蛋白质主要来源于豆类、谷物类；动物性蛋白质主要来源于肉类、蛋类和奶类。

2. 油脂

（1）油脂的生理功能：①油脂是油和脂肪的统称。脂肪是人体组织细胞的一个重要组成部分，也是人体内热量供应的重要储备形式。它被人体吸收后供给的热能，是同等量蛋白质或碳水化合物提供能量的 2 倍。②油脂还有利于脂溶性维生素的吸收，维持正常的生理功能。③体表脂肪还可以隔热保温，减少体热散失。④支持、保护体内各种脏器及关节等不受损伤。

（2）油脂的食物来源：主要是植物油、油料作物种子和动物性食物。必需脂肪酸最好的食物来源是植物油类，所以在脂肪的供应中，要求植物来源的脂肪不低于总脂肪量的 50%，胆固醇只存在于动物性食物中，肥肉比瘦肉高，内脏又比肥肉高，脑中的含量最高。

3. 碳水化合物

（1）碳水化合物的生理作用：①是一类有机化合物，可分为单糖、双糖和多糖；②可为人体提供能量，是神经系统和心肌的主要能源，也是肌肉活动时的主要燃料，对维持神经系统和心脏的正常供能,增强耐力和工作效益都有重要意义;③碳水化合物也是构成机体组织的重要物质,并参与细胞的组成和多种活动;④节约蛋白质,当碳水化合物供应不足时,机体为了满足自身需要,会通过糖异生作用将蛋白质转化为葡萄糖供给能量。当有足够量的碳水化合物时,则能预防体内或膳食中蛋白质的消耗;⑤解毒,碳水化合物经糖醛酸途径代谢生成的葡萄糖醛酸,是一种非常重要的结合解毒剂。在肝脏中能与许多有害物质如细菌毒素、酒精、砷等结合,以消除或减轻这些物质的毒性或生物活性,从而起到解毒的作用。

(2)碳水化合物的食物来源:主要为粮谷类和薯类食物。单糖和多糖主要来源于蔗糖、果糖、甜食、糕点等。

4. 维生素

(1)维生素的生理作用:①维生素是维持人体正常生命活动所必需的一类有机化合物,在人体内含量极少,但是在机体的代谢、生长、发育等过程中起着相当重要的作用;②维生素具有强有力的抗氧化作用,能清除自由基,阻止脂质过氧化,有效预防心脑血管疾病和延缓衰老;③还可以降低胆固醇,调节免疫功能。

(2)与核勤有关的维生素

1)维生素 A:维持正常的视觉功能;维护上皮组织细胞的健康;维持骨骼正常发育;促进生长与生殖。食物来源:各种动物的肝脏、鱼肝油、鱼子、胡萝卜、豌豆苗、菠菜等。

2)维生素 D:促进小肠对钙的吸收;促进骨组织的钙化;促进肾小管对钙、磷的吸收。食物来源:海鱼肝脏含量最为丰富。

3)维生素 E:具有抗氧化作用;可保持红细胞的完整性;调节体内维生素 C、辅酶 Q 的合成;对含硒蛋白、含铁蛋白的氧化有抑制作用。食物来源:芝麻油、花生油、玉米油、棉籽油、麦胚油、莴笋叶、柑橘皮等。

4)维生素 K:参与凝血因子的生物合成,调节钙磷比例。食物来源:绿叶蔬菜、动物肝脏、鱼类。

5)维生素 B_1:抗脚气病因子。在心脏、肝脏、肾脏中含量较高。参与糖类代谢,还能抑制胆碱酯酶的活性,促进胃肠蠕动。食物来源:谷类、杂粮、豆类、干果、动物内脏、猪瘦肉、蛋类、奶类。

6)维生素 B_2:又称核黄素。参与物质代谢中的氢传递,缺乏时会引起代谢紊乱,继而引发多种症状,如阴囊炎、舌炎、唇炎、口角炎等。食物来源:动物性内脏、蛋类、奶类、豆类、新鲜绿叶蔬菜。

7)维生素 B_6:是人体内某些辅酶的组成部分,参与多种代谢反应。食物来源:豆类、畜肉及肝脏、鱼类等。

5. 矿物质

(1)矿物质的生理作用:①存在于人体内的各种无机物,如钙、镁、磷、硫、钠等,是构成机体组织的重要成分;②调节机体渗透压,维持体液稳定;③微量元素作为某些激素的合成成分,参与激素释放及与靶器官的结合作用。

(2)与核勤有关的矿物质

1)钙:构成人体骨骼和牙齿;维持神经肌肉正常兴奋性;还能激活凝血酶原或凝血酶而发挥凝血作用。食物来源:鱼虾类、奶制品、豆类等。

2）铁：是血红蛋白、肌红蛋白、细胞色素 a 及一些呼吸酶的主要成分。参与体内氧和二氧化碳的转运、交换和组织呼吸过程；与免疫关系密切，可提高机体免疫力。增强中性粒细胞和吞噬细胞的功能。食物来源：动物肝脏、动物全血、畜禽肉类、鱼类。

3）碘：组成甲状腺素的重要成分。参与能量代谢，促进机体的生长发育；促进神经系统发育。食物来源：海产品及加碘的食盐。

4）硒：抗氧化；对甲状腺激素有调节作用；能提高机体免疫力；防止与硒缺乏相关的地方病（如克山病）；抗肿瘤及维持正常的生育功能。食物来源：海洋食物和动物的肝肾及肉类。

6. 膳食纤维

（1）膳食纤维的生理作用：①具有很强的吸水功能，可增加胃内容物容积，增加饱腹感；也可使肠道中粪便的体积增大，加快转运速度，减少其中有害物质接触肠壁的时间。②部分膳食纤维具有很强的黏滞性，能形成黏液性溶液。③可帮助降低血液和胆汁中的胆固醇的浓度，减少胆石症的发生，并且减少心脏疾病的危险。④在肠道容易被细菌酵解，可作为肠道细胞和细菌的能量来源。

（2）膳食纤维的食物来源：粮谷类的麸皮、柑橘、苹果、香蕉、柠檬、豌豆、蚕豆等。

7. 水

（1）水的生理作用：①是构成体液的重要组成部分。成人体内含水量约占体重的60%，血液中含水量占80%。②参与人体内的新陈代谢。在消化、吸收、循环、排泄过程中，可协助加速营养物质的运输和废物的排泄，使人体内新陈代谢和生理化学反应能顺利进行。③调节人体体温。④起润滑作用。在关节、胸腔、腹腔和胃肠道等部位，都存在一定水分，起到缓冲、润滑和保护的作用。

（2）适合核勤人员饮用的水：矿泉水、茶水、低盐水及适量的运动型功能饮料等。

二、核勤人员的营养保障

（一）核勤环境对营养物质代谢的影响

1. 辐射对机体能量代谢的影响　机体受到辐射损伤后引起能量代谢紊乱。辐射可以抑制脾脏和胸腺线粒体的氧化磷酸化，线粒体的氧化磷酸化的抑制是辐射早期损伤的敏感指标。辐射也影响三羧酸循环，枸橼酸合成受到抑制，苹果酸、琥珀酸、异柠檬酸的脱氢酶活性显著降低，造成机体耗氧量增加。因此，长期接受辐射的工作人员应摄取适宜的能量，以防能量不足造成的辐射敏感性增加。

2. 辐射对机体蛋白质代谢的影响　蛋白质对辐射的相对敏感性较低，高剂量的辐射才能引起蛋白质分子空间结构改变和酶的失活。照射后，由于 DNA 的损伤和 mRNA 的生成不足，蛋白质的合成代谢受到抑制，出现负氮平衡，尿氮排出增加，尿中出现氨基酸、肌酸、肌酐、牛磺酸和尿素等。高蛋白膳食可以减轻机体对辐射的损伤，特别是补充利用率高的优质蛋白，可以减轻放射损伤，促进组织修复。

3. 辐射对脂肪代谢的影响　辐射作用于脂肪，使多不饱和脂肪酸发生过氧化反应并生成过氢氧化物，从而影响生物膜的功能和促进生物膜的老化。同时照射后体内自由基的生成和清除失去平衡，自由基浓度增高，也会加重脂质过氧化。核勤人员应增加必需脂肪酸和油酸的摄入，有利于降低辐射损伤的敏感性。但是由于辐射可使血脂升高，因此不宜增加脂肪占总能量的百分比。

4. 辐射对碳水化合物代谢的影响　照射后引起糖异生作用增强，常出现高糖血症。在对辐射敏感的组织中，三羧酸循环受到影响，糖酵解增加。但辐射不影响果糖的利用，因为果糖的代谢不依靠葡萄糖激酶。因此核勤人员可多增加水果的摄入，提供果糖和葡萄糖。

5. 辐射对矿物质代谢的影响　大剂量射线照射后，由于组织分解和细胞损伤，出现高钾血症，尿中 K^+、Na^+、Cl^- 排出增多。

6. 辐射对维生素代谢的影响　辐射产生大量的自由基，对有抗氧化作用的维生素影响较大，如维生素 C 和维生素 E。照射后，血液中的维生素 B_1 含量下降，其他维生素的损失不甚明显。

7. 辐射对水代谢的影响　正常生理情况下，机体可保持稳定的水平衡，但是照射后的水代谢发生变化，主要是水由血管外间隙和肠道漏损所致。

（二）各种营养素对防护辐射损伤的作用

1. 热能　热能不足会导致机体对辐射的敏感性增加。照射后，表现为食欲缺乏、食量减少，因此热能的摄入大为降低，难以满足机体的需要。这会引起组织进一步分解破坏，导致体重减少。此时如果给予适当的热能，就可以使组织分解程度降低，减轻机体损伤。此外，在机体修复期，若给予低热量膳食，可使机体修复减慢，对营养素的利用降低。因此，充足的热能供应，可降低机体对辐射的损伤。照射后及早增加适当的热能供应，可有效减轻或消除辐射的残余效应，对恢复有利。

2. 蛋白质　蛋白质供应不足会导致机体对辐射的敏感性增加。摄取足量的蛋白质对减轻机体辐射损伤有益，改善氨代谢，减轻损伤，促进修复，亦可降低白细胞的下降程度。随着膳食中蛋白质含量增加，参与组氨酸代谢的酶，如组氨酸酶、组氨酸脱羧酶和组胺酶的活性均增高，而且血中球蛋白、正铁血红素、红细胞、白细胞含量及肌肉中肌肽的含量也略有增加。

3. 脂类　必需脂肪酸供应不足会导致机体对辐射的敏感性增加。照射后，血浆中的胆固醇酯的脂肪酸组分的分配比发生明显改变，严重影响机体的脂肪代谢。含有亚油酸的脂肪酸对射线引起的皮肤损伤有保护作用。

4. 碳水化合物　在机体所需糖类中，果糖的防治效果最好。照射后不仅对果糖的吸收影响甚微，在辐射损伤时果糖使白细胞回升较快，并且使肝功能容易恢复。

5. 维生素　维生素 A 供应不足可导致机体对辐射的敏感性增加，长期缺乏可影响机体的应激效能。若用维生素 A 防治辐射损伤，口服鱼肝油时，应避免过量。维生素 E 可抗氧化，清除体内的自由基，防止生物膜损伤，可减少照射后组织细胞中维生素 E 含量的变化。照射后，机体组织内脂质过氧化，维生素 E 可减轻脂质过氧化。维生素 C 对降低 γ 射线所造成的遗传物质损伤是有效的，对辐射产生的自由基也有早期清除作用。

6. 无机盐　照射后，水盐代谢会发生紊乱，此时应根据情况对机体进行对症补充。除了积极纠正水盐代谢紊乱外，也可适当地补充无机盐，以调节机体的水盐代谢，降低辐射损伤。

在一定条件下，单一的营养素对辐射损伤的防治是有效的。但是在综合防治措施中，营养的防治效果不能看成是各个营养素防治效果的综合，也不能忽视药物等其他措施和生理因素的作用。因为营养素的综合作用涉及各种营养素之间、营养素和药物之间以及营养素与激素功能、神经作用、精神状态等生理因素的相互关系。

（三）核勤人员各种营养素每日供给量

营养不良会使辐射的敏感性增加，因此对劳动作业环境中受辐射的人员，必须采取合理有效的营养保障措施（表6-1）。

表 6-1　核勤人员各种营养素每日供给量

营养素供给量	营养素供给量
蛋白质 120g	叶酸 400μg
维生素 A 1500～2000μgRE	烟酸 25～30mg
维生素 D 10～15μg	铁 20～25mg
维生素 E 30～40mg	铜 5mg
维生素 B_2 5.0mg	硒 50～100mg
维生素 B_1 5.0mg	钙 800mg
维生素 B_{12} 4.0μg	镁 20mg
维生素 C 150mg	锰 5～9mg
维生素 B_6 5.0mg	锌 20mg

（四）辐射环境下的饮食保障原则

1. 提供能满足作业人员营养需求的平衡膳食　辐射使机体处在应激状态，应适当增加热能和蛋白质的供给，提高膳食中优质蛋白质的比例，以保证良好的免疫功能。蛋白质摄入不足会造成组织蛋白合成不足，导致肌肉、心、肝、肾、脾等脏器的重量减轻，出现功能障碍，从而对辐射的敏感性增高。因此，接触核辐射的人，要注意摄入充足的优质蛋白质，如多吃胡萝卜、番茄、海带、瘦肉、动物肝脏等富含维生素 A、维生素 C 和蛋白质的食物，增强机体抵抗核辐射的能力。电离辐射影响机体的核酸代谢，应多补充鸡蛋、鱼子酱、花粉等含核苷酸丰富的食物。

2. 提供富含植物性化合物的食物　近年来，天然植物性食物的抗放射作用受到人们的关注，一些蔬菜、水果、野生植物或者某些中草药中含有类黄酮、硫氨基酸等植物性化合物，这些物质具有抗氧化、抗肿瘤、抗诱变等生物学功效。

3. 矿物质平衡尤为重要　体内钾、钠、钙、镁等离子浓度须平衡，否则不能维持水与电解质平衡，轻者损害健康，重者甚至危及生命。微量元素与其他营养素之间的关系也很重要，如锌对许多营养过程包括蛋白质与维生素的消化、吸收和代谢都有重要影响。辐射损伤时，矿物质包括微量元素在内，过量或不平衡，均会产生不良影响。在膳食中适量增加无机盐（主要是食盐），可促使人饮水量增加，加速放射性核素随尿液、粪便排出，从而减轻内照射损伤。

4. 加强饮食配餐　应加强炊管人员的营养卫生知识培训，科学配餐，保障平衡营养的落实。

（五）影响营养素对辐射损伤防治效果的因素

1. 照射量等照射条件 辐射损伤所致机体的病理过程是很复杂的，其复杂严重过程随机体受照射量及其他照射条件如照射次数而定。一般规律是营养素对致死照射量以下所致的辐射损伤较易显示防护效果，而对于致死照射量所致的损伤不易显效。因此只有综合措施下才能有防治效果。

2. 实验动物的生理和营养状况 营养对辐射损伤的防治效果常与实验动物的生理和营养状况有关。例如，动物的营养不足或者缺乏时，损伤较重，恢复迟缓，辐射敏感性增加。此时补充营养，常可显示营养的良好效果，如维生素 B_{12} 和叶酸对辐射损伤的效应研究。

3. 营养素供给量 照射前或者照射后，营养素供给量常可以影响其对辐射损伤的效应。有不少的研究资料表明，营养素供给量是影响营养对辐射损伤效应的重要因素。在营养充足的条件下，机体对辐射损伤的抵抗力较强，其机体修复损伤的能力也较强；反之较弱。

4. 营养素之间的平衡问题 各营养素之间的适量配合，即供给平衡膳食，是发挥营养作用的关键问题。例如，蛋白质、糖类、脂肪三大营养素的总热能摄取量的分配不平衡时，就有可能影响氨代谢。既不能因为糖类和脂肪对蛋白质的利用有节约的效能，就降低蛋白质的必需供给量，也不能在糖类和脂肪的热源供应不足的条件下，片面强调蛋白质的营养。辐射损伤时，营养素平衡问题更为重要。如已有报道，过低或者过高地供应蛋白质或脂肪，会使动物的辐射损伤加重或延迟恢复，甚至增加死亡率。

除了三大营养素之间要保持适宜的能量供给百分比外，各种维生素之间也要维持营养平衡，如维生素 B_1、B_2 和烟酸与能量代谢有密切的关系。机体对这三种维生素的需要量常随着总热能的消耗量增加而增加，仅增加其中一种维生素，都不能得到预期的营养效果。

无机盐的营养平衡问题，如体内 K^+、Na^+、Ca^{2+} 等浓度必须适宜，否则就不可能维持水与电解质平衡，轻者损及健康，重者甚至危及生命。近年来，微量元素相互间的协同作用与拮抗作用已受到很大重视，如锌、铜、铁之间，铁与锰，锌与镉，铜与镉等之间常有相互影响。微量元素与其他营养素之间的关系问题也得到注意，现已探明，锌对很多营养素，包括蛋白质与维生素的消化、吸收和代谢都有重要影响。辐射损伤时，无机盐包括微量元素在内的营养问题都很重要，需要指出的是，过量或者失去平衡常常不仅无益，反而有害。因此，在辐射损伤时应慎重地考虑它们的使用措施，并且对疗效进行密切观察。

（六）日常生活中对辐射有防治效果的食物

1. 黑芝麻 益肾，多吃补肾食品可增强身体细胞免疫、体液免疫功能，有效保护人体健康。有健胃、保肝、促进红细胞生长的作用。

2. 紫苋菜 有抗辐射、抗突变、抗氧化的作用，与其含硒有关。硒是一种重要的微量元素，能提高人体对抗辐射的能力。

3. 绿茶 绿茶中的茶多酚，不仅有抗癌和清除体内自由基的效果，还可以抗辐射。每天喝绿茶对身体非常有益。茶叶中还含有脂多糖，能改善造血功能，升高血小板和白细胞等。

4. 番茄红素 不仅具备卓越的抗辐射能力，且抗氧化能力极强。番茄红素广泛存在于番茄、杏、番石榴、西瓜、番木瓜、红葡萄等水果及蔬菜中。其中，番茄中的含量相对较高，多存在于番茄的皮和籽中。此外，番茄红素是脂溶性维生素，必须用油炒过才能被人体吸收。

5. 螺旋藻食品 螺旋藻含有丰富的植物蛋白，以及多种氨基酸、微量元素、维生素、矿物质和生物活性物质，可促进骨髓细胞的造血功能，增强骨髓细胞的增殖活力，促进血清蛋白的生物合成，从而提高人体的免疫力。因此，多吃海带、螺旋藻之类的食物等，可提高机体抗辐射的能力。

6. 花粉食品 作为一种新型的营养保健品风靡全球，被称为"完全营养食品"，在营养食品中名列前茅。据现代科学家测定表明，每百克花粉的蛋白质含量可高达 25～30g，含有十几种氨基酸，并且呈游离状态，极易被人体吸收。花粉中还含有 40% 的糖和一定量的脂肪，以及丰富的 B 族维生素和维生素 A、D、E、K 等，其中维生素 E、K 都是被科学家证实的能延缓人体细胞衰老过程的重要物质。花粉还含有铁、锌、钙、镁、钾等 10 多种无机盐和 30 多种微量元素及 18 种酶类。因此，花粉具有抗辐射效果。

7. 银杏叶制品 银杏叶提取物中的多元酚类对防止和减少辐射有奇效，对于在核辐射环境中的工作人员，经常服用银杏叶茶，能升高白细胞，保护造血功能。

第四节 核勤人员骨质疏松症的防治

骨质疏松症（osteoporosis）是以骨量减少，骨的微观结构退化，导致骨的脆性增加，易于发生骨折为特征的一种全身性、代谢性骨骼疾病。骨质疏松症可分为三类：原发性骨质疏松症、继发性骨质疏松症和原因不明特发性骨质疏松症。

一、骨质疏松症的病因

骨质疏松症除了主要由绝经和老年有关的原发性骨质疏松引起外，还可能由多种疾病引起，称为继发性骨质疏松症。可能引起骨质疏松症的常见因素：

（一）内分泌疾病

糖尿病（1型、2型）、甲状旁腺功能亢进症、库欣综合征、性腺功能减退症、甲状腺功能亢进症、垂体泌乳素瘤、腺垂体功能减退症等。

（二）营养物质不足

营养物质不足包括蛋白质缺乏、维生素 C 与维生素 D 缺乏、低钙饮食、微量元素不等。

（三）物理因素

物理因素包括是否经常进行运动、日光照射情况、重力负荷因素等。

（四）遗传因素

成骨不全、染色体异常。

（五）药物因素

使用糖皮质激素、免疫抑制剂、肝素、抗惊厥药、抗癌药、含铝抗酸剂、甲状腺激素、慢性氟中毒、促性腺激素释放激素类似物或肾衰用透析液等。

（六）失用因素

全身性骨质疏松见于长期卧床、截瘫、太空飞行等；局部性见于骨折后、创伤后骨萎缩等。

二、骨质疏松症的临床表现

（一）疼痛

疼痛是原发性骨质疏松症最常见的症状，以腰背痛多见，占疼痛患者的70%~80%。疼痛沿脊柱向两侧扩散，仰卧或坐位时疼痛减轻，直立时后伸或久立、久坐时疼痛加剧，日间疼痛轻，夜间和清晨醒来时加重，弯腰、肌肉运动、咳嗽、大便用力时加重。一般骨量丢失12%以上时即可出现骨痛。

（二）身长缩短、驼背

身长缩短、驼背多在疼痛后出现。脊椎椎体前部多为松质骨组成，而且此部位是身体的支柱，负重量大，尤其第11、12胸椎及第3腰椎，负荷量更大，容易压缩变形，使脊椎前倾，背屈加剧，形成驼背。正常人每一椎体高度约2cm，骨质疏松时椎体压缩，每椎体缩短2mm左右，身长缩短3~6cm。

（三）骨折

骨折是退行性骨质疏松症最常见和最严重的并发症，骨质疏松症所致骨折在老年前期以桡骨远端骨折多见，老年期以后腰椎和股骨上端骨折多见。一般骨量丢失20%以上时即发生骨折。有20%~50%的脊椎压缩性骨折病人无明显症状。

（四）呼吸功能下降

胸、腰椎压缩性骨折，脊椎后弯，胸廓畸形，可使肺活量和最大换气量显著减少，患者往往可出现胸闷、气短、呼吸困难等症状。

三、骨质疏松症的诊断

（一）X线检查

X线检查是骨质疏松症的较基本检查手段，但不敏感，通常要在骨密度下降30%以上才有较明显改变。

（二）骨密度测量

双能 X 线吸收法（DXA）的测定值是目前全世界公认的诊断骨质疏松症的金标准，可测量骨矿密度（BMD）和骨矿含量（BMC）。临床上一般用 T 值来衡量骨量的正常与否，T 值即用受检者的骨密度值与同性别正常青年人的骨密度平均值进行比较（表 6-2）。

表 6-2 骨密度平均值比较

诊断结果	T 值
骨量正常	T 值 ≥ -1
骨量低下	$-2.5 < T$ 值 < -1
骨质疏松	T 值 ≤ -2.5

四、骨质疏松症的预防措施

人体骨骼中的矿物质含量在 35 岁达到最高，医学上称之为峰值骨量。峰值骨量越高，就相当于人体中的"骨矿银行"储备越多，到老年发生骨质疏松症的时间越推迟，程度也越轻。从青年期就应加强运动、保证足够的钙质摄入，同时防止和积极治疗各种疾病，避免长期使用影响骨代谢的药物等，可以尽量获得理想的峰值骨量，减少今后发生骨质疏松症的风险。医学界还未有安全而有效的方法，帮助已疏松的骨骼恢复原状。因此，预防保健很重要，不可轻易忽视"护骨"的工作，也不可认为自己年迈为时已晚，保住骨本永远不嫌迟。

（一）富含钙、低盐、适量蛋白质的均衡饮食

1. 富含钙质的食物

（1）奶类：牛奶、酸奶、奶酪。1ml 牛奶含 1mg 钙，提倡 1 天饮用 250～500ml 牛奶。服鲜奶后腹痛、腹泻者，可用递增法刺激肝脏乳糖酶的分泌，以后逐步加量，可以消除腹痛、腹泻。脱脂奶适合老年人、血压和血脂偏高的人群；高钙奶适合中等及严重缺钙的人、少儿、老年人、易怒者、失眠者及工作压力大的女性。

（2）豆制品：卤水豆腐、石膏豆腐、豆腐干等。

（3）深绿色的叶菜：小油菜、小白菜、芥蓝等。绿叶菜中不仅含有比较丰富的钙，其中的镁、钾、维生素 K 和维生素 C 等营养素都可以有效提升钙利用率。

（4）芝麻酱、坚果、带骨小鱼和虾贝类等；钙磷比例为 1∶2 或 1∶1 时钙的吸收率最高，在食物中钙磷比在此范围的要数水产品了，如鱼虾类和贝壳类（牡蛎、梭子蟹）等，而且水产品还含有吸收钙必需的维生素 D，这是牛奶等含钙高的食物所不及的。

2. 足够的蛋白质 牛奶、鸡蛋、鱼、鸡、瘦肉、豆类及豆制品等。

3. 充足的维生素 D 及维生素 C 花生、核桃、芝麻、杏仁、薏苡仁、山楂等。

4. 低盐饮食 我国居民食盐摄入量远远超过世界卫生组织的推荐值，肾脏每排出 2300mg 钠（相当于 6g 盐），同时就会损失 40～60mg 钙，摄入过量的盐意味着会带走更多的钙，所以"少吃盐=多补钙"。

注意事项：①不要酗酒；②不要大量饮用咖啡；③少喝碳酸饮料；④忌多吃糖和含糖多的食物；⑤忌太多的盐，"少吃盐=多补钙"；⑥忌过多摄入纤维素；⑦吃草酸高的食物要焯水后再吃，这样可使草酸溶于水，避免影响钙吸收，如菠菜、苜蓿菜、苋菜、竹笋、芹菜、香菜等。

（二）适量运动

骨质疏松不意味着要停止运动，事实上，规律而恰当的运动能降低将来发生骨折的风险。运动锻炼通过肌肉张力的机械应力刺激成骨细胞，促进骨形成和骨重建，可以维持或增加骨量，而且增加骨的弹性。运动应循序渐进，量力而为，不可盲目和过度。骨质疏松和骨折病人应当在医生的指导下进行锻炼。

1. 力量训练 也称负重练习、阻力练习，包括仰卧起坐、举重、引体向上、俯卧撑等。运动频率：30 分钟/次，3 次/周。运动强度：目标心率 =（220-年龄）×（55%~77%）。

2. 慢跑 指采用较长时间、慢速度、较长距离的有氧锻炼方法。最好是，30 分钟·3km/次，3 次/周。

3. 行走 森林浴、散步等，1 小时/次，2 次/周。

（三）合理日照

中国人饮食中所含维生素 D 非常有限，大量的维生素 D_3 依赖皮肤接受阳光紫外线的照射后合成。经常接受阳光照射会对维生素 D 的生成及钙质吸收起到非常关键的作用。正常人平均每天至少进行 20~30 分钟日照，且尽量避免暴晒。空腹及餐后 2 小时不宜晒太阳；晒太阳时，不要隔着玻璃，这样会阻挡紫外线，没有效果；防晒霜、遮阳伞也会使女性骨质疏松概率加大。平时户外光照不足的情况下，出门又要涂上厚厚的防晒霜或者用遮阳伞，会影响体内维生素 D 的合成。

五、骨质疏松症的治疗

（一）骨质疏松症的基本治疗

1. 钙剂 我国营养学会制定成人每日钙摄入推荐量为 800mg（元素钙量），绝经后妇女和老年人每日钙摄入推荐量为 1000mg。应根据医嘱补充钙剂，同时需要定期监测血钙、尿钙，将血钙、尿钙控制在正常范围，以免发生泌尿系结石等并发症。

2. 维生素 D 推荐每日摄入量：19~50 岁，200 单位；51~70 岁，400 单位；>70 岁，600 单位。治疗骨质疏松症时剂量可为 800~1200 单位。

（二）药物治疗

1. 药物治疗适应证 已有骨质疏松症（$T \leq -2.5$）或已发生过脆性骨折，或已有骨量减少（$-2.5 < T < -1.0$）并存在一项以上骨质疏松症危险因素者。

2. 性激素 ①尼尔雌醇 15 天 2mg；②替勃龙 1.25~2.5mg/d；③炔雌醇 2 天 50μg。

3. 抑制骨吸收药物 ①依替膦酸钠 400mg/d,不加钙剂,共服 2 周；②鳗鱼降钙素 10U,

每周 2 次，肌内注射。

附：常见食物含钙量见表 6-3。

表 6-3 常见食物含钙量 （mg/100g）

食物名称	含钙量	食物名称	含钙量	食物名称	含钙量	食物名称	含钙量
芝麻酱	1170	黑豆	224	银鱼	82	黄瓜	24
虾皮	991	黄豆	191	绿豆	81	瘦牛肉	9
发菜	875	蚌肉	190	芹菜	80	苹果	4
河虾	325	红苋菜	178	小豆	74	海带	348
黄花菜	301	榨菜	155	红枣	64	木耳菜	166
豆腐干	308	海虾	146	冬菇	55		
紫菜	264	蛤蜊	138	鲤鱼	50		
黑木耳	247	油菜	108	鸡蛋	48		
蟹肉	231	牛乳	104	大白菜	45		
雪里蕻	230	豌豆	97	花生仁	39		
芥菜	294	小白菜	90	胡萝卜	32		

第五节 特勤人员微运动指导

一、亚健康与特勤疗养

（一）亚健康

亚健康是指人们处于健康状态与疾病状态之间，生理功能低下的非健康状态。

随着医学知识的普及，"亚健康"这一名词已经越来越多地被人们熟悉和了解。1984 年 WHO 对健康的经典定义是"健康不仅仅是没有疾病和虚弱，而且是身体、心理和社会适应处于完全的完满状态"。此后，WHO 又给出了健康的十条标准：①有足够充沛的精力，能从容不迫地应付日常生活和工作的压力；②处事乐观，态度积极，乐于承担责任，不挑剔事物的巨细；③善于休息，睡眠良好；④应变能力强，能适应各种变化；⑤能抵抗一般性感冒和传染病；⑥体重得当，身材均匀，站立时，头、肩位置协调；⑦眼睛明亮，反应敏锐，眼睑不发炎；⑧牙齿健康，无空洞，无痛感，牙龈颜色正常，无出血现象；⑨头发有光泽，无头皮屑；⑩肌肉、皮肤有弹性，走路感到轻松。无法达到上述健康状态的基本都属于亚健康状态。

预防和消除亚健康是 21 世纪的一项全球性健康策略。亚健康概念的提出，是当代医学模式转变的结果，它使健康的定义更科学、更完善，使人类长期存在的莫名痛苦有了命名和理论上的认识；它标志着人类对疾病的策略真正从被动治病转向了主动预防，从而为预防医学增添了新的研究课题和新的内容，是当今医学研究的发展方向，是 21 世纪生命科学研究的重要内容之一；它揭示了"健康"、"亚健康"与"疾病"之间动态转化和相互重叠的过程。此模式的确立为医学增添了新的内容，为亚健康的不同阶段采取不同防治措施提供了理论基础，也为人类医学保障事业在更科学的模式上发展提供了理论依据。

（二）亚健康与特勤人员的联系

1. 职业因素导致的亚健康　特勤人员面临长期高强度军事作业及作业环境因素的不良影响，如执行应急机动作战训练、联合作战训练、大航程飞行、远距离长时间航行（水面、水下）等任务，导致精神紧张、睡眠剥夺和体能消耗。高风险的复杂性军事任务、高精确度和高强度信息劳动，均可造成脑力负荷增加、脑力疲劳和脑的微创，与此同时，环境因素直接或间接影响作业能力。海勤人员无论在海上或水下作业，均处于一种特殊封闭而复杂的环境中，包括舰船狭小空间环境中高温、高湿、有害气体、噪声（可听声和次声）、震动、远航中的营养和饮水条件的局限，以及较长期处于远离家人亲友的封闭或隔离状态所形成的对精神心理的不利影响等，是亚健康的好发人群。

2. 静态的工作、生活模式导致的亚健康　特勤疗养人员虽然均经过严格的医学选拔，但由于作业环境、饮食营养、生活习惯、生活事件及年龄等多种因素的影响，在其职业生涯中，身体健康状态会发生变化。

（1）环境因素：①静态的工作模式。潜艇长期在恶劣的海洋环境下作战，艇上装备众多，配备人员较多，舱室有效使用面积的标准很低，活动空间不大；实验室里从事科研工作，长时间忙于文案工作造成久坐不适。②静态的生活模式。现代生活节奏加快，竞争激烈。人们主观上更愿意选择安静、休闲的娱乐方式。

（2）个人因素：许多人只注重健康和疾病两种明显的状态，而忽略了亚健康状态。他们的保健意识不强，往往过高估计自己的健康状态，盲目乐观。平时缺乏体育锻炼，长期超负荷工作。日积月累，减少了机体的能量储备，降低了适应能力。

二、微运动对机体的作用机制

微运动是一种动作幅度小、利用零碎时间开展的运动。科学的运动处方，能达到药物所达不到的疗效，能够很好地起到消除疲劳、调整疗养员亚健康状态的作用。随着疗养学的进展，微运动已经渐渐走入人们的视线，成为现代生活一种非常时兴的减压活动，在现代疗养预防中具有重要的作用。其作用机制包括：

（一）生理方面

1. 对骨骼、肌肉系统的作用　微运动可增强骨骼的血液循环代谢，使骨密度增加，骨质更加坚固；可加强关节的稳固性和韧性，提高关节的灵活性；改善肌肉的代谢能力，使肌肉收缩力量、速度、耐力都得到提高；运动时加速皮肤血液的微循环，使皮肤更有营养，更有弹性、更红润。

2. 对心血管系统的影响　微运动对心血管功能有良好的影响。运动时，由于体内能量消耗的增加，代谢产物增强，即收缩的力量加大，次数增加，血液循环量增加，从而保证体内较高的新陈代谢水平的需要。活动时，心脏功能的变化就成为心脏功能改善的因素，长期坚持科学锻炼，能使心脏结构功能上得到改善、提高。

3. 对呼吸系统的影响　微运动可以使呼吸肌力量增强，呼吸深度增加，吸气时胸部充分扩展，使更多肺泡扩张，可以吸入更多的氧，呼气和换气功能均能得到提高。增加呼气的深度，可增加每次呼吸的气体交换量。这样既有利于呼吸肌的休息，又可提高呼吸系统的功能储备，从而满足气体交换的需要。

4. 对消化系统的影响 微运动能明显提高消化系统功能。因为肌肉活动时能量消耗增加，促使消化液分泌增加，胃肠蠕动增强，有利于营养物质的吸收和利用。

5. 对中枢神经系统的调节作用 微运动能够通过关节肌肉的运动，增强本体感受刺激并传入大脑，改善大脑调节功能。当运动的次数和强度增加时，传入大脑皮质相对应区域的次数增多，使兴奋性、灵活性和适应性得到明显提高。微运动还可以提高自主神经功能，如心跳的快慢、呼吸的深浅、血管的收缩、皮肤温度的升降和代谢率的高低等，在一定范围内都可以得到加强。科学的体育锻炼，对中枢神经系统有提神醒脑的作用。

（二）心理方面

运动与亚健康密切相关。它不仅表现在躯体各项生理指标的缓冲上，还体现在心理调节上。有效的微运动在保持躯体正常生理状态、增强机体免疫力、延缓衰老、提高睡眠质量、减轻精神紧张、舒缓不良情绪等方面都有良好的功效。

三、微运动在特勤疗养中的应用

（一）在日常生活中进行微运动

中国文化博大精深，《黄帝内经》里就有"五劳七伤"对静态的工作和生活模式给人体带来伤害的表述。其中"五劳"是指"久视伤血、久卧伤气、久坐伤肉、久立伤骨、久行伤筋"。中医用这日常活动的"五劳"提醒人们做事要有度。量变达到一定程度后就会发生质变。其中"视、卧、坐、立、行"是生活中最普通的日常活动。这些活动对人的影响也最大，互相之间也可以相互影响，互为协调。所以，每个人在日常的生活和工作中都要注意，不论是劳身还是劳心都要有节制，不可过度，要注意劳逸结合，调节神经和身心。

下面由视、卧、坐、立、行五方面介绍如何在日常生活中充分进行微运动。

1. 视 长时间用眼或者睡眠不足，易导致视力疲劳，伤血耗气，产生脸色苍白、头晕目眩、眼睛干涩等症状。为防止眼睛干涩和疲劳，眼睛焦距应经常变换，眺望远处或经常眨眼，保持眼睛湿润。

2. 卧 久卧不动，易导致经脉难以流通，气血凝滞不行。不仅肢体筋肉之气渐趋衰弱，而且还会伤及五脏六腑，引起一些气血不足的表现。如精神萎靡、疲倦无力、食欲缺乏、心悸气短等症状。睡眠应当适可而止，有规律，有节制，顺应"春夏夜卧早起，秋季早卧早起，冬季早卧晚起"的规律。

3. 坐 久坐不动，血液流通会受阻，使人容易患慢性胃炎、消化道溃疡、冠心病、腰肌劳损、痔疮等疾病。久坐之后，应当站立或者活动一会儿，可促进躯体内的新陈代谢和生长发育，相应地疏通经络，调剂平衡，减少疲乏，清醒大脑，保护身体健康。

4. 立 久立不走，下肢静脉血液回流不畅，易发生腰痛、腿软、足麻。长久站立，容易发生下肢静脉曲张或导致某些骨骼关节发育畸形和活动障碍。久立之后，应适当调整姿势，才能让周身气血正常运行，调节神经功能，保持身心的健康。

5. 行 适当地走动或散步，可以使全身关节筋骨得到适度的运动，能促进新陈代谢，提高机体免疫力。但行走的时间长了，就容易使肢体，特别是下肢关节周围的韧带、肌肉等筋腱组织扭伤或劳损，这也就是为何人走路多了会酸痛、疲乏的原因。

（二）部分微运动的详细介绍

（1）方法一：30秒1次，做2次——拉伸背部肌肉

1）在胸前双掌合实，十指紧扣，慢慢地调整呼吸。头部向下，收紧下巴，闭上双目，手腕尽量向前伸，拉伸头部、肩膀、背部、腰部的肌肉（图6-1）。

2）保持1）的动作，进行深呼吸。然后一边把紧合的手掌向外翻转，一边慢慢地呼气，尽量把身体向前伸展。然后慢慢地把身体放松，再重复1）的动作（图6-2）。

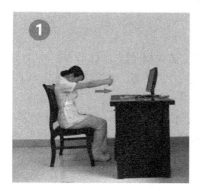 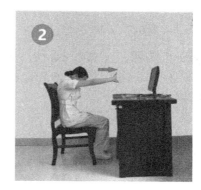

图6-1　方法一动作1　　　　　　　图6-2　方法一动作2

（2）方法二：挺胸15秒、提手臂10秒，做2次——放松胸部和背部肌肉

1）椅子不要坐得太深，坐到椅子1/3的位置，挺胸收腹，双手放在背后，双掌合实，十指紧扣。肩胛骨尽量往中间挤压，挺直胸膛，保持15秒（图6-3）。

2）保持1）的姿势，身体稍微向前倾，紧合的双手尽量向上抬高，保持10秒。然后，慢慢地恢复到原来的姿势。注意尽量收腹，腰不要往后仰（图6-4）。

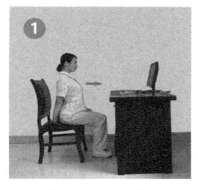 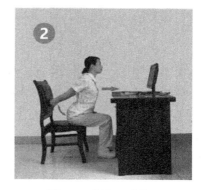

图6-3　方法二动作1　　　　　　　图6-4　方法二动作2

（3）方法三：左右各15秒，做2次——伸展小腿肚、膝盖内侧、大腿后侧肌肉

1）椅子不要坐得太深，坐椅子的1/3的位置，挺直腰杆。同时左脚向前伸，脚后跟贴着地板,脚掌与小腿成 90°角,内膝盖往下压,把小腿肚和大腿后侧的肌肉拉紧(图 6-5)。

2)在 1)的基础上,双手向脚尖方向伸展,拉紧小腿肚、膝盖内侧、大腿肌肉(图 6-6)。然后,右脚也同样地进行上述动作。注意身体向前倾的时候腰挺直。

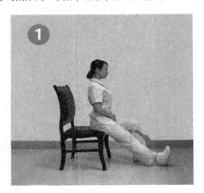
图 6-5　方法三动作 1

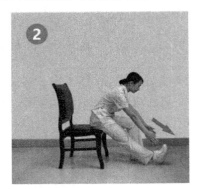
图 6-6　方法三动作 2

(4)方法四:左右各 10 秒,做 3 次——锻炼支撑膝盖的肌肉

1)椅子不要坐得太深,坐椅子 1/3 位置。力量集中在腹部,右脚往前伸,稍稍向上抬起(图 6-7)。

2)在 1)的动作的基础上,右脚向上抬至与地板水平的位置,脚尖尽量竖直。同时,把力量集中在膝盖上保持动作 10 秒钟(图 6-8)。左脚也同样地进行上述动作。注意要有意识地把力量集中在膝盖上。

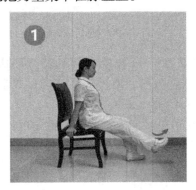
图 6-7　方法四动作 1

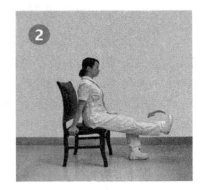
图 6-8　方法四动作 2

(5)方法五:左右各 15 秒,做 2 次——拉伸手臂肌肉

1)坐在椅子上,掌心向上,手臂向前直伸。用右手轻握左手拇指以外的四根手指,用力把手向下掰。左右手交替做上述动作(图 6-9)。

2)坐在椅子上,把手肘伸直,手掌压在椅子上。此时,手腕向前腕内侧用力。注意手肘不要弯曲(图 6-10)

(6)方法六:左右各 10 秒,做 3 次——收紧手腕的松弛肌肉

1)坐在椅子上,伸直腰杆,挺胸收腹。两手紧握成拳头状,手腕上下交叉运动(图 6-11)。

2)两个拳头紧握,下手腕用力在胸前弯曲,上手腕用力挤压下手腕。保持互相挤压的状态。上下两只手交替做同样的动作（图 6-12）。建议：双手要紧紧相握，用力相互挤压。

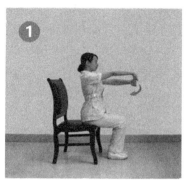

图 6-9　方法五动作 1

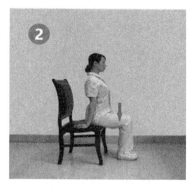

图 6-10　方法五动作 2

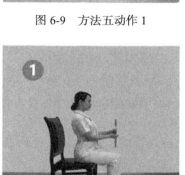

图 6-11　方法六动作 1

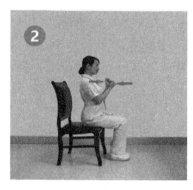

图 6-12　方法六动作 2

（7）方法七：跷腿，用手肘按膝盖，左右各 40 秒，做 2 次—— 收紧腹部肌肉

1）椅子不要坐得太深，坐椅子 1/3 的位置，跷腿，脸面向前方，收腹，用左手手肘按着右脚膝盖，保持 30 秒（图 6-13）。

2）在 1）的基础上，左手手肘放在右腿膝盖外侧，用手肘用力挤压膝盖 10 秒钟。换腿在相反的一侧做同样的动作（图 6-14）。注意先收腹再跷腿。

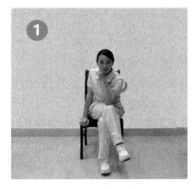

图 6-13　方法七动作 1

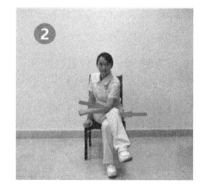

图 6-14　方法七动作 2

（8）方法八：10 秒，做 3 次—— 坐着锻炼腹肌

1）椅子不要坐得太深，坐椅子 1/3 的位置，收下颌。保持这种状态，把力量集中在腹部,用力收腹(图6-15)。

2)在1)的基础上,稍稍弯曲背部,身体慢慢往后倒。然后,在背部快倒下的时候保持这个姿势10秒钟,慢慢恢复原来的姿势(图6-16)。建议:背部和腰不要往后仰。

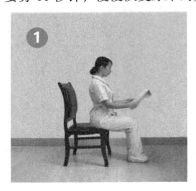

图6-15　方法八动作1

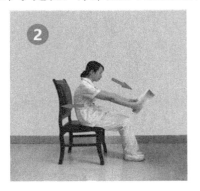

图6-16　方法八动作2

(9)方法九:左右各15秒,做2次——站着拉伸大腿肌肉

1)脚张开与肩齐宽的幅度,挺直腰杆,收腹,右手扶着墙壁或椅子站稳。然后用右脚单腿站立,左手抓住左脚脚尖,把腿向上提(6-17)。

2)在1)的基础上,吸一口气,身体向前倾,把腿向上提(图6-18)。换一只脚做同样的动作。注意背部和腰不要弯曲,保持身体挺直。

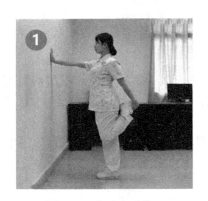

图6-17　方法九动作1

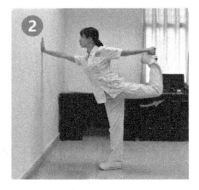

图6-18　方法九动作2

(10)方法十:左右各15秒,做2次——放松紧缩的小腿肌肉

1)脚张开与肩齐宽的幅度,站在离墙手臂长的距离,两手向前伸。右脚往后退一步,膝盖伸直,脚后跟紧贴地面。前方的左膝盖稍稍弯曲(图6-19)。

2)在1)的基础上,身体向前倾,两手用力地按在墙壁上,右脚的小腿肚用力往后拉伸,左脚放松,不要用力。左右脚交换做同样的动作。注意前脚放松,把力量集中在两只手上(图6-20)。

(11)方法十一:左右拉伸肌肉各15秒+前后拉伸肌肉各15秒——工作空闲时间的放松方法

1)脖子的左右拉伸:肩膀放松,用右手把头往左侧靠,慢慢地把头往右侧靠

(图 6-21)。注意左肩不要耸起。相反方向也做同样的动作。

2)脖子的前后拉伸：头部朝下，两手紧握放在头部后面，下颌轻轻靠在胸前。保持这个姿势几秒钟后脖子慢慢抬起尽量往后仰。注意上半身不要向前弯曲。然后双手放下，下颌慢慢向上提（图 6-22）。要注意的是不要太用力往后倒，否则会给脊椎造成压力。注意肩膀不要向上耸起，只是脖子前后左右拉伸。

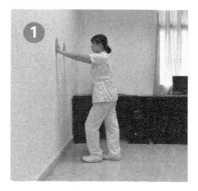

图 6-19　方法十动作 1

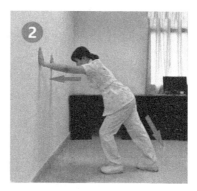

图 6-20　方法十动作 2

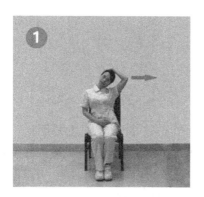

图 6-21　方法十一动作 1

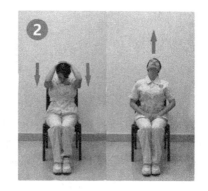

图 6-22　方法十一动作 2

（12）方法十二：石头、布拳运动 30 秒＋石头、布拳绕肩 1 周 15 秒做 2 次——缓解肩膀的紧缩

1)椅子不要坐得太深，坐椅子 1/3 的位置，伸直腰杆，收下颌，手臂向前伸直。手掌向上握拳，分别做"石头、布"的动作。做"石头"的动作时尽量握紧，做"布"的动作时手掌尽量张开（图 6-23）。

2)重复"石头、布"的动作，双手慢慢抬起，与肩垂直，然后慢慢把手从身体两侧放下（图 6-24）。

（13）方法十三：合并膝盖 15 秒+按着靠垫 10 秒做 3 次——轻松收紧大腿内侧肌肉

1)椅子不要坐得太深，坐椅子 1/3 的位置，伸直腰杆坐正，左右脚踝和膝盖内侧紧贴，轻轻靠着 60 秒（图 6-25）。

2)膝盖紧夹一个厚的靠垫，用膝盖挤压靠垫 10 秒（图 6-26）。建议：脚的内侧要完全紧贴。

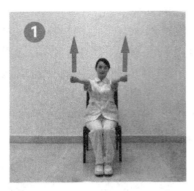
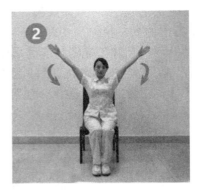

图 6-23　方法十二动作 1　　　　　　　图 6-24　方法十二动作 2

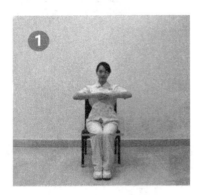
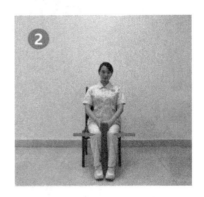

图 6-25　方法十三动作 1　　　　　　　图 6-26　方法十三动作 2

（14）方法十四：前后左右各 10 秒，合计 40 秒——锻炼大腿主要肌肉

1）椅子不要坐得太深，坐椅子 1/3 的位置，把重心放在左脚上，右脚放在左脚的跟腱上。像把足球往前踢一样，右脚用力踢左脚 10 秒（对右大腿前侧肌肉有用）（图 6-27）。

2）接着右脚放到左脚前面，用力往后压左脚 10 秒（对右大腿后侧有用）（图 6-28）。把重心放在右脚上做同样的动作。注意用手指按压确认大腿前后侧的肌肉是否绷紧。

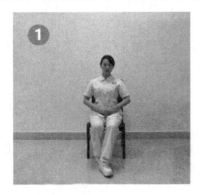
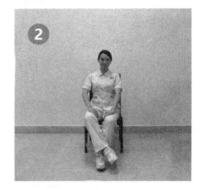

图 6-27　方法十四动作 1　　　　　　　图 6-28　方法十四动作 2

（15）方法十五：左右各 15 秒，做 3 次——扭转身体消除疲劳

椅子不要坐得太深，坐椅子 1/3 的位置，伸直腰杆，收下颌，脚尖呈外"八"字状张开双腿，双手放在膝盖上（图 6-29，图 6-30）。

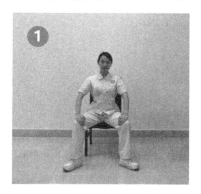

图 6-29　方法十五动作 1

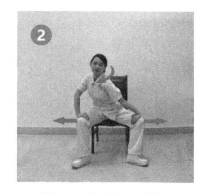

图 6-30　方法十五动作 2

四、微运动之穴位经脉养生

以下主要介绍个别缓解亚健康症状的穴位及按摩方法。

（一）缓解颈椎疼痛的穴位——后溪穴

1. 位置　手握拳，掌指关节后横纹尽头。
2. 作用　缓解疲劳、补精益气。
3. 按摩方法　采取滚动式按摩。

（二）缓解腰酸背疼的穴位——委中穴

1. 位置　膝关节后侧。具体在腘窝处，腿屈曲时腘窝横纹的中点。
2. 作用　舒筋通络、散瘀活血。
3. 按摩方法　摩手至热，用两手掌面上下来回擦本穴，连做 30 次。

（三）缓解腰腿疼痛的穴位——承山穴

1. 位置　小腿后侧正中间，腓肠肌腹下，用力伸直小腿或抬起脚跟时，小腿肚上就会出现一个类似 "人" 字形的凹陷，凹陷的尖角即为承山穴。
2. 作用　壮筋补虚、舒筋活络。
3. 按摩方法　用手指按住此穴，坚持 1~2 分钟。或揉按 5 分钟亦可。

（四）解除疲劳的穴位——足三里

1. 位置　足三里穴在外膝眼下 3 寸。
2. 作用　通畅经络、缓解疲劳。
3. 按摩方法　将拇指指端按放在足三里处，做点按活动，一按一松。两侧交换进行。

（五）醒脑提神的穴位——神庭穴

1. **位置**　神庭穴在头部，当前发际正中直上 1.5cm。
2. **作用**　提神醒脑、放松神经。
3. **按摩方法**　每次按压 5～10 秒，连续按压 7～8 次。

第七章 核勤疗养心理保障

核勤人员由于工作环境封闭、缺乏沟通、人际交往和生活空间局限、性别单一、地理位置偏远、长期受核辐射威胁，时常处于生理和心理上的应激状态，并且在执行急重任务时心理疾病更为突出，而心理干预对核勤人员的心理健康水平，减少其过度应激反应，增强心理素质和保护战斗力有着积极的意义。在疗养期采取心理训练，对于疗养员缓解疲劳、提高自我认识能力、开发潜力、提升心理素质有着积极作用。新形势下核勤人员执行非战争军事行动的实践证明，军人良好的心理素质是军队凝聚力和战斗力的保障。因此，在疗养期，把握核勤人员心理素质的特点和规律，建立系统完善的健康心理疗养模式，积极采取疾病防护措施，针对性开展军队核勤人员心理健康疗养，对于有效控制不良心理压力反应，维护心理健康，巩固人员心理防线，生成和保护战斗力具有重要的军事和社会意义，是增强军队凝聚力、战斗力的迫切需要。

第一节 核勤人员心理健康疗养

一、核勤人员心理健康疗养概念

核勤人员心理疗养是指针对军队核勤人员（从事核武器定检、装检、运输、储存等技术勤务、保卫勤务和战斗勤务的人员）在疗养期间采用科学心理学的原理、心理检测、心理训练等方式对其心理功能进行恢复、保健及其提高的有效措施。疗养院作为核勤人员的健康保健基地和战争状态及紧急任务下的康复基地，在恢复、生成和提高部队战斗力方面具有十分重要的地位和作用。因此，核勤人员心理疗养必须促进核勤人员心理素质符合"来之能战，战之必胜"的要求。

随着传统医学模式向生物-心理-社会医学模式的转变，心理疗养因子作为疗养因子（自然疗养因子、人工疗养因子、社会心理疗养因子）的重要组成之一，其地位和作用越来越凸显。目前，开展心理护理、心理干预已经成为疗养院实施心理疗养的首要途径。心理疗养具有以下几个特点：一是指向性，心理疗养的指向性要体现在其达到目标的程度上，围绕特定的目标开展心理疗养及训练。二是操作性，心理疗养是将某种经验或原理中最核心的部分概括出来，形成一种简化的、具体的心理疗养框架，便于广大疗养心理工作者理解和运用。三是完整性，心理疗养是心理疗养实践和心理疗养理论的统一，是经过不断摸索和验证形成的相对完善的体系结构。四是稳定性，心理疗养一般是将多年心理疗养实践经验归纳总结，经科学验证后概括形成的，其在一定程度上揭示了心理疗养活动带有的普遍性规律，使心理疗养模式的程序和框架具有相对稳定的重要参考价值。五是灵活性，由于受到社会和军事变革的影响，这种稳定性又是相对的，在运用的过程中必须考虑到核勤疗养人员的特点、军事任务的需求、现有条件的限制等具体情况，进行细微的调整，以体现对心理疗养特点的主动适应。

二、核勤人员心理健康疗养对象特征

（一）核勤人员概念

核勤人员指从事核武器定检、装检、运输、储存等技术勤务、保卫勤务和战斗勤务的人员。

（二）生物特性

25~50 岁的成年男性（按照人的生命周期来划分，处于成年的前期和中期）生物性：根据心理学家的研究，多数人身体功能在 25~30 岁时达到高峰，体力、智力、灵敏度、反应时、手工技能等都处于最佳状态。美国心理学家肖克测量了成年期男性的工作率（指两分钟内心率能恢复正常的工作量）、心输出量和肺活量，发现这些指标在 25~30 岁最佳，30 岁以后开始缓慢下降。

（三）心理特征

生活的理想和目标较清楚，看法较现实；思维深刻，智力个别差异明显；意志坚强，情感深沉。

三、核勤人员生存环境

我军核勤人员属于特殊兵种，常在一些高空、水下、地下、风洞、强辐射、强磁场、强噪声等非居住环境中训练作业，因此核勤人员面临的健康危害因素有下述五类。

1. **放射性危害因素**　^{235}U、^{238}U、^{239}Pu 等。
2. **化学性危害因素**　坑道环境密闭，通风不畅，尾气、废气。
3. **生物性危害因素**　坑道环境通风不畅，易污染。
4. **物理性危害因素**　坑道、密闭空间环境中潮湿、缺氧、噪声等。
5. **心理性危害因素**　自然环境恶劣、生活在半隔绝状态、"恐核"心理。

四、致病心理原因

1. 特殊作业环境引起。
2. 与职业环境适应不良密切相关。
3. 部分因意外事故引起。

五、特殊环境条件下军人心理健康的特点

（一）特殊环境对军人心境的影响

我军人员由于军事任务多样化，所处环境亦非常复杂，在许多偏僻、高热、潮湿、低

氧、密闭的环境下，由于远离人群、生活单调，日常情绪不能及时倾诉发泄。

另外，平时缺少人际沟通，比常人更多地遭遇到一些恐怖、血腥场景，使我军人员更容易产生孤独、烦闷、呆板、焦虑、悲伤、闷闷不乐等消极的情绪。

心境可以说是一种生活的常态。它对部队人员的生活、工作和健康都有很大的影响。影响心境的因素有环境、人生观及世界观。我军人员由于军事任务多样化，所处环境亦非常复杂，在许多偏僻、高热、潮湿、低氧、密闭的环境下，由于远离人群、生活单调，日常情绪不能及时倾诉发泄。另外，平时缺少人际沟通，比常人更多地遭遇到一些恐怖、血腥场景。使我军人员更容易产生孤独、烦闷、呆板、焦虑、悲伤、闷闷不乐等消极的情绪。

（二）特殊环境对军人激情的影响

军人的激情主要心理问题表现在人际关系紧张、过分焦虑又有抑郁、恐怖，并表现出较多躯体症状，如头痛、腰背痛、恶心、食欲下降、尿频等，这可能与军事演习的艰苦环境和高强度的军事作业有关。

军事应激环境下，由于生活条件差，军事作业强度高、难度大，加之模拟战场的紧张氛围，难免会造成人员关系的紧张，如战友关系、人员关系及上下级关系等，给军人带来很大的心理和生理压力，使军人的心理健康状况恶化。产生以下几方面的反应。

1. 意识方面 人的思考力和判断力下降，即陷入意识的不统一或失去控制的状态。

2. 器官变化方面 不随意肌（瞳孔运动、体毛运动）、循环系统（脉搏、血量分布、血压）、呼吸系统（呼吸频率、呼吸量）、腺活动（消化液分泌、出汗）等发生显著的变化，主要是自主神经系统和内分泌系统发生急剧的、广泛的变化所致。

3. 行为方面 如肌肉变得不能随意地运动，或不随意地颤动，出现平时看不到的混乱状态。

军人的激情主要心理问题表现为人际关系紧张，过分焦虑又有抑郁、恐怖，并表现出较多躯体症状，如头痛、腰背痛、恶心、食欲下降、尿频等，这可能与军事演习的艰苦环境和高强度的军事作业有关。军事演习一般都在自然环境较为恶劣的地区进行，目的是锻炼军人的意志力和心理承受力，增强军人在恶劣环境下的生存和作战能力。但这会对军人的心理健康产生很大影响。

（三）特殊环境对军人应激的影响

应激（stress）是在出乎意料的紧急和危险的情况下所引起的高度紧张的情绪状态。当人遇到紧张危险情境而又需迅速采取重大决策时，就可能导致应激状态的产生。在应激状态下，人可能有两种表现：①目瞪口呆，手足失措，陷于一片混乱之中；②急中生智，冷静沉着，动作准确有力，及时摆脱险境。出乎意料的危险情境或面临重大压力的事件，如战争、地震、突遭袭击、参加军事演习、维和行动等过程中，都是应激状态出现的原因。应激有积极作用，也有消极作用。

第二节 核勤人员心理健康评估

一、核勤人员心理健康评价标准

核勤人员心理健康是军队整体战斗力的重要组成部分，是其中最敏感、最活跃的驱动因素，是打赢未来战争的重要保障，同时也是军事职业、部队环境对军人提出的特殊要求。军人心理健康评价经历了三个阶段。

（一）第一阶段：心理适应

军人心理健康是指在核武器装备军事环境中，军人对军事环境及相互作用的动态过程中积极、高效、快乐的适应状态，具体表现为良好的认知、积极稳定的情绪、高尚的情感、坚强的意志、良好的性格及和谐的人际关系等。

（二）第二阶段：心理品质

军人在不断调整身心，维持与环境的良好关系，同时追求成熟、丰富、健全的心理品质和生活的稳定心理状态。

（三）第三阶段：适应、平衡、发展

2014年7月29日由冯正直、苗丹民、严进等在中国威海中国军人心理健康标准指标研讨会上，进行了专家论证、讨论并提出，军人心理健康是军事作业情境中"人-机-环"关系的和谐和军事效能最大化，不断适应、平衡和发展的心理状态、心理能力和心理素质的整合和优化。这个概念体现军人心理健康的核心是军事效能最大化，即战斗力的提升；其内容是心理状态、心理能力和心理素质；适应、平衡与发展表达了皮亚杰的"认知发生论"和维果茨基的"最近发展区"理解心理健康的3种不同水平。因此，核勤人员心理健康涉及以下具体标准。

1. 核勤人员心理健康的功能是"人-机-环"关系的和谐和军事作业效能最大化。核勤人员这一特殊职业最根本的目的是高效完成军事作业，在战争中取胜，而战斗力提升的基础是军人心理健康。因此，"军事作业效能最大化"是军人心理健康最积极的目标，保护和提高军人的军事作业效能是决定任何军事行动成败的最关键问题。军事作业效能由智能（心理健康）、体能和技能组成，为完成任何一项军事任务所必需，缺一不可。智能又包括感知、综合、分析、判断、决策和对心理状态、情绪、行为的控制能力。随着作战武器和作战样式的现代化，智能与体能相比变得越来越重要。而技能又是以智能和体能为基础，是智能和体能的重要表现形式。心理健康是军事作业效能的核心和基础。

在核勤人员心理健康中，强调"人-机-环"关系的重点在于军人的心理状态如何与核武器和工作、战斗环境相适应。以核武器使用为例，现代战争大规模杀伤性武器的使用带来的强大震慑容易给士兵造成心理损伤，不断研发并投入使用的高科技武器也要求使用者具备相当程度的心理健康水平，而核武器终究需要通过人的使用才能将潜在的威慑效能变

成现实的作战效能。在激烈的军事冲突中，如果使用者的心理健康得不到保证，不仅会使核武器的效能无法发挥，甚至还会出现伤害战友、损伤己方力量的极端情况。这也是美军心理战的首要目标是使敌方患上心理疾病的原因。

2. 核勤人员心理健康的实质是适应、平衡和发展三阶段动静态结合、不断进阶的过程。认识军人心理健康，一定要考量军营生活、军事作业环境和军人成长的特殊性。结合皮亚杰的"认知发生论"和维果茨基的"最近发展区"理论来理解军人心理健康的实质，核勤人员心理健康的实质是适应、平衡与发展三阶段动静态结合、不断进阶的过程。

军事作业环境的高危险、高恶劣、高复杂需要军人积极适应。一方面，军人生活在气候恶劣、生活艰苦、交通及通信不便等地区（高原、高寒、高热、高湿、高盐等），会造成军人人际交往局限、性别单一，机体长期处于生理和心理上的应激状态，躯体化、抑郁、强迫等发生率高，适应环境就成为衡量军人心理健康的重要方面。另一方面，军人在相对密闭狭小、噪声大、污染重、睡眠饮食无规律（潜艇、舰艇、装甲车）等环境中作业，适应不良会引起军人人际关系敏感、敌对、偏执等心理症状。因此，适应是军营生活和军事环境的基本特征，是军人心理健康的基本成分。

军人的天职是服从命令，军事职业面临着严格的军队管理和军事作业要求，个体自身的需求必须置于这些强制性要求之中。这就需要军人必须付出主观努力，主动调整自身心理状态。即使遇到无法内化于原有认知结构的压力或刺激，甚至在已经出现了某些心理症状的情况下，找到平衡点，仍然能够保证军事作业效能，顺利完成军事作业任务。

军人心理健康的发展是在军事作业环境中，军人在外部压力或刺激的作用下，不断提升自身心理健康水平，实现自身潜能的过程。新军事形势下，科学技术的日新月异、大量新型武器的投入使用、战争形式的发展变化和社会责任的承担对军人提出了在各方面要不断成长、提升作业效能的要求。这也是美军在全面强健计划中将促进心理弹性作为军人心理强健（psychological fitness）核心目标的原因，因为军人的持续成长和幸福是心理健康的重要目标。这也与积极心理学认为"心理健康是不断自我实现、自我超越的状态"的心理健康观以及世界卫生组织近年来在全球推动的促进精神卫生运动"让个体能够高效率工作"的目标相一致。与发展对应的军人心理健康教育主要任务是系统培育具有促进发展功能的心理素质，促进军人积极适应、持续发展和主动创造。

3. 核勤人员心理健康的内容包含心理状态、心理能力和心理素质 3 个维度。军人心理健康的内容是军人心理健康评估、训练和教育的基础。根据基层人员和军事心理学专家调研，结合中国军事变革背景、军人心理健康理论的发展，除关注军人心理症状筛选之外，还重点关注与心理健康和部队战斗力生成密切相关的心理能力和心理素质。从内隐（心理素质、心理能力）到外显（心理症状）、从静态（心理素质）到动态（心理状态、心理能力）、从特质（心理素质）到发展（心理能力、心理症状）全方位地对军人的心理健康进行衡量，专家认为军人心理健康内容主要包含心理状态、心理能力和心理素质这三个维度。

军人在强迫、恐惧、焦虑、抑郁方面所表现出的问题一直很突出。睡眠问题与军人心理健康和应激水平紧密相关。创伤后应激是军人心理健康和心理疾病发生的预警指标。所以，军人心理健康的心理状态维度包括6个成分：强迫、恐惧、焦虑、抑郁、睡眠、创伤后应激。

心理能力指从事某种心理活动所需要具备的能力，军人心理健康所需要的心理能力主要有3种：适应能力、情绪调节能力和创伤后成长能力。适应能力是人的体力、智力、应对方式及性格气质等多种因素的综合反映，是军人综合素质中的重要内容，是构成军队战斗力的重要因素。进一步研究发现，军人心理健康状况与适应能力存在着共变关系，心理健康状况好的个体同时适应能力也较好；反之则较差。情绪调节能通过有效改变个体情绪的发生、发展改善主观体验和生理反应，对身心健康有重要影响。对军人群体的研究发现，情绪调节能力与军人群体中最为常见的心理疾病——抑郁症有显著相关，情绪调节越好，抑郁水平越低。创伤后成长能力是个体在经历创伤性事件后体验到积极变化的能力，这些积极变化表现在自我觉知、人际关系体验以及对生命的基本观念的改变等多个方面。

心理素质是一个充分体现战斗力标准的概念，从积极的角度整合了所有军人心理发展所必需的要素，它在军人个体素质中居于核心层次，在军事作业环境和军人心理健康之间起着重要的中介作用，体现了我国军人心理健康工作要达到的最终目标——促进军人积极适应、持续发展和主动创造，代表了一种积极的心理健康状态，是军人心理健康可以不断趋近的最佳水平。军人心理素质包括聪慧、忠诚、勇敢、自信和耐挫5个成分。

心理健康的军人应比常人具有更优秀的心理素质。军人心理素质是以生理素质为基础，人格为核心，通过个体与军事社会环境相互作用而形成的适应履行任务使命的相对稳定的、综合的、全面的心理品质。它包含聪慧、忠诚、勇敢、自信和耐挫5个维度，具体化为15个因素。聪慧是军人认知品质的特征，是军人在认知活动中表现出来的，直接影响军人认知活动的机制和水平，是军人心理素质的结构中最基本的成分。它包括判断、决策和应变3个因素。忠诚主要体现的是军人的价值观，是个性中的个性倾向性品质特征，是军人心理素质结构的动力系统，包括爱国、奉献、责任3个因素。勇敢是军人情绪意志品质特征，也是军人最突出的一项心理品质，在军人心理素质中居于核心地位，包括果断、坚定、顽强3个因素。自信是军人心理素质的一项重要品质，直接制约着军人心理品质的培养和心理动力的激发，影响其他心理品质的表现，包括沉着、独立、乐群3个因素。耐挫是挫折耐受力的简称，是心理素质在行为品质上的特征，是军人心理素质的功能体现，也是衡量心理素质水平高低的标志，包括心理适应、心理承受、心理调节3个因素。

附：根据《中国人民解放军军人心理健康教育教材》把军人心理健康标准概括为以下几条：

（1）智力中等或中等以上，能保持高绩效的工作状态。
（2）适应军事生活，对军事事件有良好的应变能力。
（3）人格健全、积极向上、精力充沛、心胸开阔、热爱军事集体。
（4）有正确的人生观和价值观，乐于奉献。
（5）意志坚定、毅力持久、行为果敢、有较好的自制自控能力。

（6）情绪稳定、乐观开朗，具有一定的抗应激能力。

（7）充分了解自己，有自尊心，奋斗目标切合部队实际。

（8）乐于交往、善于合作、能够保持和发展融洽的战友情谊。

（9）善于学习，军事技能形成得快。

二、核勤人员心理健康评价方法

心理症状筛查仍然是评估工作的主要方面，在有效预防、早期干预军人心理疾病方面具有重要意义。目前，对于军人心理健康的评估均存在从单维、被动的疾病观到多维、主动的健康观发展的趋势，且仍在进一步的完善过程中。结合中国军事作业背景，结合我国军人心理健康理论的发展，除关注军人心理症状筛选之外，还应重点关注与部队战斗力生成密切相关的心理素质和心理能力。从内隐（心理素质、心理能力）到外显（心理症状）、从静态（心理症状、心理素质）到动态（心理能力）、从特质（心理素质）到发展（心理能力、心理症状）全方位地对军人的心理健康进行衡量，逐步完善相适应的评估、训练系统。

军人心理健康评估方法

1. 心理测量法 人格测试、常见症状评估、心理健康综合评定、应激及相关问题评定。此方法较为常用。对于心理疗养效果评估方法可采取自我评估、他人评估、心理疗养前后心理测验比较等，考虑各种因素综合评定才能得到完整可信的研究资料。

2. 神经生物化学指标

3. 神经内分泌指标

4. 脑电生理指标

5. 基因定位

我国军人心理健康评价维度主要经历了心理症状评估、量表本土化研究、多维心理健康评估等发展阶段。

（1）心理症状评估阶段：从 20 世纪 90 年代起，我军心理健康的研究主要以心理症状为理论基础，多采用症状自评量表（symptom checklist-90，SCL-90）、焦虑自评量表、抑郁自评量表等对大范围人员心理健康进行测评与研究，并在 1994 年建立了我军较成体系的心理健康标准——部队健康综合评价方法和标准。1999 年建立了中国军人 SCL-90 的常模。该标准提出军人的心理健康主要考察心理症状指数和心理操作能力指数，前者主要通过 SCL-90 来考察，后者主要通过瑞文智力测验和运算能力、数字译码、目标瞄准追踪、注意广度量表来测查。这一阶段采用的量表虽然在国际范围内应用较广，也具有公认较高的信效度，但缺少对中国文化、中国军队文化背景的考量，难以全面、准确地反映我国军人这一特殊群体的真实心理状况。

（2）量表本土化研究阶段：2007 年，张理义等在 SCL-90、明尼苏达多项人格测验及汉密尔顿抑郁、焦虑量表等基础上，根据我军特点编制了"中国军人心理健康量表"。其包含 98 项条目以及强迫、焦虑、抑郁、恐怖、精神病性、神经衰弱、躯体化、人际关系敏感、掩饰 9 个因子，用以评定军人平战时心理健康状况。2009 年涂德华等从心理健康的疾病观出发，编制了"军人精神疾病预测量表"，主要用于士兵精神疾病的预测和筛查。可见，这一阶段的研究工作纳入了对中国军队文化的考量。但基于消极心理健康取向的测评量表比较的是心理问题的严重程度，始终局限于精神病理学的视角，更倾向于军人心理状态的适应维度，缺少对其积极发展维度的衡量。

（3）多维心理健康评估阶段：近期，乔红霞等结合人员的心理特征、部队特有的社会角色，以适应和发展作为心理健康的理论基础，编制了包含 90 个项目、10 个维度（其中适应性包括环境适应、角色适应、人际适应、训练适应、退役适应 5 个维度，发展性包括认知灵活、情绪稳定、乐群敏行、好胜敢为、自我修复 5 个维度）的"军人心理健康量表"。该量表纳入军人个体在军事作业环境中的成长与发展，作为军人心理健康的积极因素、可能的保护性因素进行评估。冯正直等分析国内外文献，结合基层人员和军事心理学专家调研，认为军人心理健康的评价应从 3 个维度来进行，即心理状态、心理能力和心理素质。这 3 个维度分别表现为呈递进关系的心理健康的 3 个阶段：适应、平衡、发展。美军方面，早期也是通过加强心理症状的筛查，来应对部队心理健康问题激增的现象。

三、量表的使用

（一）症状自评量表

症状自评量表（symptom checklist 90，SCL-90）由王征宇修订，共 90 个条目，包含比较广泛的精神病症状学内容，包括 9 个因子和 1 个附加条目：躯体化、强迫症状、人际关系敏感、抑郁、焦虑、敌对、恐怖、偏执、精神病性、其他。采用 5 级评分，总分是 90 个项目得分之和，总分及各因子均分越高，表明症状越严重，心理健康水平越低（信度为 0.97）。

（二）军人心理素质量表

军人心理素质量表（mental quality questionnaire for army men，MQQA）由汪凤等编制，共 100 个条目，自陈测验，单项选择，每个条目均采用 1～5 级评分。该量表包含聪慧、忠诚、勇敢、自信、耐挫 5 个维度，每个维度包含 3 个不同的因子。该量表内部一致性系数为 0.825 7，重测信度为 0.801 2。心理素质总分等于各维度得分之和，总分越高表示心理素质越好。

（三）焦虑自评量表

焦虑自评量表（self-rating anxiety scale，SAS）由华裔教授 Zung 于 1971 年编制，从量表构成形式到具体评定方法，都与抑郁自评量表（SDS）十分相似，用于评定焦虑病人的主观感受。SAS 采用 4 级评分，主要评定症状出现的频度，标准："1"表示没有或很少时间有；"2"表示有时有；"3"表示大部分时间有；"4"表示绝大部分或全部时间都有。20 个条目中有 15 项是用负性词陈述的，按上述 1～4 顺序评分。其余 5 项（第 5、9、13、17、19 项）注*者，是用正性词陈述的，按 4～1 顺序反向计分。按照中国常模结果，SAS

标准分的分界值为 50 分，其中 50～59 分为轻度焦虑，60～69 分为中度焦虑，70 分以上为重度焦虑。

（四）抑郁自评量表

抑郁自评量表（self-rating depression scale，SDS）由 20 个条目组成，分为精神-情感症状、躯体性障碍、精神运动性障碍和心理障碍 4 组症状。1～4 级评分，得分=原始分×1.25，总分在 25～100 分。总分＜50 分，无抑郁；50～59 分，轻微至轻度抑郁；60～69 分，中度抑郁；70 分以上，重度抑郁。评分不受年龄、性别、经济状况等因素的影响，在国内外已得到广泛应用，具有较好的信度和效度。

第三节 核勤人员心理健康疗养需求

了解特勤人员在疗养期间对心理健康服务的需求，构建实效性强的心理疗养模式，是顺利有效地开展特勤人员心理疗养工作的重要环节。本研究表明，有 23.6%的特勤军人从未接受过任何形式的心理健康服务，有 67.3%的军人参加过健康教育讲座，而参加过其他形式训练辅导的特勤疗养人员仅占 24.5%～11.8%。75.5%的特勤疗养人员认为在疗养期间开展心理健康教育活动非常必要和比较欢迎。结合访谈调查发现，核勤及海勤人员工作环境偏僻，缺乏专属的职能部门与机构，中心医院、部队机关等虽然设有心理咨询室等设施，但实际应用却十分有限。同时基层部队缺少具有专业知识的心理服务专兼职人员，一些个人心理问题及家庭问题无法通过求助专业心理医生得以解决。同时有研究发现，特勤人员由于生活和工作环境的特殊性，所发生心理问题的概率和程度更高，因此特勤人员对心理服务的需求大大超过一般群体。这提示特勤疗养人员对心理健康教育和心理素质训练的需求与开展实际工作之间出现了严重的不平衡现象，十分欠缺相关心理教育训练体系，也说明特勤人员在疗养期间进行团体心理健康教育及训练和个人心理咨询的重要性和必要性。

一、特勤疗养人员参加心理健康服务情况

根据前三批来院特勤疗养人员是否接受过心理服务及在疗养期间开展心理训练的态度汇总饼图，见图 7-1，在 110 人特勤疗养人员中，有 84 人接受过心理服务，占总人数的 76.4%，其中 67.3%参加过心理健康知识讲座，24.5%参加过心理素质拓展训练，22.7%参加过心理团体训练，11.8%参加过心理问题个体咨询；26 人从未接受过心理服务，占总人数的 23.6%。

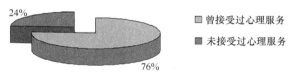

图 7-1 特勤疗养人员接受心理健康服务情况

二、特勤疗养人员参加疗养心理健康服务需求

来院疗养的特勤疗养人员中 37.3%的人员认为在疗养期间开展心理服务活动非常必要，38.2%的人员比较欢迎，20.9%的人员认为一般还行，3.6%的人员不愿意在疗养期间接受心理健康教育活动，见图 7-2。

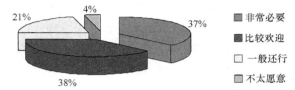

图 7-2 特勤疗养人员在疗养期间接受心理健康教育活动的态度

三、特勤疗养人员认为进行心理健康活动的目的及实用项目

本次调查显示，96.4%的来院特勤疗养人员认为开展心理健康教育活动的目的是保证军人心理健康，培养良好的心理素质；68.2%认为是增强部队凝聚力，生成和保护战斗力；85.5%认为是新时期部队建设和人性化管理的需要；80%认为是新时期部队发展和稳定的需要。对于疗养期间采用哪些心理服务项目比较实用而言，调查显示：特殊心理问题个体咨询和心理健康知识教育讲座最为实用，其次是心理素质个体辅导，最后为心理素质教育团体训练。

四、特勤疗养人员对心理服务的内容及心理训练需求分析

特勤疗养人员最感兴趣的心理服务内容排在前三位的依次是军人情绪与压力管理、军人婚恋心理与教育、军人健康个性与培养和军人人际关系问题与教育训练。其他内容需求百分比及排序见表 7-1。感兴趣的心理素质训练课程排前三位的分别是情绪调控训练、人际关系适应训练、压力管理训练。其他心理训练需求百分比及排序见表 7-2。

表 7-1 特勤疗养人员对心理服务的内容需求百分比及排序

心理服务内容	需要		不需要	
	人数	百分比（%）	人数	百分比（%）
军人情绪与压力管理	83	75.5	27	24.5
军人婚恋心理与教育	61	55.5	49	44.5
军人健康个性与培养	55	50.0	55	50.0
军人人际关系问题与教育训练	55	50.0	55	50.0
军人意志品质与培养	52	47.3	58	52.7
军人复员转业心理调适	46	41.8	64	58.2
军人训练焦虑与调控	44	40.0	66	60.0
军人心理危机与干预	46	41.8	64	58.2

续表

心理服务内容	需要		不需要	
	人数	百分比（%）	人数	百分比（%）
军人遂行任务的心理调适	39	35.5	71	64.5
军人常见的自我意识与教育训练	39	35.5	71	64.5
军人常见不合理认知与教育	37	33.6	73	66.4
军人常见的行为问题与教育训练	37	33.6	73	66.4

表 7-2 特勤疗养人员对心理训练需求百分比及排序

心理训练内容	需要		不需要	
	人数	百分比（%）	人数	百分比（%）
情绪调控训练	76	69.1	34	30.9
人际关系适应训练	67	60.9	43	39.1
压力管理训练	56	50.9	54	49.1
挫折应对训练	51	46.4	59	53.6
决断应变训练	48	43.6	62	56.4
团队协作训练	47	42.7	63	57.3
自信勇敢训练	45	40.9	65	59.1
心理弹性训练	42	38.2	68	61.8
意志责任训练	39	35.5	71	64.5
军营环境适应训练	31	28.2	79	71.8
军事任务适应训练	28	25.5	82	74.5
爱国奉献训练	24	21.8	86	78.2

五、特勤疗养员参加疗养心理健康服务训练方式、辅导人员、训练时间需求

72.7%的特勤疗养人员愿意参加以媒体视频方式进行的心理健康服务，其次是面授体验、网络游戏、宣传画册和电话短信，见表 7-3；94.5%的特勤疗养人员愿意心理学专业人员为其进行心理健康服务，其次是疗养科室医护人员、政工干部和军事干部，见表 7-4；46.4%的特勤疗养人员认为每月 1 次开展心理素质教育活动比较合适，其次是 2 周 1 次、每周 1 次和每周 2 次，见表 7-5。

表 7-3 特勤疗养人员参加心理健康服务训练方式需求表

	宣传画册	媒体视频	电话短信	网络游戏	面授体验
接受人数	45	79	27	48	64
百分比（%）	40.9	71.8	24.5	43.6	58.2

表 7-4 特勤疗养人员参加心理健康服务辅导人员需求表

	心理学专业人员	军事干部	政工干部	疗养科室医护人员
接受人数	104	16	23	83
百分比（%）	94.5	14.5	20.9	75.5

表 7-5　特勤疗养人员参加心理健康服务训练时间需求表

	每周1次，每次120分钟	每周2次，每次120分钟	两周1次，每次120分钟	每月1次，每次120分钟
接受人数	35	8	43	51
百分比（%）	31.8	7.3	39.1	46.4

讨论

　　了解特勤人员在疗养期间对心理健康服务的需求，构建实效性强的心理疗养模式，是顺利有效地开展特勤人员心理疗养工作的重要环节。研究表明，有23.6%的特勤军人从未接受过任何形式的心理健康服务，有67.3%的军人参加过健康教育讲座，而参加过其他形式训练辅导的特勤疗养人员仅占24.5%～11.8%。75.5%的特勤疗养人员认为在疗养期间开展心理健康教育活动非常必要和比较欢迎。结合访谈调查发现，核勤及海勤人员工作环境偏僻，缺乏专属的职能部门与机构，中心医院、部队机关等虽然设有心理咨询室等设施，但实际应用却十分有限；同时基层部队缺少具有专业知识的心理服务专兼职人员，一些个人心理问题及家庭问题无法通过求助专业心理医生得以解决。同时有研究发现，特勤人员由于生活和工作环境的特殊性，所发生心理问题的概率和程度更高，因此，特勤人员对心理服务的需求大大超过一般群体。这提示特勤疗养人员对心理健康教育和心理素质训练的需求与开展实际工作之间出现了严重的不平衡现象，十分欠缺相关心理教育训练体系，也说明特勤人员在疗养期间进行团体心理健康教育及训练和个人心理咨询的重要性和必要性。

　　在疗养期间有效地开展心理素质教育及训练的前提是构建特勤人员欢迎，同时又科学合理的教育训练形式和内容。本次调查发现，特勤疗养人员最感兴趣的心理服务内容排在前三位的依次是：军人情绪与压力管理、军人婚恋心理与教育、军人复原转业心理调适。感兴趣的心理素质训练课程排前三位的分别是：人际关系适应训练、情绪调控训练、压力管理训练。通过访谈还了解到特勤人员来院的目的是以放松为主。因此，心理服务应从调节和放松身心出发，消除特勤人员的疲劳，同时以提升其心理素质为目的来开展心理讲座及训练。目前，自我调节训练、身心平衡干预、应激情景训练、团队精神训练都是提升特勤人员心理素质的有效方法。

　　调研发现，46%的特勤人员在疗养期间只愿意参加1次心理训练，个别人员也不愿在疗养期间参与心理训练活动。在实践过程中也发现，特勤人员在连续性的心理团体训练中有抵触情绪，因此既要在疗养期间完成心理训练任务，很好地去服务好每一位特勤人员，还要让特勤人员乐于接受训练，合理的时间安排和心理服务内容极为重要。建议：在为期1个月的疗养时间里，每周安排1次特勤心理服务，把心理健康测评、心理健康教育、心理团体训练、心理生理放松训练有序安排在疗养期间，既能很好地起到干预效果，特勤人员也非常欢迎。

　　综合分析提示，特勤军人在疗养期间需要专业系统的心理服务。特勤军人普遍缺乏心理学基本知识，应结合特勤军人心身发展的特点和需求，针对性开展心理素质教育和训练。在疗养院开展心理疗养工作应作为加强部队建设的一项经常性、基础性工作，为解决特勤军人心理问题、预防事故案件发生、保证部队安全稳定发挥应有的作用。

第四节 核勤心理素质训练

一、核勤心理训练的目标设定

随着现代心理健康服务理念的转变，心理疗养模式也发生了变化。过去心理服务主要是解决心理疾病、心理障碍等问题，而现在心理学家将更多的焦点集中在通过心理服务来提高人们的心理健康水平，适应环境，以及提高我们的工作效率。

积极心理学是在1998年，由时任美国心理学会会长的马丁·塞利格曼正式提出来的，它有三个主要的研究方向：

第一个方向，以主观的幸福感为核心的积极情绪体验。它关注个人主观的积极体验，包括主观幸福感、对过去的满足感、乐观主义、快乐等。

第二个方向，塑造积极的人格特质，创造积极的心理状态。包括爱的能力、工作的能力、勇气、人际交往技巧、审美体验、宽容、创造性等。

第三个方向，将个人体验、人的积极品质和社会环境联系起来。包括健康的家庭、关系良好的社区、有效能的学校、有社会责任感的媒体等。

它的宗旨：发展人的正面的、积极的感受、情绪体验及美德等，帮助人们获得更多的幸福和满足。保持一个积极健康的心态对于我们的事业和成长都极为重要。对特勤疗养人员来说，就是帮助他们获得生活的满足感和工作的成就感。

塞利格曼认为，如果陆军现在还把关注点聚焦在病态的抑郁症、焦虑症、自杀和创伤后应激障碍就是摇尾乞怜，应当把对负性事件的力量转到复原和成长之上。PERMA不仅能防止创伤后应激障碍，还可以增加遭遇不幸事件时复原的士兵数。最重要的是，它能让士兵从严酷的战事中获得心理成长。美军开始建立全球评估工具（global assessment tool，GAT），它可以决定让士兵进入哪个培训计划。它还能告诉我们，陆军作为一个整体心理健康情况如何。

培训内容：建立心理复原力、建立性格优势、建立强有力的人际关系。

这个转变意义是非常重大的，是我们把握心理服务工作的主导思想。

既往研究提示，军队在职军官心理健康问题较多，并且在执行急重任务时心理疾病更为突出，而心理干预对提高军队在职军官的心理健康水平，减少其过度应激反应，增强军人心理素质和保护战斗力有着积极的意义。在疗养期采取心理训练，对于疗养员缓解疲劳，提高自我认识能力，开发潜力有着积极作用。

二、中美军人心理健康训练比较

军人心理健康训练，作为预防和治疗军人的心理问题、维护和促进军人的心理健康、培养军人的健全人格、增强部队战斗力的重要途径，在中美两国均受到越来越多的重视。在训练模式方面，中国军人心理健康训练实现了由面向军人个体到面对包括健康人群和心理障碍人群的军人全体；由消除疾病到促进发展，现阶段的教育训练模式更适应新时代对军人心理健康的需求。美国军人心理健康训练模式的发展则与战争历史密切相关，也存在由侧重治疗到早期预防，再到全面健康维护的发展过程。由于发展较早，现阶段也更为成熟、完善。在训练内容及特点方面，中国军人心理健康训练主要从心理素质、心理弹性、综合心理训练等方面开展。美军则具有以下几个明显的特点：首先，训练模式多元化，全面实现人员的自助与互助。以美军综合性军人健康计划（comprehensive soldier fitness，CSF）中心理弹性训练的开展为例，一方面，军人入伍后，第一步就是要接受"综合评估量表"关于情绪、社交、家庭及心理能力4方面的评估，得到基于个人"综合评估量表"测试结果的反馈，可选择多种心理弹性在线训练模块，实现测评者的自助；另一方面，美军在一线主官和指挥官群体中还会开展心理弹性培训教练计划（master resilience training，MRT），在常规训练中融合心理弹性训练，并以"兵教兵"的模式充分发挥人员的主观能动性，实现人员心理互助。其次，训练内容贴近实战，注重培养军人在未来战争中所需的心理素质。美军通过基地化训练、虚拟现实技术等方式模拟未来战场环境与条件，最大限度地逼近实战环境。同时有目的、有计划地开展心理素质训练和心理对抗能力训练，内容涉及战场环境适应训练、巷战训练、民众柔性训练、谈判训练等，主要培养人员的积极战斗心理、自我心理调控以及承受能力和处理突发事件的能力，为美军在实战中获得了较高的作战效益。最后，训练效果评估目标明确，反馈及时。美军以提高人员军事作业绩效为目的评估军人心理训练的效果，具有明确的指导意义。军人心理素质训练，作为预防和治疗军人的心理问题、维护和促进军人的心理健康、培养军人的健全人格、增强部队战斗力的重要途径，越来越受到重视。各国在军人心理素质训练方面达成一定的共识：军人心理素质是决定战争胜负的重要因素。过硬的心理素质不是与生俱来的，而是需要刻苦训练进行打磨。心理素质训练能够发展和完善军人的心理素质、培养人员积极的战斗心理，必须予以重视、加强。但由于社会体系、文化背景不同，中外军人心理素质训练还是存在明显的不同之处。因此，我们可以在外军的训练基础上，筛选、补充适合我军军情的理念和做法，结合部队实际情况、本土化心理素质的研究，完善具有中国特色的军人心理素质训练。

三、心理训练在特勤疗养中的应用

（一）心理健康教育

讲座是军营进行健康教育中不可缺少的一种形式。军队作为一个特殊的武装集团，心理服务工作有自身特殊要求和内在规律。做好军队心理服务工作，既要善于运用心理学的一般知识和方法，也要充分考虑军事实践的特殊性和我军实际，真正使这项工作与部队担负任务、所处环境相适应，与我军优良传统、特有优势相结合，不断增强主动性、针对性、实效性。通过定期地邀请精通心理专业与军事思想的专家、教授们做客军营,为部队人员做专题讲座。例如,根据部队人员特殊性质举办军人常见不合理认知教育、军人情绪与压力管理、军人意志品质与培养等主题讲座;在不同时期举行军人复员转业心理调适、军人遂行任务的心理调适等讲座,把精品讲座带进军营。有组织、有系统地将心理学知识传授给部队人员,力求将有关问题讲深、讲透,特别要侧重于心理保健、调整心理状态的方法指导,多列举军营生活中的例子,使大家更容易理解体会。引导人员树立坚定的理想信念和正确的世界观、人生观、价值观。同时培养心理学习骨干,让他们根据所学知识、内心体验通过汇报的形式每周轮流演讲。让大家深切体会知识与实践相结合。

特点:军营专题讲座将心理学知识与军营特点有机结合,具有专业性强、针对性强、目的明确、内容突出等特点。有利于提高广大人员心理、文学素养以及更加了解部队文化生活;并能科学客观地对待自身及周围战友出现的一些认知、行为问题。这种形式打破了封闭、单调、孤独的军营生活方式,丰富了军营文化生活。

(二) 团体心理辅导训练

团体辅导:被称为神奇的圆圈,是一种体验式的心理学习和成长的方式。在疗养前期把初入院的核勤疗养军人组织起来围坐在一起,进行密集的互动,每个参与人员都会产生一些积极的改变,例如,更适应、更快乐、更健康、更和谐。在活动的过程中帮助他们认识自己、理解他人、改善沟通、增强适应、排除困扰、提升能力、增进身心健康。

设计关于军人心理品质方面的团体活动,作为一种训练方式,以培养人员的优秀军人素质。例如,把关于军人心理素质的几个维度细化,设计每个维度相关的专题活动,在每个轻松愉快的小活动中,能让人员体验到人生哲学。通过长期、连续的训练提高军人素质。其主题有人际关系、自我探索、亲情连接、团队熔炼、潜能开发、领导管理、开拓创新、价值选择、社会责任等。

(三) 催眠放松训练

生理心理调控训练是通过调节控制生理变化来改变肌肉紧张状态,缓解紧张情绪,以达到心理稳定的一种方法。它是一种运用言语暗示、结合思维表象和调整呼吸,通过放松入静而进行的积极练习方法。一个人的心情反应包含"情绪"与"躯体"两部分。假如能改变"躯体"的反应,"情绪"也会随着改变。至于躯体的反应,除了受自主神经系统控制的"内脏内分泌"系统的反应不宜随意操纵和控制外,受随意神经系统控制的"随意肌肉"反应,则可由人们的意念来操纵。也就是说,经由人的意识可以把"随意肌肉"控制下来,再间接地把"情绪"松弛下来,建立轻松的心情状态。基于这一原理,"放松疗法"就是通过意识控制使肌肉放松,同时间接地松弛紧张情绪,从而达到心理轻松的状态,有利于身心健康。

生理心理调控对于心理和生理的调节作用包括:

1. 有助于肌肉做功 生物学家们研究发现,经过专门放松训练的人员,肌肉随意放松的能力可以比原来增长 8 倍。人体的任何动作都是由神经支配着肌肉，肌肉收缩产生力量，牵拉着骨骼围绕关节运动而产生行为。肌肉放松能力弱的人，在运动时肌肉只有 60% 的肌纤维参加活动；而放松能力强的人，运动时参加活动的肌纤维可达 90%。因此，在体力性军事活动项目中（如急行军、投弹等）进行有针对性的放松训练，不仅可以提高肌肉的工作效率，而且可以提高人们的行为效果。

2. 有助于心理放松　研究表明，生理放松对心理的调整作用主要表现在可以改善焦虑、抑郁等不良情绪，降低焦虑水平。因而，在提高自信心、促进睡眠方面常常具有显著的效果。

3. 有助于减轻疲劳　在进行高强度活动后，由于消耗大量的能量，会导致中枢神经和肌肉节点疲劳。在剧烈运动时，大量乳酸菌类的物质堆积在血液中，这些化学刺激引起呼吸循环系统活动失调。若不及时调整，将会导致疲劳积累，引起过度疲劳，甚至有可能导致"过劳死"。因此，在进行紧张的高强度训练之后，应通过生理调控法使身心尽早恢复，避免过度疲劳的产生。

（四）正念训练

当代高新科技的发展为部队建设与发展带来了新的挑战，未来战争除了经济、武器、政治上的抗衡，更是一场心理的较量。军人心理健康状况和心理抗压能力直接影响着部队整体士气和战斗力。因此，提升军人，特别是基层部队人员心理健康、增强其心理适应能力不仅是促进军人身心健康的需要，也是建设特别讲规矩、特别讲奉献、特别能吃苦、特别能战斗的钢铁部队的需要。为有效处理军人心理不适、促进军人心理健康发展，美军根据军人的作业特点和一般心理反应，开发了基于正念的军队训练项目，并取得了显著效果。

神经可塑性研究表明：伴随某种特定心理过程的反复执行，对应的特定大脑部位活性也会更高，从而发生结构性改变。战场环境的心理适应训练应使士兵有更高的心理灵活性、情绪调节能力注意和情境觉察，且这种训练伴随着大脑功能和结构的改变。心理适应训练应该能够形成心理弹性，让个体从认知消耗和心理应激状态中尽快恢复常态，能够调动和改善核心心理过程，如工作记忆容量（促进更高的心理灵活性，更好的情绪调节，警觉和情境觉察）。

正念是指一种有目的、不评判地将注意力集中于此时此刻的方法、意识状态或心理过程。现已有大量研究证实正念能有效改善个体心理健康，包括缓解抑郁与焦虑，改善注意力不集中，增加幸福感和生活满意度等。

根据卡巴金的正念学说，正念强调两个心理过程：①对此时此刻内、外部刺激的持续注意，这需要个体有较强的注意控制能力，能维持有效注意并抵抗分心刺激的干扰；②不评判接纳，当个体意识到自己进行了评判时，正念会促进认知上的重新评估，为接纳当下创造条件。

训练机制：心理适应过程即高认知和情绪需求任务对工作记忆容量的损耗。然而，工作记忆容量可以通过训练得到改善和强化。研究表明，拥有高工作记忆容量的个体在注意技能、抽象问题解决技能和一般流体智力方面有更好的表现。同时，更少受情绪性闯入思维干扰，更擅长抑制和重评情绪。而工作记忆容量低的个体则学业成绩更差，有更多的心智游移，更容易产生创伤后压力心理障碍症、焦虑障碍和物质滥用等心理问题，对不喜欢的人有更多的偏见。因此，工作记忆容量决定了个体在克服认知和情绪损耗、抑制冲动倾向时的有意识自主行为。高工作记忆容量的军人有着更好的心理适应性，从而能更好地应对作战任务带来的认知和情绪损耗，同时在遇到障碍和挫折时也能保持更高水平的作战绩效，在应激源消失后更容易恢复正常状态。然而，所有士兵在作战中必然要经受工作记忆容量损耗，并且等级越低的士兵，这种问题越严重。工作记忆容量得到改善正是正念训练的关键作用机制。由于工作记忆容量通过训练得到提升，冷认知过程和热情绪调节的效率均得到了改善和强化，从而促进了军人的高效决策、复杂问题解决和情绪调节，而这些对于作战绩效至关重要，通过训练提升工作记忆容量能提供"心理保护"。

（五）其他

（1）通过感知觉训练、注意力训练等，引导疗养员积极主动发挥自我意识利用自然疗养因子、人工疗养因子进行自我心理康复、提升心理素质。最终达到能够无意识地利用各种因素来调整心理状态，提升心理素质。

（2）通过实境模拟训练。

（3）通过表象训练、主动疗法训练、自我催眠方式训练、积极暗示训练，能够把自然疗养因子、人工疗养因子形成表象思维，能够随时随地提取，并在紧急时刻能够进行思维转换、迁移，减轻和消除紧张情绪。

（4）观看心理电影：心理影片就如同一个人现实的案例，一段段丰富的、真实的或者极端的生活片段再现，把人性中的黑暗病态和人性丰富、正向的一面都生动、鲜活地呈现给观影者，给观影者带来身临其境的直观对应和深切触动，艰深的心理学搭载在电影这种喜闻乐见的形式上时，就成为引发公众对心理学产生兴趣，吸引公众了解和学习心理健康知识的良好途径，这也是目前日益流行的开放式、引导式的传播模式。

展望

在现代军事环境发展的大背景下，军人心理健康作为军队整体战斗力的重要组成，也被赋予了新时代的含义。军事心理学理论、认知神经科学技术、军事训练实践的综合发展，为如何有效地维持心理健康、提高军人心理素质这一命题，提供了新的思路。在外军心理健康训练的基础上，根据中国具体国情、部队实际情况，开展具有中国特色的军人心理素质训练，还需注意以下几个方面的拓展与实践：第一，突显战斗力要素。军人心理素质训练的首要目的还是提高军队整体战斗力，所以应思考训练模式及内容如何才能更加贴近实战军事训练、帮助受训人员完成从训练状态到战斗状态的转变，思考如何突出中国军人这一角色的刻画。心理素质训练可以渗透于日常的军事训练中，更需要在符合实战条件的野外作业和演习环境中进行，训练军人个体克服战场恐惧、增强军人集体心理稳定性与意志力，从而提高我国人员心理战能力及整体军事绩效。第二，积极应用认知神经科学技术。脑与认知神经科学的发展为军人心理健康训练的模式和评估提供了新的方法。例如，可针对性地对人员的与战斗力密切相关的目标脑区和神经递质进行强健训练，增强人员的注意、记忆等认知功能及军事作业水平。此外，可在训练各阶段通过脑成像等技术对个体的脑部结构、神经网络连接强度等改变进行追踪、量化，作为衡量训练效果的有效客观指标，并可指导训练模式的进一步优化、个性化。第三，加强多水平的机制研究。要在军人心理素质训练上进行突破，需要在基因、脑、认知、行为、社会等多层面、多维度进行系统的机制研究作为基础。军事作业环境下的心理健康、心理素质及其训练机制的阐明，有助于发现有效的训练靶点，在军人心理健康的预防、维护、治疗等方面也具有重要意义。

第八章　核勤人员军事体能训练

第一节　概　　述

军事体能是军人在各种复杂、艰苦的条件下，为圆满完成各项战斗任务而必备的，融躯体工作能力（体力）、大脑工作能力（脑力）和心理调控能力（心力）为一体的综合生物学素质，是一种能力素质。特勤人员体能是特勤人员在训练、比赛过程中身体形态、机体功能、运动素质的综合体现。特勤人员的体能训练内容由身体形态、机体功能和运动素质及健康素质组成，运动素质是体能训练的核心部分。

在核勤特勤疗养人员中，绝大多数为职业性保健疗养，但所谓"健康"是经过多次检查（剂量检查和体格检查）其健康状况都构不成放射病的诊断标准，但具备"亚健康"的表现，如生理功能紊乱或功能减退、综合体能下降、精力不足、经常疲劳、体力"透支"等症状。核勤特勤疗养员是军队中的一个特殊群体，在特定武器训练、演习、运输、储存、定检、装配的特殊环境和特殊军事作业条件下，会面临辐射损伤，再加上驻地偏远、环境恶劣、精神高度紧张、工作疲劳、不良环境和有害因子的多重影响，因此核勤疗养员比普通疗养员更需要疗养。

多数疗养院所在地拥有丰富的疗养因子资源，如海滨、森林、日光、矿泉等，体育训练充分利用自然疗养因子的复合作用、全身性作用、锻炼性作用、共同性作用和特异性作用，加强机体的适应功能、调节功能、代偿功能、改善机体反应性，促进生物节律的恢复和正常心理状态的恢复。

一、军事体能训练的目的

特勤人员体能训练分为一般体能训练、专项体能训练和辅助性体能训练。

（一）一般体能训练

目的在于训练中采用多种多样的身体练习，以增进身体健康，提高身体功能水平，全面发展运动素质和改善身体状态；促进各种身体素质和各系统、各器官功能的全面发展，并能在肌肉活动中协调地发挥作用；全面发展对提高专项成绩起间接作用的各项运动素质。

（二）专项体能训练

训练特征是突出发展曾受主要负荷的肌肉和内脏器官，突出发展基础训练与专项训练相适应。其目的在于采用与运动技术结构本质相似的、与提高专项成绩有直接关系的各种身体练习，发展和改善专项运动素质。专项身体训练所发展的运动素质，要全面提高专项身体运动能力。

(三) 辅助性体能训练

特征是提高机体各器官和系统的功能；改进神经肌肉协调性；提高承受大负荷的能力和提高机体在负荷后有效恢复的能力。其目的在于采用能将一般身体素质转变为专项身体素质的体能训练，使身体素质逐渐专项化。是在一般身体训练的基础上进行的，为有效地发展专项运动素质而进行的大强度训练打下专项基础。

二、军事体能训练的内容

军事体能训练主要包括发展力量素质、速度素质、耐力素质、柔韧和灵敏素质以及特定情况下体能训练的内容。

(一) 发展力量素质

肌肉力量简称肌力，是指肌肉收缩时依靠肌紧张来克服和对抗阻力的能力。肌力的表现形式与肌肉的收缩形式有关，如果肌肉收缩时长度不变而产生的张力等于外部阻力，此种形式的肌肉收缩称为等长收缩。如果肌肉收缩时长度变短，但肌肉张力保持不变，则称为等张收缩。如果肌肉在其活动范围内以恒定速度进行最大收缩，称为等速收缩。等长收缩、等张收缩、等速收缩条件下肌肉克服和对抗阻力的能力定义为等长肌力、等张肌力和等速肌力，他们是肌肉收缩功能评价的主要生理学指标。

力量训练的方法可分为两大类，即动力性力量训练法和静力性力量训练法。

1. 动力性力量训练法 是指人体采用相对运动的运动形式进行力量训练的方法，它主要由等动力量、等张力量、超长力量收缩方法组成。

2. 静力性力量训练法 是指人体采用相对静止的动作形式进行力量训练的方法，它主要指等长力量训练方法。

(二) 发展速度素质

速度素质是指人体运动时所获得的最大加速度和最大速度的能力，它反映人体的反应速度和动作效率，在完成战斗动作中速度素质发挥重要作用，是决定敌对双方生死存亡的关键要素，是军人精准完成战斗动作的必备素质。

速度素质的训练方法主要有力量训练法、常规训练法、外力训练法和比赛训练法。

1. 力量训练法 力量素质和速度素质具有类似的生物学基础，即要求具有类似的快肌纤维和高能物质。因此，某些力量训练方法对发展速度素质有直接作用。

2. 常规训练法 是采用常规的手段去发展局部速度能力（如反应时间、单个动作速度、动作频率）和发展综合速度能力。

3. 外力训练法 是指在速度训练中，借助牵引力、顺风力、重力等外力进行活动的联系方法，如牵引跑、顺风跑、下坡跑等。

4. 比赛训练法 是指在近似、模拟或真实、严格的比赛条件下，按照比赛规则和方式以提高训练质量的训练方法。该方法主要功能是通过调动心理能量进行速度训练。

（三）发展耐力素质

耐力素质是指人体在长时间进行工作或运动中克服阻力的能力，是评定肌体耐受性的一个重要标志。耐力素质锻炼可提高人体呼吸系统、血液系统及免疫系统功能，进而提高抗疲劳能力及恢复能力，增强机体耐受性。

根据有氧耐力和无氧耐力的发展需要，为了提高耐力水平，实践中提高耐力素质的训练方法主要有持续训练法、间歇训练法和缺氧训练法。

1. 持续训练法 是指在相对较长的时间里（不少于30分钟），以较为恒定的强度持续地进行训练的方法。重复训练法是指不改变动作结构和外部负荷的表面数据，按照既定间歇要求，在相对固定和机体完全恢复的情况下反复进行训练的方法。

2. 间歇训练法 是指在一次练习之后，按照严格规定的间歇负荷和积极性间歇方式，在机体未完全恢复的情况下从事下一次训练的方法。

3. 缺氧训练法 是指利用自然环境和人工办法，创造减少摄氧量的条件，刺激机体更显著的变化，以达到提高耐力水平的训练方法。

（四）发展柔韧和灵敏素质

柔韧素质是指人体各个关节的活动幅度以及肌肉、肌腱和韧带等软组织的伸展性和弹性。发展柔韧素质可提高关节灵活性、加大动作幅度，使动作更加协调省力，并可加大动作力量，并可降低因遭遇意外情况使身体失去平衡时瞬间受伤的概率。灵敏素质是指人体在瞬间环境变化时，能够迅速、准确完成动作的能力，是人体不同素质在动作中的综合体现。

柔韧素质的训练方法主要有两种，主动或被动的静力拉伸法和主动或被动的动力拉伸法。这两种方法的特点都是在力的拉伸作用下，有节奏地逐渐加大动作幅度或多次重复同一动作，使软组织逐渐或持续地受到被拉长的刺激。

发展灵敏素质的训练方法主要有因素训练方法、综合训练方法、游戏训练方法。

1. 因素训练方法 是指根据灵敏素质结构中各类因素对灵敏素质的影响程度，从各影响因素入手，针对性地逐渐进行训练或进行主项因素的训练，以达到总体上提高灵敏素质的方法。

2. 综合训练方法 是将若干或全部影响因素的各类动作作为单元编排在一起，在突然变化的条件下，让运动员迅速做出相应变化的组合排列方式的训练方法。

3. 游戏训练方法 是通过采用形式多样、内容活泼、趣味性强的游戏形式进行训练的方法。

第二节 核勤人员军事体能训练的组织与实施

一、理 论 教 育

核勤特勤部队军事体能训练理论学习的主要内容为军事体能训练的概念、任务、内容、价值、原则以及它们与专项技术训练、战术训练、心理训练和战术训练的相互关系。担负核勤疗养任务的疗养院，应为每批疗养员安排 1～2 次的体能训练专业知识教育课。加强对特勤人员的宣传教育，坚决克服"疗养期间体能训练可有可无"的认识误区，树立通过训练这种积极的方式来恢复体能的观念，以良好的心态和积极的态度参加体能训练。同时首次体能训练前，应进行一次有关体能训练相关知识的集体授课。授课内容应包括体能训练目的、体能训练计划、运动训练中的注意事项、运动原理、运动恢复方法及自我医务监督。为疗养员做好理论准备，指导体能训练具体实践的开展。通过理论教育使参训人员自觉地运用科学的训练方法，积极主动地参加体能训练，以协助维持、恢复及提高广大参训人员的体能状态和战斗力。

二、训练计划制定

（一）制定原则

核勤人员军事体能训练，要严格按照《军人体能训练标准》组织实施，训练要贯穿全年。并应岗位职业要求，以及个人的年龄、身体素质和体能训练情况科学制定年度训练计划。对于疗养院，应参照《军队疗养院特勤疗养工作手册》组织实施，疗养结束时应填写上报核勤人员疗养体育训练情况报告。体能训练计划制定的原则应体现军事体能训练基本原则，同时要求做到具体细致、灵活趣味、针对性强、可操作化等。

（二）具体方法

一般特勤疗养员疗养时间以月为单位，在制定体能训练计划时针对不同的疗养目的，将体能训练计划具体到每周，每周计划具体到每天。训练计划要落实到训练目的、训练要求、训练项目、具体负荷量、持续时间等。由于体能训练计划的开展除了人为因素之外，还受到天气、场地等自然因素的影响，所以在制定训练计划时，要充分考虑到以上因素做好备用计划。在制定体能训练计划时，要充分利用不同疗养院所拥有的疗养因子，将体能训练同疗养因子相结合，提高疗养员的训练积极性。

体能训练计划的第一周，要考虑到疗养员刚离开自己枯燥但风险性高的工作岗位，可以以中小剂量的调整性、辅助性体能训练，结合景观游览、工休篮球赛等集体对抗性活动为主，帮助疗养员顺利转换心境。第二周的训练计划应以通用体能训练为主，即不考虑军兵种不同、疗养目的不同，以年龄组别和体能情况划分训练组别，进行以基础体能训练项目为主的通用体能训练，为专项体能训练做好基础身体素质准备。第三、四周的训练计划应在第二周的基础上循序渐进地增加训练负荷量，并以之前训练组别为基础，根据疗养目的、军兵种及正课期间训练安排进行二次分组，开展针对性的专项体能训练，为结束疗养后重返工作岗位做好过渡衔接准备，同时做好出院体能考核。该阶段中强调的是军兵种及疗养目的对疗养员提出的体能要求。

（三）体能训练时间安排

全年不得少于 240 小时，出勤率保持在 95%以上，参考率保持在 95%以上。疗养期间应坚持体能训练，每批不得少于 16 次，每次不得少于 2 小时。

（四）训练项目

按照《军人体能训练标准》中相关体能项目执行（表8-1）。

表 8-1　通用体能项目分类

大类	亚类	项目
通用体能项目	基础性体能项目 专业性体能项目	体型、俯卧撑、仰卧起坐、10m×5折返跑、3000m跑 力量：引体向上、卷身上、哑铃扩胸、双腿深蹲起立、立定跳远、跳远 速度：100m跑、400m跑 耐力：5000m跑、5km武装越野、背沙袋跑 柔韧灵敏：立位体前屈、组合练习、高原组合练习 游泳：自由泳、30分钟计距游、武装泅渡 搏击：格斗、军体拳、刺杀 攀爬：爬绳（杆）、三人协作攀登、攀爬软梯 超越障碍：穿越泥潭、舰艇200m障碍、300m障碍、400m障碍、500m障碍、高寒山地500m障碍-Ⅰ型、高寒山地500m障碍-Ⅱ型 抗运动病：浪木、旋梯、固定滚轮、地面旋转练习、抗眩晕体操（第一、二套）、改造型浪木、旋梯、固定滚轮、抗眩晕模拟穿仓
	辅助性体能项目	球类：篮球、足球、排球、乒乓球、羽毛球、网球 田径类：长跑、接力跑、投掷、跳高 体操类：健身操、健美操、器械体操 水上类：舢板、水上救生 武术类：太极拳、擒拿、散打、拳击 冰雪类：滑冰、滑雪、游泳 其他类：爬山、拔河

三、体能训练的实施

（一）制定运动处方

运动处方主要由体疗科制定完成。疗养科医生根据核勤特勤疗养员健康状况及任务安排。体疗科医技人员根据申请单的要求，确认疗养员的运动能力与体力情况。合理对疗养员进行分组并组织实施，科学安排仿渔民作业操、太极拳、医疗步行、器械等治疗项目。疗养科医护人员准备急救用品并全程监督保障，防止运动外伤、中暑、冻伤以及运动强度过大引发其他疾病和意外的发生。

（二）成立保健小组

保健小组主要由随队医生、护士和集体疗养的带队领导或核勤特勤疗养管理委员会主任组成。小组根据每批次疗养员的年龄、性别、健康程度、人员类别、疗养季节、场地情况等进行合理分组。到离驻地较远的地点组训时，应安排1名常委带队，另派急救车随行，必要时也可依托地方120急救系统进行紧急处置。

（三）成立组织训练组

组织训练组主要由体疗科医技人员组成。提前联系特勤疗养科室，根据特勤疗养人员组成特点、天气、环境等，合理安排组训科目。做到提前准备、检查器械，并把方案报医务部（处）审批备案，医务部（处）在组训过程中协调安排各项目实施。

（四）控制运动量

体育治疗应选择合适的运动量，一般选择每日或隔日 1 次，或 5 次/周，休息 2 天。一次耐力性运动的持续时间为 30~60 分钟，其中达到目标心率的时间在 10~30 分钟及以上。运动强度用最大心率（最大心率=220-年龄）的百分比确定，目标心率一般以（220-年龄）×（60%~85%）为最佳。

四、体能训练考核

军事体能考核分为普考或抽考两大类，普考每年进行 1 次，通常由本级或上级业务部门组织。特勤疗养院或有特勤疗养任务的疗养院区，应在疗养员疗养结束前进行体能考核。于每批出院后 5 日内将考核成绩填写"体能考核成绩评定表"留档并上报医务部门。做好出院体能考核结果与入院体能评定结果的对比工作，为今后制定体能训练计划做出科学指导。

五、体能训练安全管理

（一）加强训练场地、设施设备检修保养

训练场地是否规范、训练设施设备的状态是否良好往往直接关系训练是否安全。疗养院设备科、体能训练科定期对训练场地、设施设备进行检修保养，及时发现并消除各类安全隐患，确保训练设施设备保持良好状态；对存在较大安全隐患的设施设备必须停止使用。

（二）在科学制定训练计划基础上，严格按计划组织训练

加强特勤人员安全教育，增强自身安全训练意识；加强训练过程中的安全保护，时刻关注参训人员训练反应；配齐各类安全保护器具，确保训练安全措施落实。

（三）做好训练突发事件应急处置

根据运动项目特点及季节差异，制定完善各类运动损伤、心肺复苏、中暑、溺水急救等应急救治预案，完善各类急救设施设备，在此基础上，重点加强相关救治技能训练，提高应急救治水平，确保特勤体能训练安全。

六、体能训练中医务人员的职责

体能训练中至少有一名军医值班，训练前了解参训人员的身体情况并向体育教员介绍，值班军医应重点观察体质较差者训练时的反应。测定运动量，提出改进训练方法的建议，训练中认真观察，谨防训练外伤发生，处置训练中训练损伤。

附：特勤疗养体能训练路径表见表 8-2。

表 8-2　特勤疗养体能训练路径表

时间	路径内容	落实人	工作方式	完成情况	签名
入院前 1~2 天	准备工作	①训练中心责任人；②训练中心护士；③训练中心主任	①训练设备检查，训练场地环境安全检查，水电及卫生设施检查；②急救药品、抢救设备检查；③组织常见应急处置预案学习、现场急救技能培训		
疗养第 2 天	召开预备会	①医务办；②带队干部；③训练中心主任	①召集人员（训练中心人员、各单位带队干部或体训教员），组织会议；②介绍部队工作性质、训练情况、特殊病情疗养员；③介绍训练准备情况，提出要求，掌握各单位疗养员身体状况		
疗养第 3 天	①制定、下发训练实施方案；②健康教育	①训练中心主任；②疗养科值班护士；③训练中心医护人员；④疗养科医护人员	①根据各单位工作性质、特点制定周训练计划，下发各带队干部、疗养科室；②电子显示屏每日滑动显示周训练计划；③收集疗养员入院诊断及体检结果信息，制定个性化体能训练处方；④组织疗养员集体健康教育：疗养期间体能训练安排，训练目的、意义，提出注意事项，观看体能训练 VCD，发放健康教育手册——运动常识		
疗养第 4~25 天	实施体能训练	①疗养科值班医护人员；②训练中心医护人员；③训练中心体训教员；④训练中心体训教员	①督促并协调带队干部组织疗养员去训练场训练，训练结束后观察及询问训练后不良反应并及时处置、夜查宣教；②备带急救箱训练场巡查；③清点人数、检查运动鞋及着装，组织运动前的热身准备运动，运动场安全督查、技术指导，根据训练处方进行个性化体能训练指导，组织运动后的整理放松运动，小结讲评，布置下次训练内容；④每周一次征求训练意见和建议，报训练中心主任，及时调整训练方案		
疗养第 10~15 天	健康教育	疗养科医护人员	①运动伤的预防集体宣教；②运动伤现场处置技能互动教学；③发放健康教育手册——运动伤的预防及现场急救		
疗养第 20~25 天	健康教育	①疗养科医护人员；②训练中心责任人	①个人体能训练效果评定；②发放体能训练满意度调查表并回收、分析，提出改进方法和建议		
疗养第 26~28 天	训练考核、测评，效果评定	①训练中心体训教员；②训练中心责任人	①组织各单位进行训练考核、测评；②成绩汇总、统计分析、小结		
疗养第 29 天	召开座谈会，总结讲评	训练中心主任	组织召开各单位带队干部座谈会，介绍疗养期间体能训练实施情况、达标结果、存在的问题，征求对训练的意见		
疗养第 30 天	训练设备保养	训练中心责任人	训练设备全面检查，及时维修、保养，登记本登记、签名		

第九章　中医康复理疗

第一节　中医、中医养生相关思想及基本原则

中医学是研究人体生理、病理,以及疾病的诊断和防治等的一门科学,它有独特的理论体系和丰富的临床经验。中医学的理论体系受到古代的唯物论和辩证法思想——阴阳五行学说的深刻影响,形成了以整体观念为主导思想,以脏腑经络的生理和病理为基础,以辨证论治为诊疗特点的医学理论体系。

一、中医学理论体系中的唯物辩证观

医药学和其他自然科学一样,总要受一定的世界观的支配和影响。由于中国医药学是在长期的医疗实践的基础上形成和发展的,在其形成过程中,又受到古代唯物论和辩证法思想的深刻影响,因而在它的理论体系中,始终贯穿着唯物辩证的观点。

(一) 唯物观

1. 人禀天地之气而生　中医学认为世界是物质的,是阴阳二气相互作用的结果。

中医学认为精(气)是生命的本原物质。这种精气先身而生,具有遗传特性。父母之精气相合,形成胚胎发育的原始物质。没有精气就没有生命。精气是构成和维持人体生命活动的基本物质。

气是维持生命活动的物质基础。气的运动变化及其伴随发生的能量转化过程称之为"气化"。气化运动是生命的基本特征,没有气化就没有生命。升降出入就是气的运动的基本形式。生与死也就寓于升降出入的矛盾运动之中。

2. 形与神俱,不可分离　形神学说是中医学基础理论之一,它是在唯物主义自然观的基础上形成的。形即形体。神,广义是指人体生命活动外在表现的总称,包括生理性或病理性外露的征象;狭义是指精神意识思维活动。但在中医学理论中,"神"的概念很广泛,其含义有三:一是指自然界物质变化功能;二是指人体生命的一切活动;三是指人的精神意识。中医学中的形神关系,实际上就是物质与精神的关系。形体是第一性的,精神是第二性的。

形是体,是本;神是生命的活动及功用。有形体才有生命,有生命才产生精神活动,才具有生理功能。而人的形体又须依靠摄取自然界一定的物质才能生存。神的物质基础是气血,气血又是构成形体的基本物质,而人体脏腑组织的功能活动,以及气血的营行,又必须受神的主宰。这种"形与神"二者相互依附而不可分割的关系,称之为"形与神俱"。形乃神之宅,神乃形之主。无神则形不可活,无形则神无以附,二者相辅相成,不可分离。形神统一是生命存在的主要保证。

3. 疾病可知,又可防治　中医学对疾病的发生,不但从自然界去寻找致病根源,更重要的是从机体内部去寻找致病根源,以说明病理变化,从而对生命、疾病和健康的内在联

系做出唯物主义的说明。它认为病邪侵犯人体，首先破坏阴阳的协调平衡，使阴阳失调而发病。邪气虽有发于阳和发于阴的不同，但发病的关键还在于人体正气的强弱。即所谓"正气存内，邪不可干"，"邪之所凑，其气必虚"。并指出疾病是可以认识的，也是可以防治的，"言不可治者，未得其术也"提出了"治未病"的预防为主的思想。未病之前，重视形体和精神的调养，主张顺四时而适寒暑，和喜怒而安居处，节阴阳而调刚柔，强调了以提高正气即抗病能力为主的摄生观点。既病之后，则强调及时发现，早期治疗，防止传变。

（二）辩证观

中医学不仅认为一切事物都有着共同的物质根源，而且还认为一切事物都不是一成不变的，各个事物不是孤立的，它们之间是相互联系、相互制约的。所以说中医学不仅包含着唯物观点，而且还包含着辩证观点。

人体是一个不断运动着的有机整体。中医学认为自然界一切事物的运动都是阴阳的矛盾统一。生命始终处于气化运动过程之中，没有气化运动就没有生命。人的生命活动过程，就是人体的阴阳对立双方，在不断地矛盾运动中取得统一的过程。中医学强调人是自然界的一个组成部分，并与自然界有密切的联系，人体各个组织器官共处于一个统一体中，不论是在生理上还是在病理上都是互相联系、互相影响的；从而确立了整体观念的辩证观点。

精神意识对机体健康的反作用。中医学在长期医疗实践的基础上，认识到精神活动和生理活动的内在联系，如《素问·阴阳应象大论》说："怒伤肝"、"喜伤心"、"思伤脾"、"忧伤肺"、"恐伤肾"。当然，人体的精神活动和生理活动之间的关系，并不一定像上述那样机械，但就精神意识对形体健康的反作用这一辩证观点，无疑是正确的。

二、中医学的基本特点

中医学的理论体系是经过长期的临床实践逐步形成的，它来源于实践，反过来又指导实践。这一独特的理论体系有两个基本特点：一是整体观念，二是辨证论治。

（一）整体观念

中医学非常重视人体本身的统一性、完整性及其与自然界的相互关系，它认为人体是一个有机整体，构成人体的各个组成部分之间，在结构上是不可分割的，在功能上是相互协调、相互为用的，在病理上是相互影响的。同时也认识到人体与自然环境有密切关系，人类在能动地适应自然和改造自然的斗争中，维持着机体的正常生命活动。这种内外环境的统一性，机体自身整体性的思想，称之为整体观念。

1. 人体是有机的整体　中医学在整体观念指导下，认为人体正常生理活动一方面要靠各脏腑组织发挥自己的功能，另一方面又要靠脏腑间相辅相成的协同作用和相反相成的制约作用，才能维持生理平衡。每个脏腑各自有不同的功能，又有整体活动下的分工合作，这是人体局部与整体的统一。整体观还体现于"阴平阳秘"和"亢则害，承乃制，制则生化"等理论，说明人体阴阳的制约、消长和转化，以维持相对的动态平衡，以及五行的相生相克，都是正常生理活动的基本条件。特别是"制则生化"的理论，更进一步揭示脏腑间的相反相成、克中有生，在维持机体生化不息、动态平衡中的重要意义。这种动态平衡观、制约观，对中医生理学的发展有重要的意义。

2. 人与自然界的统一性　人类生活在自然界中，自然界存在着人类赖以生存的必要条件。同时，自然界的变化又可以直接或间接地影响人体，而机体则相应地产生反应。属于生理范围内的，即是生理的适应性；超越了这个范围，即是病理性反应。故曰："人与天地相应也。"

（二）辨证论治

辨证论治是中医认识疾病和治疗疾病的基本原则，是中医学对疾病的一种特殊的研究和处理方法，也是中医学的基本特点之一。

证，是机体在疾病发展过程中的某一阶段的病理概括。由于它包括了病变的部位、原因、性质，以及邪正关系，反映出疾病发展过程中某一阶段的病理变化的本质，因而它比症状更全面、更深刻、更正确地揭示了疾病的本质。

所谓辨证，就是将四诊（望、闻、问、切）所收集的资料、症状和体征，通过分析、综合、辨清疾病的原因、性质、部位，以及邪正之间的关系，概括、判断为某种性质的证。论治，又称施治，则是根据辨证的结果，确定相应的治疗方法。辨证是决定治疗的前提和依据，论治是治疗疾病的手段和方法。通过辨证论治的效果可以检验辨证论治的正确与否。辨证论治的过程，就是认识疾病和解决疾病的过程。辨证和论治，是诊治疾病过程中相互联系不可分割的两个方面，是理论和实践相结合的体现，是理法方药在临床上的具体运用，是指导中医临床工作的基本原则。

中医认识并治疗疾病，是既辨病又辨证。辨证首先着眼于证的分辨，然后才能正确的施治。例如，感冒，见发热、恶寒、头身疼痛等症状，病属在表，但由于致病因素和机体反应性的不同，又常表现为风寒感冒和风热感冒两种不同的证。只有把感冒所表现的"证"是属于风寒还是属于风热辨别清楚，才能确定用辛温解表或辛凉解表方法，给以适当的治疗。由此可见，辨证论治既区别于见痰治痰，见血治血，见热退热，头痛医头，脚痛医脚的局部对症疗法，又区别于那种不分主次，不分阶段，一方一药对一病的治病方法。

辨证论治作为指导临床诊治疾病的基本法则，由于它能辨证地看待病和证的关系，既可看到一种病可以包括几种不同的证，又看到不同的病在其发展过程中可以出现同一种证，因此在临床治疗时，还可以在辨证论治的原则指导下，采取"同病异治"或"异病同治"的方法来处理。所谓"同病异治"，是指同一种疾病，由于发病的时间、地区及患者机体的反应性不同，或处于不同的发展阶段，所以表现的证不同，因而治法也不一样。还以感冒为例，由于发病的季节不同，治法也不同。暑季感冒，由于感受暑湿邪气，故在治疗时常须用一些芳香化浊药物，以祛暑湿。这与其他季节的感冒治法就不一样。再如麻疹因病变发展的阶段不同，因而治疗方法也各有不同，初起麻疹未透，宜发表透疹；中期肺热明显，常须清肺；而后期则为余热未尽，肺胃阴伤，则又须以养阴清热为主。不同的疾病，在其发展过程中，由于出现了相同的病机，因而也可采用同一方法治疗，这就是"异病同治"。比如，久痢脱肛、子宫下垂等，是不同的病，但如果均表现为中气下陷证，就都可以用升提中气的方法治疗。由此可见，中医治病主要的不是着眼于"病"的异同，而是着眼于病机的区别。相同的病机，可用基本相同的治法；不同的病机，就必须用不同的治法。所谓"证同治亦同，证异治亦异"，实质上是由于"证"的概念中包含着病机在内的缘故。这种针对疾病发展过程中不同性质的矛盾用不同方法去解决的法则，就是辨证论治的精神实质。

三、中医养生的基本原则

养生（又称摄生、道生）一词最早见于《庄子》。所谓生，就是生命、生存、生长之意；所谓养，即保养、调养、培养、补养、护养之意。养生是通过养精神、调饮食、练形体、慎房事、适寒温等各种方法去实现的，是一种综合性的强身益寿活动。养生就是根据生命发展的规律，采取能够保养身体，减少疾病，增进健康，延年益寿的手段，所进行的保健活动。

中医养生学是在中医理论的指导下，探索和研究中国传统的颐养身心，增强体质，预防疾病，延年益寿的理论和方法，并用这种理论和方法指导人们保健活动的实用科学。中医养生学继承了传统中医学的理论和古代哲学思想的精华，以"天人相应"和"形神合一"的整体观为出发点，主张从综合分析的角度去看待生命和生命活动。养生方法以保持生命活动的动静互涵、平衡协调为基本准则，主张"正气为本"，提倡"预防为主"，强调辩证思想。要求人们用持之以恒的精神，自觉地、正确地运用养生保健的知识和方法，通过自养自疗，提高身体素质和抗衰防病的能力，达到延年益寿的目的。在长期的医疗实践中，中医学家总结了下述基本原则。

（一）协调脏腑

五脏间的协调，即是通过相互依赖，相互制约，生克制化的关系来实现的。有生有制，则可保持一种动态平衡，以保证生理活动的顺利进行。从养生角度而言，协调脏腑是通过一系列养生手段和措施来实现的。协调的含义大致有二：一是强化脏腑的协同作用，增强机体新陈代谢的活力。二是纠偏，当脏腑间偶有失和，及时予以调整，以纠正其偏差。这两方面内容，作为养生的指导原则之一，贯彻在各种养生方法之中，例如，四时养生中强调春养肝、夏养心、长夏养脾、秋养肺、冬养肾；精神养生中强调情志舒畅，避免五志过极伤害五脏；饮食养生中强调五味调和，不可过偏，等等，都是遵循协调脏腑这一指导原则而具体实施的。又如运动养生中的"六字诀"、"八段锦"、"五禽戏"等功法，也都是以增强脏腑功能为目的而组编的。所以说，协调脏腑是养生学的指导原则之一，应予以足够重视。

（二）畅通经络

经络是气血运行的通道。只有经络通畅，气血才能川流不息地营运于全身。只有经络通畅，才能使脏腑相通、阴阳交贯、内外相交，从而养脏腑、生气血、布津液、传糟粕、御精神，以确保生命活动顺利进行，新陈代谢旺盛。所以说，经络以通为用，经络通畅与生命活动息息相关。一旦经络阻滞，则影响脏腑协调，气血运行也受到阻碍。因此，《素问·调经论》说："五脏之道，皆出于经隧，以行血气，血气不和，百病乃变化而生。"所以，畅通经络往往作为一条养生的指导原则，贯穿于各种养生方法之中。

畅通经络在养生方法中主要作用形式有二：一是活动筋骨，以求气血通畅。如：太极拳、五禽戏、八段锦、易筋经等，都是用动作达到所谓"动形以达郁"的锻炼目的。活动筋骨，则促使气血周流，经络畅通。气血脏腑调和，则身健而无病。二是开通任督二脉，营运大小周天。在气功导引法中，有开通任督二脉，营运大、小周天之说，任脉起于胞中，循行于胸、腹部正中线，总任一身之阴脉，可调节阴经气血；督脉亦起于胞中，下出会阴，沿脊柱里面上行，循行于背部正中，总督一身之阳脉，可调节阳经气血。任、督二脉的相互沟通，可使阴经、阳经的气血周流，互相交贯。《奇经八脉考》中指出："任督二脉，此元气之所由生，真气之所由起。"因而，任督二脉相通，可促进真气的运行，协调阴阳经脉，增强新陈代谢的活力。由于任督二脉循行于胸腹、背，二脉相通，则气血运行如环周流，故在气功导引中称为"周天"，因其仅限于任督二脉，并非全身经脉，故称为"小周天"。在小周天开通的基础上，周身诸经脉皆开通，则称为"大周天"。所以谓之开通，是因为在气功、导引诸法中，要通过意守、调息，以促使气血周流，打通经脉。一旦大、小周天能够通畅营运，则阴阳协调、气血平和、脏腑得养，精充、气足、神旺，故身体健壮而不病。开通任督二胎、营运大小周天，其养生健身作用都是以畅通经络为基础的，由此也可以看出，畅通经络这一养生原则的重要意义。

（三）清静养神

在机体新陈代谢过程中，各种生理功能都需要神的调节。故神极易耗伤而受损。因而，养神就显得尤为重要。清静养神是以养神为目的，以清静为大法。只有清静，神气方可内守。清静养神原则的运用归纳起来，大要不外有三：一是以清静为本，无忧无虑，静神而不用，即所谓"恬淡虚无"之态，其气即可绵绵而生；二是少思少虑，用神而有度，不过分劳耗心神，使神不过用，即《类修要诀》所谓"少思虑以养其神"；三是常乐观，和喜怒，无邪念妄想，用神而不躁动，专一而不杂、可安神定气，即《皇帝内经》所谓："以恬愉为务。"这些养生原则，在传统养生法中均有所体现。例如，调摄精神诸法中的少私寡欲，情志调节；休逸养生中的养性恬情；气功、导引中的意守、调息、入静；四时养生中的顺四时而养五脏；起居养生中的慎起居、调睡眠等，均有清静养神的内容。

（四）节欲葆精

由于精在生命活动中起着十分重要的作用，所以，要想使身体健康而无病，保持旺盛的生命力，养精则是十分重要的内容。葆精的另一方面含义，还在于保养肾精，也即狭义的"精"。男女生殖之精，是人体先天生命之源泉，不宜过分泄漏，如果纵情泄欲，会使精液枯竭，真气耗散而致未老先衰。欲达到养精的目的，必须抓住两个关键环节。其一为节欲。所谓节欲，是指对于男女间性欲要有节制，自然，男女之欲是正常生理要求，欲不可绝，亦不能禁，但要注意适度，做到既不绝对禁欲，也不纵欲过度，即是节欲的真正含义。节欲可防止阴精的过分泄漏，保持精盈充盛，有利于身心健康。在中医养生法中，如房事保健、气功、导引等，均有节欲葆精的具体措施，也即是这一养生原则的具体体现。其二是保精，此指广义的精而言，精禀于先天，养于水谷而藏于五脏，若后天充盛，五脏安和，则精自然得养，故保精即是通过养五脏以不使其过伤，调情志以不使其过极，忌劳伤以不使其过耗，来达到养精保精的目的，也就是《素问·上古天真论》所说："志闲而少欲，心安而不惧，形劳而不倦。"避免精气伤耗，即可保精。在调摄情志、四时养生、起居养生等传统养生诸法中，均贯彻了这一养生原则。

(五) 调息养气

养气主要从两方面入手，一是保养元气，一是调畅气机。元气充足，则生命有活力；气机通畅，则机体能健康。

保养元气，首先是顺四时、慎起居，如果人体能顺应四时变化，则可使阳气得到保护，不致耗伤。保养正气，多以培补后天、固护先天为基点，饮食营养以培补后天脾胃，使水谷精微充盛以养气。而节欲固精、避免劳伤，则是固护先天元气的方法措施。先天、后天充足，则正气得养，这是保养正气的又一方面。此外，调情志可以避免正气耗伤，寡言语可使气不过散，都是保养正气的措施。

调畅气机，则多以调息为主。故古有吐纳、胎息、气功诸法，重调息以养气。在调息的基础上，还有导引、按跷、健身术及针灸诸法，都是通过不同的方法来活动筋骨、激发经气、畅通经络，以促进气血周流，达到旺盛新陈代谢、增强真气运行的作用。在诸多养生方法中，都将养气作为基本原则之一，足见养气的重要。

(六) 综合调养

综合调养的内容，不外着眼于人与自然的关系，以及脏腑、经络、精神情志、气血等方面，具体说来，大致有：顺四时、慎起居、调饮食、戒色欲、调情志、动形体，以及针灸推拿、药物养生等方面内容。恰如李梴在《医学入门·保养说》中指出的："避风寒以保其皮肤、六腑"，"节劳逸以保其筋骨五脏"，"戒色欲以养精，正思虑以养神"，"薄滋味以养血，寡言语以养气"。从上述各个不同方面，对机体进行全面调理保养，使机体内外协调，适应自然变化，增强抗病能力，避免出现失调、偏颇，达到人与自然和体内脏腑气血阴阳的平衡统一，便是综合调养。

综合调养作为养生的指导原则之一，主要是告诫人们养生要有整体观念。其要点大致如下，在具体运用时要注意以下几点：

1. 养宜适度　养生能使人增进健康，益寿延年。但在实际调养过程中，也要适度。无论哪种养生方法，适度是一个十分重要的问题。所谓适度，就是要恰到好处。简言之，就是养不可太过，也不可不及。过分注意保养，则会瞻前顾后，不知所措，稍劳则怕耗气伤神；稍有寒暑之变，便闭门不出；以为食养可益寿，便强食肥鲜；恐惧肥甘厚腻，而节食少餐。如此等等，虽然意求养生，但自己却因养之太过而受到约束，这也不敢，那也不行。不仅于健康无益，反而有害。所以，养生应该适度，按照生命活动的规律，做到合其常度，才能真正达到"尽终其天年"的目的。

2. 养勿过偏　综合调养亦应注意不要过偏。过偏大致有两种情况，一种情况是认为"补"即是养。于是，饮食则强调营养，食必进补；起居则强调安逸，以静养为第一；为求得益寿延年，还以补益药物为辅助。当然，食补、药补、静养都是养生的有效措施，但用之过偏而忽略了其他方面，也会影响健康。食补太过则营养过剩，药补太过则会发生明阳偏盛，过分静养，只逸不劳则动静失调，三者都会使机体新陈代谢产生失调。一种情况是认为"生命在于运动"，只强调"动则不衰"，而使机体超负荷运动，消耗大于供给，忽略了动静结合，劳逸适度。这同样会使新陈代谢失调，虽然主观愿望是想养生益寿，但结果往往是事与愿违。所以，综合调养主张动静结合、劳逸结合、补泻结合、形神共养，要从机体全身着眼进行调养，不可使之过偏，过偏则失去了养生的意义，虽有益寿延年的愿望，也很难达到预期的目的，不仅无益，反而有害。

3. 审因施养 综合调养在强调全面、协调、适度的同时，也强调养宜有针对性。所谓审因施养，就是指要根据实际情况，具体问题具体分析，不可一概而论。一般说来，可因人、因时、因地不同而分别施养。不能千人一面，统而论之。

（七）持之以恒

1. 养生贯穿一生 在人的一生中，各种因素都会影响最终寿限，因此，养生必须贯穿人生的始终。中国古代养生家非常重视整体养生法。金元时期著名医家刘完素提出人一生"养、治、保、延"的摄生思想。刘完素认为："其治之之道，辨八邪，分劳佚，宜治病之药，当减其毒，以全其真。"这种"减毒"预防伤正思想，对于抵御早衰具有重要作用。明代张景岳特别强调胎孕养生保健和中年调理的重要性，指出："人于中年左右，当大为修理一番，则再振根基，尚余强半。"通过中年的调理修整，为进入老年期做好准备。对于高龄之人，可视其阴阳气血之虚实，有针对性地采取保健措施。根据高年之生理特点，适当锻炼，辅以药养和食养，有益于延年益寿。古人的这种整体养生思想比较符合现代对人体生命和养生的认识。

2. 练功贵在精专 中医养生保健的方法很多。要根据自己各方面的情况，合理选择。选定之后，就要专一精练，切忌见异思迁，朝秦暮楚。因为每一种功法都有自身的规律，专一精练能强化生命运动的节律，提高生命运动的有序化程度。如果同时练几种功法，对每一种功法都学不深远，则起不到健身作用，而且各种功法的规律不完全相同，互有干扰，会影响生命活动的有序化，身体健康水平不可能提高。

练功要想有益健康，就得遵循各种功法的自身规律，循序渐进，坚持不懈，专心致志去练，不可急于求成，练得过多过猛。只要树立正确态度，做到"三心"，即信心、专心、恒心，掌握正确的方法，勤学苦练，细心体会，一定能取得强身健身的效果。

3. 养生重在生活化 提倡养生生活化，就是要积极主动地把养生方法融入到日常生活的各个方面。因为作、息、坐、卧、衣、食、住、行等，必须符合人体生理特点、自然和社会的规律，才能给我们的工作、学习和健康带来更多的益处。总之，养生是人类之需、社会之需。日常生活中处处都可以养生，只要把养生保健的思想深深扎根生活之中，掌握养生方法，就可达到防病健身、祛病延年的目的。

第二节 中医养生康复在核勤疗养中的应用

近年来，海、空、火箭军各战略核威慑部队遂行多样化军事任务不断增多，核勤人员人数、辐照周期及累积剂量逐步增加，职业防护标准和身心康复需求越来越高。核勤人员作业环境艰苦，职业危害多样，致病机制复杂。主要危害因素包括：核武器储存、运输、定检、训练过程中产生的放射性因素；导弹推进剂的毒性因素；坑道作业的粉尘、震动、噪音等因素；电磁辐射；军事训练伤；军事训练中的心理及精神障碍等。据不完全统计，下列三大类疾病损害人员健康危害最大。

一、肿瘤疾病

（一）发病机制

肿瘤是机体在各种致癌因素作用下，局部组织的细胞在基因水平上失去对其生长的正常调控导致异常增生与分化而形成的新生物。新生物一旦形成，不因病因消除而停止生长，他的生长不受正常机体生理调节，而是破坏正常组织与器官，这一点在恶性肿瘤尤其明显。与良性肿瘤相比，恶性肿瘤生长速度快，呈浸润性生长，易发生出血、坏死、溃疡等，并常有远处转移，造成人体消瘦、无力、贫血、食欲不振、发热及严重的脏器功能受损等，最终造成患者死亡。中医理论认为由于人体正气不足、外邪入侵，加之情志不畅，致使机体阴阳失衡、脏腑失和、气血失调、经络阻滞，而引发内邪。无论是外邪、内邪，客于人体，经久不去，积而成之，则为肿瘤。由此可见正气不足是肿瘤形成的根本原因，邪气踞之是肿瘤形成的基本条件，因此扶养和保护正气，避免和减少外邪侵入，阻止和消除内邪的产生，便成为中医防治肿瘤的重要环节。

正气不足，指在先天、后天的某些环节上存在着不足、虚弱。从整体的表现可分为阴虚、阳虚、气虚、血虚。从具体的脏腑而言，又可表现为某些脏腑功能的不足和虚弱，如肺虚、脾虚、肾虚等。当人体存在某一方面的不足时，则应给予及时补养。如助阳、滋阴、补气、养血、健脾益肺、补肾强精等。常采用中药、气功、针灸、药膳、食补、锻炼等具体方法来补养人体之正气。

邪气分内邪和外邪。外邪是指外部环境的一切致癌因素，如六淫之邪、疫疠、瘴气等。内邪是指机体内部因阴阳失衡、脏腑失和、气血失调而引起的病邪，如郁滞之气、瘀血、热毒、痰湿等。对于外邪应尽量避免侵犯机体，对于内邪则需采用平衡阴阳、调理脏腑、和畅气血等中医方法来消除。如中药可行气化瘀、除湿去痰；针灸可调理脏腑、疏通经络；气功可调畅气机、平衡阴阳等。

情志不遂也是引起肿瘤的原因之一。情志的过度变化和精神刺激可导致气机不畅，脏腑功能失调。如过度紧张、思虑、悲哀、恐惧、愤怒均可影响肝的疏泄功能，导致肝气不舒或肝气上逆等气机不调的现象，久而久之，则会气滞血瘀、脏腑失和，引发肿瘤。因此我们主张调畅情志，避免过度的精神刺激和创伤，保持积极向上、乐观豁达的态度，这对于预防肿瘤也同样具有重要意义。

（二）中医养生康复

我们人体正常的血液酸碱度应该是在 7.35～7.45，尿液在 6.5 左右，唾液在 6.8 左右。也就是说，我们的体液应该呈现弱碱性才能保持正常的生理功能和正常代谢。据调查发现，癌症患者的体液 pH 值 100% 是酸性的，这样的体液促成了癌细胞的形成与生长。

为了改变这种酸性体质，应首先从摄入食物入手，从根源上来控制癌细胞，多吃碱性食物。加大纤维素和维生素的摄入；控制肉类的摄入；适当补硒（100μg），有助于体质向弱碱性发展。

养成良好的生活习惯，戒烟限酒。烟和酒是极酸的酸性物质，长期吸烟喝酒的人，极易导致酸性体质。不要过多地吃咸而辣的食物，不吃过热、过冷、过期及变质的食物；年老体弱或有某种疾病遗传基因者酌情吃一些防癌食品和含碱量高的碱性食品。应当养成良好的生活习惯,从而保持弱碱性体质,使各种癌症疾病远离自己。不要食用被污染的食物,如被污染的水、农作物、家禽鱼蛋、发霉的食品等,要吃一些绿色有机食品,要防止病从口入。

中医认为压力可导致过劳体虚从而引起免疫功能下降、内分泌失调、体内代谢紊乱;压力也可导致精神紧张从而引起气滞血瘀、毒火内陷等。两者皆可造成体内酸性物质的沉积。因此,我们应保持良好的精神状态。以良好的心态应对压力,劳逸结合。

加强体育锻炼,增强体质,多在阳光下运动,多出汗可将体内酸性物质随汗液排出体外,避免形成酸性体质。

生活要规律,生活习惯不规律的人,如彻夜唱卡拉 OK、打麻将、夜不归宿等生活无规律,都会加重体质酸化,容易患癌症。

(三)中医食疗配方

(1)西红柿花生大枣粥:大枣和西红柿含有丰富的维生素 C,能增强人体的抗癌作用。西红柿中的"番茄素"也具有抗癌作用。取花生米、大枣各 30~50g,先煮之,熟时再加入洗净的粳米 100g 煮成粥,食用前拌入洗净切碎的适量西红柿,每日 1~2 次。该粥适用于虚弱的癌症患者,如消化系统(食管、胃、肠、肝、胰、胆)癌症手术后的病人。

(2)海带肉冻:海带内含有海藻多糖,有较强的抗肿瘤功用,其中"磺酰基"可杀灭癌细胞。将海带泡软洗净切丝,带皮猪肉等量,洗后切小块,放锅内加适量水,再加桂皮、大茴香等调味品,用文火煨成烂泥状,加盐,盛入方盘内,晾冷成冻,吃时切成条佐饭食之。该品适用于内分泌系统的肿瘤(如甲状腺、乳腺、前列腺等)患者食用。

(3)菱粉粥:先用粳米 100g 煮粥,待煮至米熟后,调入菱粉 40g,红番茄少许,同煮为粥。据报道菱角有抗癌作用,适用于食管癌、胃癌、乳腺癌、宫颈癌患者食用。

(4)蒜苗肉包子:蒜苗内含有微量元素硒,在体内有抑制致癌物的作用:可限制肿瘤发展使其缩小甚至消除。将蒜苗和肉按 4:1 之比例制成馅,加适当调味品,做包子蒸熟食用。适用于一切恶性肿瘤、白血病等,并可预防肿瘤的复发和转移。

(四)中医简便保健功法

(1)摩腹:用手掌面按在腹上,先以顺时针方向,再以逆时针方向,各摩腹 20 次。立、卧均可。饭后,临睡前均可进行。功用:饭后摩腹,有助于消化吸收;临睡前摩腹,可健脾胃、助消化,并有安眠作用。

(2)捶背(分自己捶打及他人捶打两种)

1)自己捶打:两腿开立,全身放松,双手半握拳,自然下垂。捶打时,先转腰,两拳随腰部的转动,前后交替叩击背部及小腹。左右转腰为 1 次,可连续做 30~50 次。叩击部位,先下后上,再自上而下。

2)他人捶打:坐、卧均可。坐时,身体稍前倾;卧时,取俯卧位,两臂相抱,枕于头下。捶打者用双拳沿脊背上下轻轻锤打,用力大小以捶击身体震而不痛为度。从上而下为 1 次,可连续 5~10 次。功用:背部为督脉和足太阳膀胱经循行之处,按摩、捶打背部,可促进气血运行,调和五脏六腑,舒筋通络,益肾强腰。

（3）摩涌泉：用左手拇指按摩右足涌泉穴；用右手拇指按摩左足涌泉穴。按摩时，可反复摩搓 30～50 次，以足心感觉发热为度。此法适宜在临睡前或醒后进行。功用：常摩涌泉穴，具有调肝、健脾、安眠、强身的作用。

二、生殖健康（精子活性降低；精子畸形）

目前全世界已经注册的化学物大约超过 30 000 000 种，已进入环境的常见化学物约逾 60 000 种，每年进入市场的新化学物则超过 7000 种。在化学、物理和生物性有害环境因素中，化学物污染面最广（约占 70%）；具有潜在生殖危害的化学物已达数百种。陆军军医大学有学者分析了中国发表的 115 篇男性精液质量（1985～2009 年）：发现平均成年男性精子活性每年平均下降 1%。

可能不利于生殖健康的因素包括电离、电磁辐射、吸烟及过量饮酒。

能引起物质电离的辐射有以下几类：①X 线片、CT 等医学检查（X 射线）；②核弹爆炸（α、β、γ 射线）；③核电站泄漏（γ 射线）；④电磁辐射。WHO、欧盟和美国目前正在组织大规模研究各项辐射具体损害的研究。我国的国家 973 专项也在加紧进行中。

香烟烟雾中含有多种有害物质：尼古丁、多环芳烃、金属元素（镉，砷，汞等）。其中烟叶中的尼古丁有降低性激素分泌和杀伤精子的作用。凡每天吸 30 支烟者，精子存活率仅有 49%，吸烟者体内雄性激素的分泌量比不吸烟者少 16%～47%，从而使产生精子的能力相应降低。有研究显示，男性吸烟：降低精子的活动力；损伤精子 DNA；增加精子畸形率；且增加后代患肿瘤的风险；母亲孕期吸烟也可能导致男性后代精液质量降低。

过量饮酒是比较明确的导致男性不育的因素，长期过量饮酒会对睾丸的生精细胞造成损害，影响精子产生。酒精会抑制睾酮分泌，使雄激素减少，容易发生阳痿。母亲孕期过量饮酒可导致后代畸形和智力低下。过量饮酒可导致生殖细胞染色体结构和数目发生变化。长期饮酒者的精液中，会出现精子数目减少、活动力减弱、畸形精子数目明显增加、精子 DNA 损伤率明显升高。

（一）发病机制

中医认为生殖活性下降归病于肾，可因命门火衰、恐惧伤肾、湿热下注等引起，致精气虚损，宗筋弛纵，年久无子。治宜辨有火无火，分清脏腑虚实。

1. 命门火衰　精液清冷，头晕耳鸣，面色㿠白，精神萎靡，腰膝酸软，畏寒肢冷，舌淡苔白脉沉细。治宜温补下元，方用右归丸、赞育丸。

2. 心脾受损　可见精神不振，夜寐不安，胃纳不佳，面色不华，苔薄腻，舌质淡，脉细。治宜补益心脾，方用归脾汤。

3. 恐惧伤肾　胆怯多疑，心悸易惊，寐不安宁，苔薄腻，脉弦细。治宜益肾宁神，方用大补元煎加味。

4. 肝郁不舒　情绪抑郁或烦躁易怒，胸脘不适，胁肋胀闷，食少便溏，苔薄，脉弦。治宜疏肝解郁，方用逍遥散加减。

5. 湿热下注　阴囊潮湿、臊臭，下肢酸软，小便黄赤，苔黄腻，脉濡数。治宜清化湿热，方用龙胆泻肝汤。

（二）中医养生保健

1. 中医肾脏饮食保健 肾脏本身需要较大量的蛋白质和糖类，有利于肾脏的饮食宜选择高蛋白、高维生素、低脂肪、低胆固醇、低盐的食物。高脂和高胆固醇饮食易产生肾动脉硬化，使肾脏萎缩变性；高盐饮食影响水液代谢。常选用的食品如瘦肉、鱼类、豆制品、蘑菇、水果、蔬菜、冬瓜、西瓜、绿豆、赤小豆等。另外，适当配用一些碱性食物，可以缓和代谢性酸性产物的刺激，有益肾脏保健。

2. 中医肾脏药物保健 体质虚弱者，可根据具体情况，辅以药物保健。肾阳虚者，可选用金匮肾气丸、右归丸等，单味药如鹿茸、海马、紫河车、巴戟天、冬虫夏草、核桃肉、肉苁蓉等。肾阴虚者，可选用六味地黄丸、左归丸等，单味药如枸杞子、楮实子、龟、鳖等。阴阳两虚者，可选用全鹿丸、二仙汤等，单味药如何首乌、山药、黑芝麻等。药物保健的要求，应做到阴阳协调，不可偏执。

3. 中医肾脏养成保健 节欲葆精；保持小便通畅；预防泌尿系感染。

4. 中医肾脏运动保健

（1）腰部热敷：取仰卧位。用热水袋垫于腰部，仰卧30～40min，使腰部有温热感。此法可松弛腰部肌肉，温养肾脏，增加肾血流量，每日可做1～2次。

（2）腹压按摩肾脏：取坐位，吸气之后用力憋气3～5s，同时收缩腹肌增加腹部压力，如此反复有节奏地进行锻炼。此法利用腹压的升高和降低来挤压按摩肾脏，对肾脏是一种具有节奏性的冲击，有补肾固精、通经活血之效。

三、运动系统疾病

骨关节炎、颈椎病、腰椎病等疾病目前极为常见，其发病与运动、职业及外伤关系密切。长期的蹲、跪姿势和跑步运动，都是发病的高危因素。部队在职人员常年承担大量的工作和训练任务，军事训练伤发病率高，据李良寿的研究表明，我国军事训练伤发病率为7.9%～43.4%。

其中，骨关节炎（osteoarthritis，OA）是一种由于年老或其他原因如创伤、关节先天性异常、关节畸形等引起，以关节软骨退行性变和继发性骨质增生为特征的慢性关节疾病。临床可产生关节疼痛、活动受限和关节畸形等症状。骨关节炎发病率高，并随年龄的增加而增加，美国55岁以上人群中骨关节炎发病率约为70%，而75岁以上人群中发病率约为80%，OA已成为50岁以上男性丧失工作能力的第2号杀手——仅次于心血管疾病。国内相关调查也证实中国国内的骨关节炎发病率与美国相当。

OA的发生主要是因为关节在力学和生物学因素共同作用下，软骨细胞、细胞外基质及软骨下骨三者降解和合成失去平衡，其主要病理特征为关节软骨细胞凋亡和细胞外基质的进行性降解。日常生活中因各种原因造成的关节及骨骼肌损伤，产生疼痛、肌力下降和关节结构的改变，使得关节周围肌群力量失衡，肌肉吸收震荡的能力下降，关节的稳定性也随之下降，从而导致或加重OA的发生。有学者研究证明，机械因素能促进软骨细胞通过自分泌的形式分泌可溶性介质，造成软骨自身的损伤，从而对OA的形成和发展起着重要作用。OA病变发展过程中来源于软骨细胞、滑膜组织和炎性细胞的细胞因子、自由基和酶类直接或间接地参与了OA的进程。

（一）发病机制

骨性关节炎属中医学骨痹的范畴，《素问·痹论》认为"风寒湿三气杂至，合而为痹"；"所谓痹者，各以其时。重感于风寒湿之气也"。中医理论认为，肝主筋，肾主骨。人体的筋骨靠肝肾精血滋养才能维持关节的活动滑利灵活。机体外伤或肝肾精血渐亏，筋骨失养，同时易兼风寒湿邪内侵，气血不通、经络痹阻，引起肌肉、关节、筋骨发生疼痛、酸楚、麻木、重着、灼热、屈伸不利、关节软骨变性、粗糙、失去光泽，继之出现裂隙、软化和剥脱，骨质裸露。以后软骨固骨组织继发增生，形成骨赘，软骨下骨质致密，关节肥大、畸形进而发生运动受限。中医中药治疗 OA 具有较好疗效，且简便易行、费用低廉，患者易于接受。

（二）中医饮食保健

胶原蛋白是关节软骨健康的关键，胶原蛋白网状结构是关节软骨的框架，氨基葡萄糖等其他成分作为填充物存在其中，增加关节软骨的强度。因此进食动物关节，尤其是海洋鱼类富含胶原蛋白的骨架具有十分重要的营养价值。

此外，尚可根据中医对于骨关节炎的辨证分型，选用对应的食材。如肝肾亏虚选用杜仲、枸杞、山药、生地黄等；经络受阻选用当归、乌蛇、三七等；湿热痹阻可选用薏苡仁、当归、生姜、白术等；气血两虚者宜用茯苓、枸杞、黄芪、何首乌等。

（三）中医药物保健

对于骨关节炎的中药治疗，可在宣痹达经汤基础上，根据中医辨证加减化裁。如见关节冷痛者，加用附子、干姜；气血瘀滞者，当以当归、丹参加之；关节湿盛者，予以苍术、薏苡仁健脾渗湿；气血不荣者，可投以当归、黄芪、菟丝子等。

（四）中医运动保健

1. 增加关节运动范围、伸展度的锻炼 可以每天进行。比如仰头低头、转动脖子，弯腰后仰，不负重屈腿、伸腿等各个关节的伸展锻炼，在站、坐、卧位均可进行。不做下蹲起立等有害运动。

2. 增加肌肉、肌腱、韧带力量的锻炼 可以每天或隔天进行。比如膝骨关节炎可以进行股四头肌锻炼，坐在椅子上，抬小腿和地面成 30° 夹角，保持 10s，然后放下腿，放松。双腿可交替反复进行。腰椎骨关节炎，应避免久站久坐，并进行颈肌、腰部肌肉锻炼。

3. 增加耐力的锻炼，进行各种有氧运动 可以每周 2～3 次，20～30 分钟/次，对于髋、膝骨关节炎，应选择非负重运动方式，最好是游泳、骑车，酌情选择散步、慢跑。应避免负重、登高、远行、蹲起、跳跃等活动。

第三节 核勤人员常见中医康复理疗技术

中医康复理疗技术是一门古老而又年轻的学科。公元前 7000 年的石器时代，当时原始人利用阳光、砭石、按压、尖骨刮压、竹节动物头角吸附体表等防治疾病，并经过漫长的总结发展成了推拿、针灸、刮痧、艾灸、拔罐等技术。西汉时期的《黄帝内经》中便详述了攻达、角、药熨、导引、按跷等物理疗法。春秋战国时期名医扁鹊常用针灸、砭石、熨贴等方法治病。随着现代物理学不断发展，不但促进了医学发展，使古老的物理疗法得以不断完善，还增加了充实丰富的新内容。将中医康复理疗技术运用于核勤人员的保健康复治疗，必将为我军核勤人员的健康做出新的贡献。

一、针疗技术

针疗技术是指使用不同的针具，作用于人体经络、腧穴或其他部位，以防治疾病的一类技术。

（一）毫针技术

毫针技术是针疗技术的主体，临床应用历史最悠久，适应证最广泛，疗效显著。

1. 针刺前准备

（1）思想准备：医生对初诊患者应做好解释工作，减少患者对针刺的恐惧心理，消除思想顾虑，取得患者的积极配合，以便更好地发挥针刺的治疗作用。

（2）针具的选择：正确选择使用不同规格的针具，是提高疗效和防止医疗事故的一个重要因素。此外还应根据患者体质、胖瘦、针刺部位等因素来选择适宜的针具。

（3）体位的选择：选择体位应该是以医生能正确取穴，操作方便，患者体位舒适，并能持久坚持为原则。临床常用的体位基本上有两种，即卧位和坐位。卧位又可分为仰卧位、侧卧位、俯卧位，坐位又可分为仰靠坐位、侧伏坐位、俯伏坐位。

（4）消毒：针刺治疗前必须严格消毒，消毒包括针具器械消毒、医者双手和施术部位的消毒。

2. 毫针刺法

（1）进针法：是针刺操作的基本手法。将毫针刺入腧穴皮下的方法称为进针法。进针操作时，一般均须双手协作，进针法根据腧穴位置和用针的长短而定。临床上常用的进针法有以下几种：

1）指切进针法：以左手拇指或食指或中指的指甲切按在穴位旁，右手持针，紧靠指甲，将针刺入皮肤，适用于短针的进针。

2）挟持进针法：以左手拇指、食指挟持消毒棉球，挟住针身下端，露出针尖，将针尖固定于针刺穴位的皮肤表面，右手持针柄，使针身垂直，在右手指力下压时，左手拇指、食指同时用力，两手协同将针刺入皮肤，适用于长针的进针。

3）提捏进针法：以左手拇指和食指将针刺部位的皮肤捏起，右手持针从捏起部位的上端刺入，适用于皮肉浅薄部位的进针。

4）舒张进针法：用左手拇指、食指将所刺部位的皮肤向两侧撑开，使针从左手拇指、食指之间刺入，适用于皮肤松弛部位的进针。

（2）针刺方向、角度和深度：针刺过程中，掌握正确的针刺方向、角度和深度，是增强针感、提高疗效、防止意外事故的重要环节。

1）针刺方向：一般依经脉循行的方向、腧穴的部位特点和治疗的需要而定。

2）针刺角度：针刺的角度是指进针时针身与皮肤表面所形成的夹角。其角度的大小，主要是根据腧穴所在的位置和治疗要达到的目的结合而定。一般分直刺、斜刺和平刺。

3）针刺深度：《素问·刺要论》指出："刺有浅深，各致其理……浅深不得，反为大贼（害）。"说明针刺的深浅必须适当。操作中应根据患者体质、年龄、病情、部位等个体因素来判断针刺深度。

3. 行针与得气 行针又名运针，是指将针刺入腧穴后，为了使之得气，调节针感和进行补泻而施行的各种针刺手法。得气是指将针刺入腧穴后所产生的经气感应，又名针感。行针手法可分为基础手法和辅助手法。

（1）基本手法：

1）提插法：是将针刺入腧穴一定部位后，根据浅部、较深部、深部，设为天、人、地三部。"提"就是将针从地部退至人部、天部，或由人部退至天部的向上操作过程；"插"就是将针从天部刺到人部、地部，或从人部刺到地部的向下推进的操作过程。提插法就是提针和插针的结合应用。提插幅度的大小、频率的快慢和操作时间的长短等，应根据患者的体质、病情和腧穴的部位及医者所要达到的目的而灵活掌握。

2）捻转法：将针刺入一定深度后，用拇指与食、中指挟持针柄作一前一后、左右交替旋转捻动的动作。捻转的角度大小、频率的快慢和时间的长短，应根据患者病情、腧穴的特点及医者所要达到的目的而灵活运用。

（2）辅助手法：是辅助基本手法的行针手法。常用的辅助手法有以下几种：

1）循法：手指顺着经脉循行路线在腧穴的上下部轻揉或叩打。本法可宣通气血，激发经气，加快针刺得气。

2）弹法：手指轻弹针柄，使针体微微颤动。用于加强针感。

3）刮法：用拇指抵住针尾，以食指或中指的指甲轻刮针柄；或用食、中指抵住针尾，以拇指指甲轻刮针柄。用于加强针感和促进针感的扩散。

4）摇法：即摇动针体。用于加强针感。

5）飞法：先将针作较大幅度的捻转，然后松手，反复数次。用于催气。

6）震颤法：以拇、食、中三指挟持针柄，用小幅度、快频率的提插捻转动作，使针身产生轻微的震颤，以促使得气。

（3）得气：是指将针刺入腧穴后产生的经气感应。当这种经气感应产生时医者会感到针下有沉紧的感觉；同时患者在针刺部位也会出现酸、麻、胀、重等感觉，这种感觉可沿着一定部位，向一定方向扩散传导。得气与否与针刺疗效关系甚密。

4. 针刺补泻 凡能鼓舞人体正气，使低下的功能恢复旺盛的手法称作补法；凡能疏泄病邪，使亢进的功能恢复正常的手法称作泻法。针刺补泻就是通过针刺腧穴，采用适当的手法激发经气以补益正气、疏泄病邪而调节人体脏腑经络功能，促使阴阳平衡而恢复健康的方法。现将临床常用的几种主要针刺补泻手法介绍如下：

（1）单式补泻手法：为基本补泻手法。

1）捻转补泻：针下得气后，捻转角度小，用力轻，频率慢，操作时间短者为补法；捻转角度大，用力重，频率快，操作时间长者为泻法。拇食指捻转时，补法须以拇指向前，食指向后，左转为主；泻法须以拇指向后，食指向前，右转为主。

2）提插补泻：针下得气后，先浅后深，重插轻提，提插幅度小，频率慢，操作时间短者为补法；先深后浅，轻插重提，提插幅度大，频率快，操作时间长者为泻法。

3）其他补泻手法：包括：疾徐补泻、迎随补泻、呼吸补泻、开阖补泻、平补平泻。

（2）复式补泻手法：即是由单式补泻手法进一步组合而成。常用的有烧山火、透天凉两种。

5. 留针与出针

（1）留针：将针刺入腧穴行针后，使针留置穴内称为留针。留针的目的是为了加强针刺的作用和便于继续行针。留针与否和留针的时间长短，主要根据病情而定。

（2）出针：针刺操作完毕后或留针后，便可出针。若用疾徐、开阖补泻时则应按各自的操作要求出针。

6. 针刺注意事项

（1）妇女怀孕 3 个月以内者，不宜针刺下腹部的腧穴。怀孕 3 个月以上者，腹部、腰骶部腧穴也不宜针刺，三阴交、合谷、昆仑、至阴等可引起子宫收缩的腧穴也应禁刺。如妇女行经时，若非为了调经，亦不宜针刺。

（2）小儿囟门未合时，头顶部的腧穴也不宜针刺。

（3）有自发性出血或损伤后出血不止者，不宜针刺。

（4）皮肤有感染、溃疡、瘢痕或肿瘤的部位，不宜针刺。

（5）针刺眼区和项部的风府、哑门等穴及脊柱的腧穴，要注意掌握一定的角度，更不宜大幅度的提插、捻转和长时间留针，以免伤及重要组织器官，产生严重不良后果。

（6）针刺小腹部穴位时，应先排小便，对尿潴留患者在针刺小腹部穴位时，应掌握适当的针刺方向、角度和深度，以免误伤膀胱等器官。

（二）头针技术

头针是在头部特定的穴线进行针刺防治疾病的一种方法。根据《头皮针穴名标准化国际方案》，标准头穴线按解剖名称分为额区、顶区、颞区、枕区，14 条标准线（左侧、右侧、中央共 25 条），包括额中线、额旁 1 线、额旁 2 线、额旁 3 线、顶中线、顶颞前斜线、顶颞后斜线、顶旁 1 线、顶旁 2 线、颞前线、颞后线、枕上正中线、枕上旁线、枕下旁线。

1. 头针的适应证 头针主要用于治疗脑源性疾病，如中风偏瘫、肢体麻木、失语、皮层性多尿、眩晕、耳鸣、舞蹈病、癫痫、脑瘫、小儿弱智、震颤麻痹、假性球麻痹等。此外，也可治疗头痛、脱发、脊髓性截瘫、高血压、精神病、失眠、眼病、鼻病、肩周炎、腰腿痛、各种疼痛性疾病等常见病和多发病。随着头针在临床上的广泛应用和头穴作用机制的进一步研究，其适用范围将更加广泛。

2. 头针的操作方法

（1）体位：根据病情，明确诊断，选定头穴线，取得患者合作后，取坐位或卧位，局部常规消毒。

（2）进针：一般选用 28～30 号长 1.5～3 寸的毫针，针与头皮成 30°夹角快速将针刺入头皮下，当针尖达到帽状腱膜下层时，指下感到阻力减小，然后使针与头皮平行继续捻转进针，根据不同穴区，可刺入 0.5～3 寸。

（3）捻针：一般以拇指掌面和食指桡侧面挟持针柄，以食指的掌指关节快速连续屈伸，使针身左右旋转，捻转速度每分钟 200 次左右。进针后持续捻转 2～3min，留针 20～30min，留针期间反复操作 2～3 次即可出针。按病情需要，可适当延长留针时间，部分患者在病变部位会出现热、麻、胀、抽动等感应。也可使用电针代替手捻转治疗。

（4）出针：刺手挟持针柄轻轻捻转松动针身，押手固定穴区周围头皮，如针下无紧涩感，可快速出针，也可缓慢出针。出针后，需用消毒干棉球按压针孔片刻，以防出血。

3. 注意事项

（1）因为头部有毛发，故必须严格消毒，以防感染。

（2）由于头针的刺激较强，刺激时间较长，医生必须注意观察患者表情，以防晕针。

（3）中风患者，急性期如因脑溢血引起昏迷、血压过高时，暂不宜用头针治疗，须待血压和病情稳定后，方可做头针治疗。如因脑血栓引起偏瘫者，宜尽早采用头针治疗。凡有高热、急性炎症和心力衰竭等症时，一般慎用头针治疗。孕妇、婴儿应避免使用头针的强刺激手法。

（4）毫针推进时术者手下如有抵抗感，或患者感觉疼痛时，应停止进针，将针往后退，然后改变角度再进针。留针期间，如患者感觉头皮板紧不适，甚而牵连至面部、牙关等部位，可将针做适当调整，一般只需将毫针稍稍后退，即可缓解症状。

（5）由于头皮血管丰富，容易出血，故出针时必须用干棉球按压针孔 1～2min。

（三）电针技术

电针是在针刺得气后，在针上通以接近人体生物电的微量电流，将毫针的针刺作用与电刺激的生理效应综合作用于人体，以防治疾病的一种方法。

1. 电针疗法的波形及作用 电针有止痛、镇静、促进气血循环，调整肌张力等作用，电针的适应范围基本和毫针相同，故其治疗范围较广。电针电流的波形、频率不同，其作用亦不同，现分述如下：

（1）密波：为连续波，频率在每秒高于 30Hz 为密波（高频），能降低神经应激功能。先对感觉神经起抑制作用，接着对运动神经也产生抑制作用。常用于止痛、镇静、缓解肌肉和血管痉挛、针刺麻醉等。

（2）疏波：为连续波，频率在每秒低于 30Hz 为疏波（低频），其刺激作用较强，能引起肌肉收缩，提高肌肉韧带的张力，对感觉和运动神经的抑制发生较慢。常用于治疗痿证和各种肌肉、关节、韧带、肌腱的损伤等。

（3）疏密波：是疏波、密波自动交替出现的一种波形，能克服单一波形易产生适应的缺点。动力作用较大，治疗时兴奋效应占优势。能增加代谢，促进气血循环，改善组织营养，消除炎性水肿。常用于止血、扭挫伤、关节周围炎、气血运行障碍、坐骨神经痛、面瘫、肌无力、局部冻伤等。

（4）断续波：是有节律的时断时续，自动出现的一种波形。断时，在 1.5s 时间内无脉冲电输出；续时，是密波连续工作 1.5s。断续波形，机体不容易产生适应，其动力作用颇强，能提高肌肉组织的兴奋性，对横纹肌具有良好的刺激收缩作用。常用于治疗痿证、瘫痪等。

（5）锯齿波：是脉冲波幅按锯齿形自动改变的起伏波，每分钟 16～20 次或 20～25 次，其频率接近人体的呼吸规律，故可用于刺激膈神经（相当于天鼎穴部）做人工电动呼吸、抢救呼吸衰竭（心脏尚有微弱跳动者），又称呼吸波。并有提高神经肌肉兴奋性、调整经络功能、改善气血循环等作用。

2. 操作方法　针刺入穴位有了得气感应后，将输出电位器调至"0"位，将两根导线任意接在两个针柄上，然后打开电源开关，选好波形，慢慢调高至所需输出电流量。通电时间一般在5～20min，如感觉弱时，可适当加大输出电流量，或暂时断电1～2min后再行通电。当达到预定时间后，先将输出电位器退回"0"位，然后关闭电源开关，取下导线，最后按一般起针方法将针取出。一般情况下，在感觉阈和痛阈之间的电流强度，是治疗最适宜的刺激强度。

3. 注意事项

（1）电针仪在使用前须检查性能是否良好。

（2）电针刺激量较大，需要防止晕针，体质虚弱、精神过敏者，尤应注意电流不宜过大。调节电流时，不可突然增强。

（3）心脏病患者，应避免电流回路通过心脏。在接近延髓、脊髓部位使用电针时，电流输出量宜小，切勿通电太强，以免发生意外。孕妇亦当慎用电针。

（4）在左右两侧对称的穴位上使用电针，出现一侧感觉过强，可以将左右输出电极对换。对换后，如果原感觉强的变弱，而弱的变强，则这种现象是由于电针仪输出电流的性能所致。

（5）曾作为温针使用过的毫针，针柄表面往往氧化而导电不良。

4. 电针疗法的适应证与禁忌证

（1）适应证

1）神经科疾病：头痛、枕神经痛、三叉神经痛、臂丛神经炎、肋间神经痛、坐骨神经痛等。

2）外科疾病：肩周炎、关节扭伤、颈椎病、落枕、急性腰扭伤、腰肌劳损、腓肠肌痉挛、风湿性关节炎、类风湿关节炎等。

3）内科疾病：冠心病、高血压、血栓闭塞性脉管炎、血栓性静脉炎、雷诺综合征、膈肌痉挛、胃下垂、消化性溃疡等。

4）妇产科疾病：功能性子宫出血、痛经、闭经、子宫脱垂、盆腔炎、分娩痛等。

（2）禁忌证

1）极度衰弱、危重的患者，不可轻易电针，如恶性肿瘤晚期、败血症等患者难以耐受电针刺激。

2）孕妇应避免使用电针刺激小腹、腰骶部穴位，以免发生流产。有习惯性流产史孕妇、妇女月经期、骨盆狭窄性难产者，禁用电针疗法。

3）对电针过于恐惧，或既往有因针灸而经常晕针者，不可轻易予以电针。

4）在接近重要器官、大血管附近均不宜用电针，以防刺伤内脏与大出血。

5）体内有按需式心脏起搏器的患者禁用。

6）醉酒、饥饿、过饱、恼怒、疲劳等，都不宜接受电针。

二、灸 疗 技 术

灸疗技术是用艾绒或其他药物点燃后，在体表腧穴部位上进行熏、熨、烧、灼，给人体以温热性刺激，通过经络腧穴的作用，以达到治病和防病目的的一种方法。

施灸的原料有很多，但以艾叶为主。《名医别录》载："艾味苦，微温，无毒，主灸百病。"《孟子·离娄篇》有"七年之病，求三年之艾"之说。艾叶气味芳香，辛温味苦，容易燃烧，火力温和，作为灸料，具有温经散寒、扶阳固脱、消瘀散结、防病保健的作用。

（一）常用灸疗技术

1. 艾炷灸　将纯净的艾绒放在平板之上，用拇、食、中三指边捏边旋转，把艾绒捏紧成规格大小不同的圆锥形艾炷。小者如麦粒大，中等如半截枣核大，大者如半截橄榄大。每燃烧一个艾炷称为一壮。艾炷灸可分为直接灸和间接灸两类：

（1）直接灸：将大小适宜的艾炷直接放在皮肤上施灸。若施灸时需将皮肤烧伤化脓，愈后留有瘢痕者，称瘢痕灸；若不使皮肤烧伤化脓，不留瘢痕者，称无瘢痕灸。

（2）间接灸：又称隔物灸，是在艾炷与皮肤之间垫上某种物品而施灸的一种方法。临床常用的包括隔姜灸、隔蒜灸、隔盐灸、隔附子饼灸。

2. 艾条灸　即用桑皮纸包裹艾绒 24g，卷成直径约 1.5cm 的圆筒形艾卷，将其一端点燃，对准穴位或患处施灸的一种方法。也有在艾绒中加入药物，再用纸卷成条状艾卷施灸的，名为"雷火神针"和"太乙神针"。根据施灸方法的不同可分为悬灸、实按灸两种。现分述如下：

（1）悬灸：按其操作方法又可分为温和灸、雀啄灸、回旋灸等。

（2）实按灸：最常用的为雷火针灸和太乙针灸，适用于风寒湿痹、痿证和虚寒证。

3. 温针灸　是针刺与艾灸相结合的一种方法，适用于既需要针刺留针，又需施灸的病症。

4. 温灸器灸　温灸器是一种专门用于施灸的器具，用温灸器施灸的方法称为温灸器灸。临床上常用的有温灸盒和温灸筒。适用于艾灸治疗腹部、腰部的一般常见病。

5. 其他灸法　是指以艾绒或艾条以外的物品作为施灸材料的灸疗方法。常用的包括：灯火灸、天灸。

（二）适用范围

灸法具有温通经络、行气活血、祛湿逐寒、消肿散结、回阳救逆及防病保健的作用。既适用于虚证、寒证，也可用于某些实证和热证，如中风脱证、风寒湿痹、呕吐、腹泻、哮喘、腰痛、阳痿、宫冷、瘰疬、肺结核、疮疡初起或疮疡久溃不烂等证。

（三）注意事项

1. 施灸的先后顺序　临床上一般先灸上部、阳经，后灸下部、阴经，壮数先少后多，艾炷先小后大。但也需结合病情，灵活应用。

2. 施灸的禁忌

（1）颜面、五官和大血管的部位，不宜采用瘢痕灸；关节活动部位也不适宜用瘢痕灸；孕妇的腹部和腰骶部均不宜施灸。

（2）一般空腹、过饱、极度疲劳和对灸法恐惧者，应慎施灸。对于体弱患者，灸疗时艾炷不宜过大，刺激不可过强，以防"晕灸"。

3. 施灸后的处理 施灸过量，时间过长，局部出现小水疱，只要不擦破，可任其自行吸收。如水疱较大，可用消毒针刺破水疱，放出水液，涂以龙胆紫，并以纱布包敷。瘢痕灸者，在化脓期间要注意休息，加强营养，并用敷料保护灸疮，待其自行愈合。

三、拔罐技术

拔罐法是以罐为工具，利用燃火、抽气等方法排除罐中的空气，造成负压，使之吸附于腧穴或应拔部位的体表，而产生刺激，使被拔部位的皮肤充血或瘀血，以达到防治疾病目的的方法。罐的种类很多，包括竹罐、玻璃罐、陶罐、抽吸罐等。拔罐疗法具有开泄腠理、扶正祛邪、疏通经络、调整气血的作用。

（一）拔罐疗法的操作

1. 吸拔方法 吸罐的方法有多种，可分为火罐法、水罐法、抽吸法。

（1）火罐法：是指利用燃烧时火的热力排出罐内空气，形成负压，将罐吸附在皮肤上的一类方法。可分为闪火法、投火法、贴棉法、滴酒法、架火法五种。

（2）水罐法：此法一般用竹罐。将若干个竹罐，放在锅内，加水或药液煮沸数分钟，然后用镊子夹住罐底，颠倒提出液面，甩出水液，迅速用凉毛巾紧扪罐口，立即将罐扣在应拔部位。本法适用于任何部位拔罐，但吸附力较小。

（3）抽吸法：是利用各种抽吸器，抽出罐内空气产生负压，将罐吸附在应拔部位的方法。抽吸罐利用机械力，负压的大小可以调整，不会造成烫伤等意外事故。

2. 拔罐方法 临床拔罐时，可根据不同病情，选用不同的拔罐法，常用的拔罐法有以下6种：

（1）留罐法：又称坐罐法，即拔罐后将罐吸拔留置于施术部位10～15min，然后将罐取下。此法是最常用的一种方法，一般疾病均可应用，而且单罐、多罐皆可应用。

（2）走罐法：一般用于面积较大，肌肉丰厚的部位。可选用罐口平滑厚实的罐具，最好是玻璃罐。拔罐时，先在所拔部位的皮肤或罐口上涂一些润滑剂，将罐吸拔好后，手握罐底，在皮肤表面上下或左右或循经慢慢来回推移，以皮肤潮红为度。

（3）闪罐法：此法是将罐拔住后，又立即取下，再迅速拔住，如此反复多次的拔上起下，直至皮肤潮红为度。

（4）留针拔罐法：此法是将针刺和拔罐相结合的一种方法，临床上颇为常用。即先针刺，再以针为中心，将火罐拔上，留置10～15min，然后起罐起针。

（5）刺络拔罐法：又称刺血拔罐法，是将刺络疗法与拔罐疗法结合运用的方法，一般针后拔罐留置10～15min。本法多用于治疗各种软组织损伤、神经性皮炎、痤疮、皮肤瘙痒症、坐骨神经痛等。

（6）药罐法：此法是指先在抽气罐内盛贮一定的药液（为罐子的1/2左右），然后按抽吸罐的方法，抽出空气使罐吸附在皮肤上。

3. 起罐方法 起罐时一手夹住火罐，另一只手的拇指或食指在罐口旁边按压一下，使空气进入罐内，即可将罐取下，动作以轻缓为宜。

（二）拔罐的适应范围和注意事项

1. 适应范围 拔罐技术适用范围较为广泛，如风湿痹痛、各种神经麻痹及一些急慢性疼痛，还可用于感冒、咳嗽、哮喘、消化不良、眩晕等脏腑功能紊乱方面的病证。此外，如丹毒、毒蛇咬伤、疮疡初起未溃等外科疾病亦可运用拔罐治疗。

2. 注意事项

（1）拔罐时要选择适当体位和肌肉丰满的部位；

（2）拔罐时要根据所拔部位的面积大小，选择适宜的罐。操作时必须迅速，才能使罐拔紧；

（3）用火罐时应注意勿灼伤或烫伤皮肤。皮肤有过敏、水肿、溃疡和大血管分布的部位不宜拔罐。孕妇的腹部、腰骶部及高热抽搐者也不宜拔罐。

四、刮痧技术

刮痧是运用刮痧器具刮擦体表，达到疏通经络、挑出痧毒，以治疗疾病的一种方法。

（一）刮痧常用器具

（1）家庭刮痧器具：家庭刮痧器具的共同特点是，就地取材，简便易得。常用的有：植物团（八棱麻、丝瓜络等）、棉纱线团、硬币、汤匙、贝壳等。

（2）专业刮痧器具：木质刮板、竹质刮板、动物角质刮板、仿动物角质刮板、针具（一般用于挑痧、放痧）等。

（3）手可替代刮痧工具。

（二）刮痧常用介质

刮痧常用的介质可分为液体、固体。液体介质有植物油、药液、水等；固体介质如凡士林、面霜等。刮痧时，皮肤表面涂抹介质，有利于施术操作，避免损伤皮肤，增强疗效。

（三）刮痧疗法的分类

根据刮痧所用的器具不同，刮痧技术可分为以下 4 类：

1. 刮痧法

（1）直接刮法：指施术者手持刮痧器具在涂抹了刮痧介质的皮肤表面直接刮拭的一种刮痧方法。此法的特点为施力重，见效快。适用于一般患者。

（2）间接刮法：指施术者在刮痧部位铺上薄布或纱，手持刮痧器具在布上刮拭，刮痧器具不直接接触患者体表的一种刮痧方法。此法特点为施力轻，动作柔和。适用于年老体弱、小儿等不能耐受直接刮痧者。

2. 撮痧法 是施术者在患者体表的一定部位，用手指扯、夹、挤、抓，直至出现红紫痕的一种方法。可分为：扯痧法、夹痧法、挤痧法、抓痧法。

3. 拍痧法 是施术者以双掌有节奏地轮流拍打体表，直至皮下出现红点或皮肤由红变紫的一种方法，多用于肘、腕、膝、踝关节处。

4. 挑痧法 是施术者在治疗部位常规消毒后，一手捏起皮肉，另一手持针轻轻刺入皮肉并挑起，然后用双手挤出瘀血，反复4~5次，最后用消毒棉球擦净。

（四）刮痧疗法的适应证及禁忌证

1. 适应证 刮痧法的适用范围十分广泛，不仅适用于痧症，亦可用于内科、儿科、妇科、眼科、皮肤科等临床多种常见病和部分疑难病症。凡针灸、按摩疗法适用的疾病都可以用本法治疗。

2. 禁忌证 对于以下几种病症应列为本法禁忌：①破伤风；②狂犬病；③精神失常及精神病发作期；④血小板减少症；⑤活动性出血性疾病、血友病、白血病及有凝血障碍的患者；⑥恶性肿瘤；⑦有心、肾、呼吸衰竭者；⑧对刮痧恐惧或过敏者；⑨身体极度消耗者。

五、熏 洗 技 术

熏洗疗法是将中草药加工成汤液，趁热熏蒸、洗浴人体相应部位，以达到治病、保健和美容目的的一种方法。

（一）熏洗疗法的作用

1. 局部作用 熏洗局部时，局部的温度高于其他部位，配合药物作用，可促进局部血液循环，产生对局部的消炎、止痛、消肿、化瘀、散寒、祛风、除湿等作用。

2. 全身作用 熏洗时，通过热效应，促进药物从皮肤、穴位吸收，分布全身，可对全身产生药理作用。

（二）常用熏洗技术

1. 熏蒸技术

（1）全身熏蒸法：将中药煎煮成药液，趁热倒入盆内，或全身熏蒸机中，外罩浴罩，患者坐入或平躺其中，进行全身熏蒸。药液可不断加热，使蒸汽不断产生。每次熏蒸15~30min，每日1~2次。适用于需全身熏蒸的患者。

（2）支凳熏蒸法：将中药煎煮而成的药液，趁热倒入盆内，盆中放一木凳，将腿放在凳上，外罩布单，进行熏蒸，也可边加热边熏蒸。每次熏蒸15~30min，每日1~2次。适用于熏蒸下肢。

此外还有坐熏法、碗口熏法、锅口熏法等。随着现代熏蒸设备的不断改良及应用，熏蒸疗法变得越来越简便，运用更加广泛。

2. 洗浴技术

（1）洗浴法：将中药放入锅内，加水煎煮后，取药液倒入浴盆内，待水温降至适宜后，仰卧于药液内，进行洗浴。每次洗 10~30min，每日 1~2 次。为保持水温，可不断往浴盆内加热水。适用于全身洗浴。

（2）坐洗法：将中药加水煎煮后，取药液倒入盆内，待水温适宜后，坐于药液中进行洗涤。每次坐洗 20min 左右，每日 1~2 次。适用于洗涤外阴及臀部。

此外还包括浸洗法、擦洗法、冲洗法等。

3. 熏洗技术　熏洗法是将熏法和洗法结合在一起的一种复合方法。一般是先熏后洗，不同的熏法和洗法可根据需要任意结合。比如：全身熏蒸-洗浴；坐熏-坐洗；支凳熏-浸洗；坐熏-冲洗等。

（三）熏洗疗法的适应证和禁忌证

1. 适应证　熏洗疗法在临床上应用十分广泛，可用于内、外、妇、儿、骨伤、皮肤、五官等临床各科疾病，并有美容、保健的功效。

2. 禁忌证

（1）急性传染病、严重心脏病、重症高血压、严重肾病、主动脉瘤、恶性肿瘤、有出血倾向者禁用熏洗疗法。

（2）妇女妊娠期和月经期，不宜进行熏洗疗法，尤其是坐浴法。

（3）饱食、饥饿、大汗及过度疲劳时，不宜进行熏洗疗法。

（四）熏洗疗法的注意事项

（1）掌握好药液与所熏部位的距离，过近容易烫伤，过远起不到治疗效果。

（2）熏洗时，药液温度要适中，不宜过热或过凉，一般为 45~55℃。

（3）浸洗时，所洗部位及穴位可配合摩、搓。浸洗时间不可太短或太长。饭后 30min 内不宜熏洗，空腹熏洗时易发生低血糖休克，过饱熏洗易影响食物消化。

（4）熏洗时要注意保暖，避免受寒、吹风，洗浴完毕后及时拭干皮肤。

（5）除了说明是内服药、洗眼药外，所有熏洗药液应防止溅入口、眼、鼻内。

（6）凡年老体弱、儿童，病情重急者，熏洗时要有专人陪护，避免烫伤、受凉或发生意外事故。

六、推　拿　技　术

推拿是医生施用手法治疗疾病的一种中医治疗技术。通过推拿手法作用于人体体表的特定部位或穴位，可调节人体的生理功能，改善疾病的病理生理过程，达到治疗效果。

（一）推拿的作用原理

推拿治疗疾病的范围相当广泛，不但对伤筋的治疗有独特疗效，而且对脏腑及与脏腑相连属组织器官的疾病也有着明显效果。

1. 推拿对伤筋的治疗原理　中医认为伤筋后，常因脉络受损，血瘀经脉，经脉受阻，气血运行不畅而导致"不通则痛"。推拿对伤筋的治疗有着独到之处，其治疗原理分述如下：

(1) 舒筋通络：手法作用在损伤部位与损伤部位有经脉联系的穴位上，一方面通过手法的"得气"感觉，可提高损伤部位的痛阈，使原来的兴奋灶受到抑制，减轻疼痛，缓解肌肉紧张；另一方面，手法可使病变部位的血液循环加快，增强组织代谢，有助于水肿、血肿的吸收，起到通经络、行气血的作用。

(2) 活血散瘀：推拿疗法一方面可直接作用于局部，使局部血流加快、组织代谢增强；另一方面也可使全身血流发生变化，如按压分布在大动脉上的穴位，可使血流暂时受阻，根据血流动力学的原理，当解除压迫后，则会出现一股暖流骤然向远端流去，利用这短暂的血流冲击力，不但可以改善与所按压动脉有关的肢体循环，还可反射性地对全身的血液流动产生影响。

(3) 理筋整复：对于关节骨缝脱错、肌肉损伤等病症，利用推拿整复可拨乱反正，令各守其位，有利于疼痛和肌肉痉挛的缓解或消除，并使机体功能得以恢复。

2. 推拿对脏腑及与脏腑相连属组织、器官疾病的治疗原理 推拿治疗脏腑疾病时，手法施治的主要部位在腹部，并配合推拿背部。其治疗原理分述如下：

(1) 腹部与脏腑的关系：五脏六腑分居于胸腹之中，而位于胸中的心、肺二脏又与腹中小肠、大肠二腑通过经脉互相属络，构成了表里关系，所以腹部与五脏六腑有着密切的关联。按照中医脏腑学论点，当脏腑发生病变时，这种相应的症状和体征也可以表现在腹部。

(2) 腹部与十二经脉、奇经八脉的关系：十二经脉和奇经八脉是经络系统的主要组成部分，其循行分布均与腹部有着密切的联系。

(3) 腹部与背部的关系：腹部与背部是经气集中和运行的"气街"部位，存在着横向性的功能联系。

(4) 腹部与脾胃的关系：脾胃居于人体腹部，为后天之本，元气生化之源，气机升降之枢纽。推拿腹部可补脾胃，调气机，从而取得治疗脏腑及与脏腑相连属器官组织疾病的目的。

(二) 推拿的适应证、禁忌证及注意事项

1. 适应证

(1) 内科：感冒、咳嗽、哮喘、心悸、眩晕、胸痹、高血压、偏瘫、呕吐、慢性胃炎、胃下垂、阳痿、遗精、便秘等。

(2) 伤科：各种扭伤、颈椎病、肩周炎、网球肘、腱鞘炎、腰椎间盘突出症、腰肌劳损等。

(3) 妇科：月经不调、痛经、闭经、更年期综合征等。

(4) 神经科：头痛、面神经炎、神经衰弱、坐骨神经痛、雷诺病、肢体麻痹等。

(5) 儿科：小儿感冒、小儿麻痹症、小儿便秘、小儿腹泻、小儿脑瘫、小儿疳积、小儿哮喘等。

(6) 外科：腹部术后粘连、乳痈、尿潴留等。

(7) 五官科：单纯性慢性鼻炎、下颌关节紊乱综合征、齿痛、近视、神经性耳聋等。

2. 禁忌证

(1) 急腹症：急性阑尾炎、急性腹膜炎、急性胰腺炎、胃和十二指肠穿孔等。

（2）传染性疾病：传染性肝炎、肺结核等。
（3）出血性疾病：吐血、便血、溺血、外伤性出血等。
（4）由化脓菌、结核菌引起的运动器官的疾病：化脓性关节炎、骨髓炎等。
（5）其他疾病：皮肤病的破溃部位及烫伤的局部，癌症及肿瘤的局部，孕妇的腹部及腰骶部。还有疲劳、饥饿、醉酒、严重心脏病及病情危重者。

3. 注意事项

（1）患者接受推拿时，应全身放松。在接受腹部推拿前应排尿。
（2）患者一般应在餐后2～3h方可接受推拿治疗，如餐后胃部充盈，在接受治疗时，会出现不适的感觉，影响疗效。
（3）医者在推拿前后均应洗手，指甲应剪短，以避免擦伤患者皮肤。如天气寒冷，手应先温暖后再行操作。
（4）医者在施术中，应随时观察患者的反应，并根据患者的反应及时调整手法，避免任何粗暴地施力。
（5）因饥饿、疲劳加之手法过重而导致患者昏厥时，可使患者仰卧于床，呈头低脚高位，并饮用温糖水。

（三）常用推拿手法

1. 摆动类手法 摆动类手法是指以指或掌、鱼际部作力于体表，通过腕关节协调的连续摆动，使手法产生的力轻重交替、持续不断地作用于操作部位的一类手法。主要包括一指禅推法、滚法、㨰法、揉法等。

2. 摩擦类手法 以掌、指或肘臂部在体表作直线来回或环旋移动，称为摩擦类手法。包括摩法、擦法、推法、搓法、抹法等。

3. 挤压类手法 包括按法、捏法、拿法、掐法、踩跷法。

4. 振动类手法 以较高频率的节律性轻重交替刺激持续作用于人体，称振动类手法。此法可分为：抖法、牵抖法、振法等。

5. 叩击类手法 用手掌、脊背、手指、掌侧面、桑枝棒叩打体表，称为叩击类手法。此法可分为：拍、击、弹等手法。

6. 运动关节类手法 对关节做被动性活动的一类手法称为运动关节类手法。此类手法包括摇法、背法、扳法、拔伸法。

第四节 核勤人员中医养生保健

一、中医四季养生法

《黄帝内经》强调：要"顺四时而适寒暑"，"服天气而通神明"，认为对自然界阴阳的变化，"逆之则灾害生，从之则苛疾不起"。在这一原则指导下，提出了四季养生法：春生夏长，秋收冬藏。养生法因人而异，主张每个人可以根据自己的具体情况选择适合自己的养生法，适时养生。

（一）春季养生

《黄帝内经》说："春三月，此谓发陈，天地俱生，万物以荣，夜睡早起，广步于庭，被发缓形，以使志生……此春气之应，养生之道也。"意思是说，春天阳气上升，万物发育，欣欣向荣，此时宜开始锻炼身体，早晨起来缓缓散步，拨开束发，松缓衣带，让形体舒展，使志意顺春天生发之气而活动，以求神定而志安，这就是春天保养春生之气的方法。

在阳气生发的春季，饮食要求清淡，不宜大量食用油腻、油煎的食物；水果宜食用一些甘蔗、马蹄、柑橙等，取其清淡甘凉，防止积热于里。

（二）夏季养生

《黄帝内经》说："夏三月，此为蕃秀，天地气交，万物华实；夜睡早起，无厌于日，使志无怒，使华英成秀，使气得泄……此夏气之应，养长之道也"。意思是说，夏天万物生长，茂盛华美，夏日昼长，养生者宜早起锻炼，不宜懒惰，要使人的精神旺盛饱满，让体内阳气宣泄于外，以与夏季阳盛的环境相适应，这就是夏天保养夏长之气的方法。夏季炎热，常遇暑热兼湿之候，肌腠开泄，汗出亦多，人们喜食生冷、寒凉之物。如太过则而伤脾胃。因此，在夏季切忌过食生冷，少食油腻厚味、煎炸动火之物，饮食宜甘寒、利湿、清暑、少油之品。"夏日炎炎正好眠"，是说夏季天热，暑湿重，人喜多眠，但此时更宜振作精神，劳逸结合。

（三）秋季养生

《黄帝内经》说："秋三月，此谓容平，天气以急，地气以明，早睡早起，与鸡俱兴，使志安宁，以缓秋刑；收敛神气，使秋气平，无外其志，使肺气清，此秋气之应，养收之道也。"意思是说，秋天天气干燥，气候逐渐转凉，秋气肃杀，万物开始收敛，要使神志安宁，以避肃杀之气，并要收敛神气而勿外露，此皆所以顺从秋收肃杀之气，从而使肺金得以清净，这就是秋天保养秋收之气的方法。

秋季气候干燥，常有凉燥之感，由于气候凉爽，人们喜食姜辛温之物。但辛温太过，则易伤肺致咳，肺与大肠相表里，亦易伤及大肠而出现大便干燥难排的现象。因此在秋季切忌过食煎炸动火之物，饮食宜润燥生津、润肺止咳、润肠通便之品，如百合、蜂蜜、芝麻、核桃肉、雪梨等。

（四）冬季养生

《黄帝内经》说："冬三月，此谓闭藏……早睡晚起，必待日光……去寒就温，无泄皮肤，使气亟夺，此冬气之应，养藏之道也。"意思是说，冬天是万物伏闭藏的季节，人们不要扰动阳气，避免严寒，保持温暖，不要使皮肤开泄出汗，而使闭藏的阳气受到影响，这是冬天保养冬藏之气的方法。

冬季寒冷，以收藏为好。所谓冬令进补在我国已是传统习惯，此时宜食一些补肾之品，如羊肉、狗肉、鸡肉、鸽肉、虾、鹌鹑等，以增强肾脏的藏精作用，使肾气、肾精旺盛，体力增强，提高正气的抵抗能力，达到来春不生或少生温热病的目的，所谓"冬不藏精，春必病温"即是此意。

二、中医十二时辰养生法

古人将一天划分为十二个时辰，因此这套养生之法又被称为"十二时辰无病法"。中医认为，12时辰和我们的五脏六腑及经络密切相关，每一个时辰都有一个经、一个脏腑值班。如果能够顺应这种经脉的变化，采用不同的方法，就可以达到良好的养生效果。

1. 子时　指23点到次日1点，这个时候是胆经当令。子时是一天中最黑暗的时候，阳气开始生发，此时睡觉才能慢慢地把这点生机给养起来，所以睡觉就是在养阳气。《黄帝内经》里有一句话叫作"凡十一藏皆取于胆"。取决于胆的生发，胆气生发起来，全身气血才能随之而起。

2. 丑时　是指1点到3点，这个时候是肝经当令。这个时候一定要有好的睡眠，否则肝就养不起来。要想养好肝血，1点到3点要睡好。

3. 寅时　是指3点到5点，肺经当令。这个时间是人从静变为动的开始，也是人体气血由静转动的过程，这就需要有一个深度的睡眠。心脏功能不太好的人不提倡早锻炼。

4. 卯时　是指5点到7点，这个时候是大肠经当令。此时天基本亮了，天门开了。这个时候应该正常地排便，把垃圾毒素排出来。另外，此时也代表地户开，也就是肛门要开，所以要养成早上排便的习惯。中医认为肺与大肠相表里，肺气足了才有大便。

5. 辰时　是指7点到9点，这个时候是胃经当令。胃经是人体正面很长的一条经脉，胃痛是胃经的问题。此时是天地阳气最旺的时候，也是早饭最容易消化的时候。吃早饭就如同"春雨贵如油"一样金贵。

6. 巳时　是指9点到11点，这个时候是脾经当令。脾是主运化的，早上吃的饭在这个时候开始运化。脾生病了，五脏六腑就容易出问题，就会得所谓的富贵病，比如说糖尿病。如果人体出现消瘦、流口水、湿肿等问题，都属于脾病。

7. 午时　是指11点到13点，这个时候是心经当令。子时和午时是天地气机的转换点，人体也要注重这种天地之气的转换点。对于普通人来说，睡子午觉最为重要。

8. 未时　是指13点到15点，这个时候是小肠经当令。小肠是主吸收的，它的功能是吸收被脾胃腐熟后的食物精华，然后把它分配给各个脏器。午饭要吃好，营养价值要丰富一些。心和小肠相表里。表就是阳，里就是阴。阳出了问题，阴也会出问题，反之同样。心脏病在最初很可能会表现在小肠经上。

9. 申时　是指15点到17点，这个时候是膀胱经当令。膀胱经从足后跟沿着后小腿、后脊柱正中间的两旁，一直上到脑部，是一条大的经脉。比如说小腿疼那就是膀胱经的问题，而且是阳虚，是太阳经虚的相。后脑疼也是膀胱经的问题，而且记忆力衰退也是和膀胱经有关的，主要是阳气上不来，上面的气血不够，所以会出现记忆力衰退的现象。如果这个时候特别犯困，就是阳虚的毛病。

10. 酉时　是指17点到19点，这个时候是肾经当令。肾主藏精。精是人体中最具有创造力的一个原始力量。当机体需要什么的时候，把精调出来就可以得到这个东西。从另外一个角度讲，元气藏于肾，元气是我们天生带来的，所以一定年龄阶段都讲究补肾。

11. 戌时　是指19点到21点，这个时候是心包经当令。心包是心脏外膜组织，主要是保护心肌正常工作的,人应在这时准备入睡或进入浅睡眠状态。心是不受邪的,但心包会受邪。很多人出现心脏的毛病都可以归纳为心包经的病。如果你心脏跳得特别厉害,那就是心包受邪了。心包经又主喜乐。所以人体在这个时候应该去有些娱乐。

12. 亥时 是指21点到23点,这个时候是三焦经当令。三焦指连缀五脏六腑的那个网膜状的区域。三焦一定要通畅,不通则生病。亥时的属相是猪,机体需要休息,让身体和灵魂都沉浸在温暖的黑暗中,让生命和身体在休息中得以轮回。

三、颈肩腰腿痛的中医针灸保健治疗

颈肩腰腿痛包括常见的颈椎病、腰椎病(腰肌劳损、腰椎间盘突出症、腰椎骨质增生等)、肩周炎、膝骨性关节炎、类风湿关节炎、强直性脊柱炎、股骨头坏死,其中类风湿关节炎、强直性脊柱炎、股骨头坏死,20世纪70年代被医学界称之为不死的癌症。

其发病原因包括外伤、生活习惯不良、过量饮酒、吸烟、阴暗潮湿环境等,导致机体骨、骨关节、肌肉、血管、神经、韧带筋膜遭到不同程度的损伤、退变、炎症,使病变部位出现粘连、闭塞、炎症、瘢痕等病理变化,表现为局部或多关节多部位酸、胀、麻、痛、活动受限,往往疼痛难忍,生不如死。

中医称之为痹证。痹,即痹阻不通。痹证是指人体机表、经络因感受风、寒、湿、热等邪气,引起的以肢体关节及肌肉酸痛、麻木、重着、屈伸不利,甚或关节肿大灼热等为主症的一类病证。临床上如不及时治疗,会逐渐加重或反复发作性,主要病机是经络不畅,气血痹阻不通,筋脉关节失于濡养所致。

(一)病因病机

本病是人体正气不足情况下外感风寒湿热之邪所致。风寒湿等邪气,在人体正气虚弱时容易侵入人体而致病。汗出当风、坐卧湿地、涉水冒雨等,均可使风寒湿等邪气侵入机体经络,留于关节,导致经脉气血闭阻不通,不通则痛或经脉失养,不荣则痛。

所谓"正气"是指人体的抗病、防御、调节、康复能力,这些能力以人的精、气、血、津液等物质及脏腑经络之功能为基础。因此,正气不足,就是人体精、气、血、津液等物不足及脏腑组织等功能低下、失调,引起正虚的原因有下述三个方面:

1. 正气不足

(1)禀赋不足:如有的人先天运动系统发达,关节活动度好,肌肉有力,弹性好。有的人则相反。现在研究也证实,类风湿关节炎的发病与遗传因素有关。

(2)劳逸过度:包括过劳和过逸。不仅过劳易伤正气,过逸同样有所贻害。因为生命在于运动,若长期不运动、不锻炼,容易使气血运行迟缓,脾胃功能减弱而出现气短乏力,言语无力,纳呆食少,倦怠乏力等症状。

(3)大病、久病,或产后正虚,另外饮食失调、外伤亦可以引起正虚,上述诸多因素又往往相互影响,一虚俱虚,不可决然分开。

2. 邪气侵袭

(1)季节气候异常,"六气"发生太过或者不及,或者非其时而有其气,春天当温而寒,冬天当寒反热;或气候变化过于急剧,暴寒暴暖,超过一定限度,超越了人体的适应和调节能力，此时"六气"即成"六淫"而致病。临床上，类风湿关节炎者往往遇寒冷、潮湿的气候而发病。且往往因气候变化而加重或者缓解，均说明四季气候变化异常是类风湿关节炎的重要外因。

（2）居外环境欠佳，居住在高寒、潮湿地区，或长期在高温、水中、潮湿、寒冷、野外的环境中生活工作而易患痹证。

（3）起居调摄不慎，日常生活不注意防护，如睡眠时不着被褥，夜间单衣外出，病后及劳后居处檐下、电风扇下，汗出入水中，冒雨涉水等。

3. 药物 服用某些抗炎类、激素类药物所造成的软骨损伤也是许多骨关节疾病的主要成因之一。各类骨关节疾病的发生往往始于滑膜病变、软骨受损或是变性；由于关节滑膜、软骨的损伤及关节滑液的缺失，导致关节骨骼缺少必要的保护，以至于人体一活动，关节处的骨骼因缺乏必要的"软骨保护"直接发生剧烈硬性摩擦，而引发痹证。

（二）临床表现

肌肉、筋骨、关节疼痛为本病的主要证候特征。但疼痛的性质有酸痛、胀痛、隐痛、刺痛、冷痛、热痛或重着疼痛等各异。疼痛的部位，或以上肢为主或以下肢为甚，可对称发作亦可非对称发生，或累及单个关节或多关节同病，可为游走不定或为固定不移。或局部红肿灼热，或单纯肿胀疼痛，皮色不变。或喜热熨，或乐冷敷。

本病多为慢性久病，病势缠绵，亦可急性起病，病程较短。病重者，关节屈伸不利，甚者关节僵硬、变形，生活困难。患者常有关节疼痛、肿胀、变形、骨质增生等多种症状。

舌苔脉象多表现为舌质红，苔多白滑，脉象多见沉紧、沉弦、沉缓、涩。

辨证分型如下。

主症：关节肌肉疼痛，屈伸不利。

1. 行痹（风痹） 特点为疼痛游走，痛无定处。

2. 痛痹（寒痹） 疼痛较剧，痛有定处，遇寒痛增，得热痛减，局部皮色不红，触之不热。

3. 着痹（湿痹） 肢体关节酸痛重着不移，或有肿胀，肌肤麻木不仁，阴雨天加重或发作。

4. 热痹 关节疼痛，局部灼热红肿，痛不可触，关节活动不利，可累及多个关节。

（三）针灸按摩治疗

本病治则以通络止痛为主，结合循经及辨证选穴。

颈椎：风池、大椎、肩井、新设、颈百劳、颈夹脊、风门、大杼。

腰椎：肾俞、大肠俞、三焦俞、腰夹脊、八髎、委中。

肩周炎：肩三针（肩髃、肩髎、肩贞）、肩前、臂臑、肾关、肩痛穴（足三里穴下两寸，偏外一寸）。

膝骨性关节炎：膝眼、血海、梁丘、足三里、阴陵泉、阳陵泉、鹤顶穴。

常用穴位简介：

（1）足三里：谚语曾说"拍打足三里，胜吃老母鸡。"古今大量的实践都证实，足三里是一个能防治多种疾病、强身健体的重要穴位。足三里是抗衰老的有效穴位，经常按摩该穴，对于抗衰老延年益寿大有裨益。

中医认为足三里穴为胃经之要穴，具有健脾和胃、补中益气、通经活络、疏风化湿、扶正祛邪之功能。

（2）神阙穴：作用主要有①温补脾肾，回阳救逆；②调理脾胃，理肠止泻；③熄风开窍，宁心安神；④交通心肾，制约膀胱；⑤温经通络，祛风除湿；⑥调和气血，调补冲任。神阙穴可主治上吐下泻，腹中虚冷、腹痛腹泻、肠鸣、小儿厌食、老人滑肠失禁、脱肛、水肿、鼓胀、妇人宫寒不孕、中风、霍乱、角弓反张、不省人事等症。

（3）肾关穴：补肾健脾，治疗肾虚脾虚的各种病变，治疗肩周炎也有良效。

（4）风池穴：祛风解表，醒脑开窍，治疗头痛头昏、感冒咳嗽、鼻塞流涕、失眠等。

（四）艾灸治疗

艾灸具有温通经络、驱散寒邪、行气活血、消瘀散结、温阳补虚、补中益气、回阳救逆、调和阴阳、防病保健、强身益寿的功效。

艾叶性温，加之点燃熏灸，使热力深达肌层，温热刺激，可使气血协调、营卫和畅、血脉和利而行气活血，消瘀散结，具有温通经络、散寒除湿、调理气血、宣痹止痛作用。

脐灸：又称隔药脐灸法，已有两千多年的历史，是将药物研成极细药末填满脐部，上置艾炷灸之的一种方法。它具有简、便、验、廉、捷的优点，集中了穴位、灸法、药物的多重作用，具有调理冲任、温补下元，敛汗固表、涩精补虚，健脾和胃、升清降浊，通调三焦、利水消肿，通经活络、行气止痛，防病驻颜、养生延年等多种功效和作用，对内、外、妇、儿、皮肤科等多种疾病具有良好的治疗效果，并可用于养生保健。

督脉铺灸："督脉灸"其铺灸面广，刺激部位为督脉、足太阳膀胱经等经脉循行所过，将多经多穴组合应用，且艾炷多、火力足、温通力强，非一般灸法所及，温通督脉及膀胱经诸俞穴之力特强，能起强壮真元、祛邪扶正作用，从而鼓动气血流畅，临床多作强壮补虚以治疗慢性、虚寒性疾病，如慢性支气管炎、支气管哮喘、类风湿关节炎、风湿性关节炎、强直性脊柱炎、慢性肝炎、慢性胃炎、慢性肠炎、慢性腹泻、腰肌劳损。

（五）食疗

风寒湿痹者宜食用辣椒、羊肉、胡椒、紫苏、木瓜、狗肉等辛温性暖的食品，热痹之人宜吃苦瓜、绿豆、绿豆芽、丝瓜、冬瓜、瓠子、赤小豆、豆腐、金银花、芦根、生地黄等清热除痹之物。

1. 薏苡仁 俗称六谷米，具有利湿除痹之功效，是中医最常用的治痹食品，可煮粥或糖，或者打粉。

2. 蛇肉 无论有毒蛇或是无毒蛇，蛇肉无毒，皆可食用。蛇肉具有祛风湿、通经络、透筋骨之功效。凡风湿顽痹，骨节疼痛者均宜食用。以蛇浸酒饮用，更为适宜。

3. 黄鳝 性温，味甘，具有补虚损、除风湿、强筋骨之功效，适宜治疗风寒湿痹。

4. 樱桃 性温，味甘，具有益气、祛风湿的作用。可治四肢关节酸痛，尤以浸酒食用为宜。《滇南本草》中记载："樱桃，治一切虚证，能大补元气，滋润皮肤；浸酒服之，治左瘫右痪，四肢不仁，风湿腰腿疼痛。"

5. 葡萄 具有补气血、强筋骨之功效。早在《神农本草经》中已有记载："主筋骨湿痹，益气倍力，令人肥健耐饥，忍风寒，可作酒。"

6. 羊骨　性温，味甘，具有补肾、强筋骨之功效，痹痛日久，多损及肝肾。羊胫骨炙至焦黄色，研极细末，每次食后以温黄酒送服 3～6g，每日 2 次，治疗腰椎痛、筋骨痛。

7. 桑椹　具有补益肝肾利关节，健步履，祛风湿之功，患有风湿性关节炎者宜食之。《随息居饮食谱》中也认为："桑椹所以，中老年人关节酸痛或体虚痹痛者，食之最宜。"

8. 栗子　性温，味甘，具有补肾、强筋、活血、散瘀之功效，对痹痛日久，肾气亦虚者尤为适宜，因肾主骨，久痹及肾。

9. 杜仲　补肝肾，强筋骨，安胎。用于肾虚腰痛，筋骨无力，妊娠漏血，胎动不安。

四、心肺功能的穴位保健

春季多风，人体皮肤的毛孔张开，肌肤腠理变得疏松，风邪容易"钻空子"，很多人都容易出现流清涕、咳嗽等症状。这些都是肺气不能宣发所导致的。要想强肺，防治肺病，可通过按摩肺经上的穴位来达到目的。

中医学里面，鱼际和太渊穴是保健心肺功能的养生要穴。此二穴可以补肺气、利心脏，促进血液循环，还可保健心脑血管，预防心肺疾患。鱼际穴还有着"保命穴"之称，每天坚持搓按可谓好处颇多。

（一）穴位位置

1. 鱼际穴的位置　当我们摊开手掌，在大拇指根部有块肌肉明显突起，这个地方叫作大鱼际。在这块突起肌肉的中间，也就是从大拇指根部和手腕连线中点，就是鱼际穴。

2. 太渊穴的位置　为手掌心朝上，腕横纹的桡侧，桡动脉搏动处。当大拇指立起时，有大筋竖起，筋内侧凹陷处就是这处穴位。

（二）按摩穴位的好处

1. 帮助感冒恢复　太渊穴是肺经之原穴，为肺经之原气流注之处，鱼际穴属于手太阴肺经之荥穴。经常按摩此二穴，有解表、止咳、利咽和化痰的功能，对咽痛、打喷嚏、咳嗽等感冒症状也有明显疗效。有支气管炎、肺炎、扁桃体炎、咽炎等疾病的人群，都不妨通过按摩鱼际、太渊穴来辅助治疗。

2. 辅助治疗便秘　中医认为，肺与大肠相表里，大肠的疾病可通过治肺来消除，按摩肺经的荥穴鱼际穴可起到清肠热、化肠燥、通大便的作用。每次最好在排便之前揉搓穴位，从而有利于缓解和治疗便秘。

3. 提高机体免疫力　按摩鱼际和太渊穴，帮助促进血液循环，疏通经脉，可增强肺主皮毛的功能，帮助人体提供抵御外邪的能力；改善易感体质，达到保健养生之功效。对老年人、久病体虚及患慢性病的人，每天可适当增加按摩次数。

4. 缓解心脏不适　太渊穴居寸口，肺朝百脉，此穴又是八会穴之脉会，是脏腑脉气会聚之处，有调气血，通血脉，助心脉搏动之功；鱼际穴所在的位置，正好位于手掌部的心脏反射区。如果突然心悸、心绞痛、胸口憋闷，特别不舒服，用大拇指的指尖掐揉大鱼际和太渊穴，用重力狠狠地掐九下，利用一个强力刺激来缓解心脏的压力。不过需要提醒的是，此方法仅起辅助作用，当身体症状缓解后请及时就医。

5. 治疗鼠标手 对于经常与电脑打交道的人来说，经常会因为过度使用鼠标，而引起手腕和胳膊酸痛、手指麻木。按摩手上的鱼际、太渊穴可增加血液循环，舒筋利节，通经活络，再配合双手做握拳运动，每天重复多次，可增加肌腱柔软度，消除手部疲劳。

（三）按摩穴位的方法

1. 按摩鱼际穴的方法

（1）合掌式：即双手合掌，对搓时两手的"大鱼际"应贴合，以搓得双手发热为度。亦可一手固定不动，另一手对其搓动，再两手上下交替互相摩擦1~2min。

（2）点按式：用右手大拇指按揉左手大鱼际部位，按揉至手掌发热，然后换做用左手大拇指按揉右手大鱼际，如此每天按摩2~3次，每次1~2min。

（3）敲击式：如果觉得手指点按的力度不够，可用"抱拳礼"的姿势，用一侧手指关节敲打对侧手掌大鱼际；或靠双手掌根的力度，在鱼际穴附近互相敲击，至掌侧发热便可。

2. 按摩太渊穴的方法 按摩太渊穴一般仅采用点按式的方法。用拇指指腹用力点揉太渊穴3min，直至穴位处有酸胀感，能很快缓解咳喘。用拇指及指甲尖掐按太渊穴，左右每次1~3min，可预防心肺疾病。用大拇指按压太渊穴片刻，然后松开，反复5~10次，可改善手掌冷痛麻木。

五、痛风的针灸治疗

痛风是由单钠尿酸盐沉积所致的晶体相关性关节病，与嘌呤代谢紊乱和（或）尿酸排泄减少所致的高尿酸血症直接相关，特指急性特征性关节炎和慢性痛风石疾病，主要包括急性发作性关节炎、痛风石形成、痛风石性慢性关节炎、尿酸盐肾病和尿酸性尿路结石，重者可出现关节残疾和肾功能不全。

（一）体针

1. 取穴

（1）主穴：分2组。①足三里、阳陵泉、三阴交；②曲池。

（2）配穴：分2组。①踝侧：太溪、太白、昆仑、丘墟；②跖趾关节：大敦、足临泣、束骨。

2. 治法 病变在下肢，均各取第一组；在上肢各取第二组。以主穴为主，据部位酌加配穴。以1~1.5寸28号毫针刺入，得气后采用捻转提插补泻手法；急性期用泻法，恢复期用平补平泻法，均留针30min。每隔10min行针1次。每日或隔日1次，7~10次为1个疗程，疗程间隔3~5天。

3. 疗效评价 疗效判别标准：临床痊愈为症状、体征消失，血尿酸降至正常，1~1.5年内未见复发；有效为症状、体征基本消失，血尿酸下降，发作间隙期明显延长者；无效为症状、体征及血尿酸检查均未见改善。

（二）刺血

1. 取穴　主穴：分2组。
（1）阿是穴、太冲、内庭、对应点。
（2）曲池、阳池、阳溪、太冲、丘墟、太溪、阳陵泉、血海。
阿是穴位置：红肿热痛最明显处。
对应点位置：健侧手部阿是穴的对应部位。

2. 治法　每次取1组，2组可交替应用，亦可单用1组。
第一组每次均取，仅取患侧穴；第二组每次取2~3穴，交替选取，其中除阳池、太溪、血海取患侧外，余均取双侧。
第一组穴刺法：先用三棱针点刺阿是穴，放血数滴，然后以26号1.5寸毫针，刺对应点1针，患侧太冲、内庭及以15°夹角三针围刺阿是穴（此三针针尖指向三棱针放血处），使用泻法，留针30min。
第二组刺法：在所选穴区先用手指拍打数次，使局部充血，行常规消毒，押手按压穴位两旁，使皮肤绷紧，以小号三棱针，快速点刺穴位，深度视腧穴而定。挤压出血，部分穴中加拔火罐，出血量以3~10ml为宜。消毒局部，并加敷料包扎固定。
上述二法每周治疗1~2次，3~7次为1个疗程，疗程间隔1周。

（三）火针法

1. 取穴
（1）主穴：行间、太冲、内庭、陷谷。
（2）配穴：丘墟、大都、太白、血海、膈俞、丰隆、脾俞、太溪、三阴交。

2. 治法　主穴每次取2个，根据症情配穴酌取1~2个。
足部腧穴用粗火针，踝关节以上腧穴用细火针。
针刺足部穴位时，令患者取直立位或坐位，双足垂地，在足下垫几层草纸，穴位行碘酒、酒精严格消毒后，将火针在酒精灯上烧至通红转白亮时，对准穴位速刺疾出，深度为0.3~1寸，每穴刺1~3针，出针后即有暗红色血液从针孔喷出，待出血达10~30ml后方可止血。
一般而言，出血初为暗红色，待血色由暗至淡时，会自行止血，若出血不止，可加压止血。踝以上穴位可取坐位，每穴刺1针。对痛风性关节炎急性发作者，可在红肿的患部散刺数针，使浆性渗出物排出。上法每周治疗1次，并嘱患者在48h内保持针孔清洁。

（四）刺血加罐

1. 取穴　主穴：阿是穴。
阿是穴位置：红肿明显处。

2. 治法　令患者取卧位，将阿是穴消毒，用七星针重叩至皮肤出血，注意：要将红肿处全部叩遍。
立即加拔火罐，小关节处可用去底磨平之青霉素小瓶以抽气法拔之，等瘀血出净，取罐，用干棉球擦去瘀血。

每处每次宜拔出瘀血5~10ml为宜。每周2次，4次为1个疗程。

（五）体针加指针

1. 取穴 主穴：阿是穴。

阿是穴位置：痛风石所在的部位。痛风石多为隆起结节，小如芝麻，大似鸡蛋，好发于耳轮、趾、指及肘部等处。

2. 治法 寻得阿是穴后，沿痛风石的基底部从左右前后方向刺入4针，再沿痛风石正中与刺入痛风石基底部针垂直方向刺入1针，采用提插捻转法，得气后留针20min。

起针后以拇指用一指禅手法推患部，同时采用按压挤揉法，时间为15min。隔日1次，5次为1个疗程。

（六）综合法

1. 取穴

（1）主穴：阿是穴、三阴交、丘墟、太白、太冲、内庭。

（2）配穴：趾部加大都，踝部加商丘，膝部加犊鼻。

阿是穴位置：红肿处。

2. 治法 主穴为主，每次取3~4穴，据发病部位加配穴。阿是穴用梅花针叩刺，红肿甚者叩刺出血，局部肿胀不显者，叩至局部潮红，其他穴位用28号1.5寸毫针，刺之得气后，施提插捻转手法或急性期用泻法，恢复期平补平泻法。留针30min，每隔10min施手法1次，每日1次。

加服中药：防己3g，生黄芪12g，白术12g，桑枝15g，忍冬藤30g，牛膝12g，木瓜18g，地龙12g，芍药15g，桑寄生18g，全蝎4条，蜈蚣2条。后2种焙干研细末，分2次冲服。

上药每天1剂，水煎分2次内服。针刺服药均以7天为1个疗程，一般需治疗2个疗程。

六、常见病症的郄穴中医保健

郄穴的名称和在人体的分布首载于《针灸甲乙经》。郄穴是各经脉在四肢部经气深聚的部位，"郄"与"隙"通用，是空隙、间隙的意思。大多分布于四肢肘膝关节以下，只有胃经的郄穴梁丘在膝以上，十二经脉、阴阳跷脉和阴阳维脉各有一个郄穴，合为十六郄穴。这十六个郄穴是：手太阴肺经孔最穴，手厥阴心包经郄门穴，手少阴心经阴郄穴，手阳明大肠经温溜穴，手少阳三焦经会宗穴，手太阳小肠经养老穴，足太阴脾经地机穴，足厥阴肝经中都穴，足少阴肾经水泉穴，足阳明胃经梁丘穴，足少阳胆经外丘穴，足太阳膀胱经金门穴，阴维脉筑宾穴，阳维脉阳交穴，阴跷脉交信穴，阳跷脉跗阳穴。

郄穴在临床上主要用于治疗本经循行部位及所属脏腑的急性病证。阴经郄穴多治血证，如手太阴肺经的郄穴孔最治咳血，足厥阴肝经的郄穴中都治崩漏。阳经郄穴多治急性疼痛，如颈项痛取足少阳胆经郄穴外丘，胃脘疼痛取足阳明胃经郄穴梁丘等。此外，郄穴还有诊断作用，当某脏腑发生病变时，可按压郄穴进行检查。

十六郄穴在人体的分布及功用叙述如下。

1. 足太阴脾经之郄穴——地机穴 位于人体的小腿内侧，当内踝尖与阴陵泉穴的连线上，阴陵泉穴下3寸。可治疗腹痛、泄泻、小便不利、水肿、月经不调、痛经、遗精等症。配三阴交穴治痛经；配隐白穴治崩漏。配合穴阴陵泉治疗股内侧痛。股内侧痛多由气虚寒凝，经脉失养，肌肉挛缩而成。其病位属脾经所过之处，地机穴为脾经之郄穴，是本经经气深集的部位，具有较强的解痉镇痛、行气活血之功，阴陵泉是脾经之合穴，脉气最盛，使气随血流，气行血行，脉道充盈，气血流畅，经筋和缓，疼痛自止（图9-1）。

2. 手太阴肺经郄穴——孔最穴 在前臂掌面桡侧，尺泽穴与太渊穴连线上，腕横纹上7寸处。该穴具有清热凉血之功，善治血证，主治咯血、呕血等出血疾患。尺泽为手太阴肺经之合穴，根据"实则泻其子"的原则，针刺或艾灸此穴可泻本脏之热、故有泻肺热、凉血止血之功，主治潮热，咯血，咽喉肿痛等，两者配伍使用治疗阴虚火旺咯血（图9-2）。

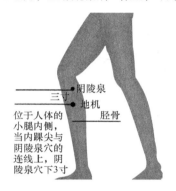

图9-1 地机穴

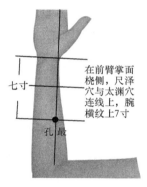

图9-2 孔最穴

3. 手阳明大肠经郄穴——温溜穴 屈肘时，在前臂背面桡侧，当阳溪穴与曲池穴连线上，腕横纹上5寸处。该穴可治疗急性疼痛，有清热解毒、泻火消肿、祛瘀止痛之功，主治咽喉肿痛，面肿等。《针灸甲乙经》：喉痹不能言，温溜及曲池主之。两者还共同具有祛风湿、利关节、通经络、止痹痛之功，用以治疗上肢不遂，肘臂痛等（图9-3）。

4. 足阳明胃经郄穴——梁丘穴 取该穴时屈膝，在髂前上棘与髌骨外上缘连线上，髌骨外上缘上2寸。该穴是足阳明脉气深聚之处，故有理气和胃止痛之功，主治胃痛，胃肠痉挛等症。足三里是足阳明之下合穴，是治疗脾胃病的首选穴，能补能泻，能升能降，具有健脾、消积滞、和胃降逆、通腑利湿之功。《灵枢·邪气脏腑病形》：腹胀，胃脘当心而痛，取之三里也。本穴为机体强壮要穴，益气养血，健脾补虚，扶正培元之功益彰。两穴配以犊鼻、血海、阳陵泉、阿是穴，还可治疗膝骨性关节炎（图9-4）。

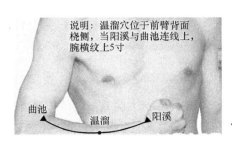

图9-3 温溜穴

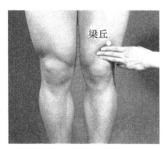

图9-4 梁丘穴

5. 手少阴心经郄穴——阴郄穴 位于人体的前臂掌侧，当尺侧腕屈肌腱的桡侧缘，腕横纹上 0.5 寸。该穴具有清心安神之功效。可治疗神经衰弱，癫痫；鼻出血，急性舌骨肌麻痹；胃出血，心绞痛，肺结核，子宫内膜炎等急症（图 9-5）。

6. 手太阳小肠经郄穴——养老穴 位于人体的前臂背面尺侧，当尺骨小头近端桡侧凹缘中。该穴具充养阳气之功效，可主治目视不明，肩、背、肘、臂酸痛等症。配太冲穴、足三里穴可治目视不明。养老穴对治疗青春痘或熬夜引起的面部小泡有特效，对眼睛疲劳也有奇效，而神门为检查循环系统的重要穴道，对消除疲劳也有帮助，两者联合可提升气血，保持手脚灵活（图 9-6）。

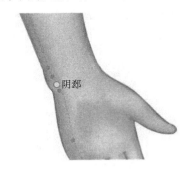

图 9-5 阴郄穴

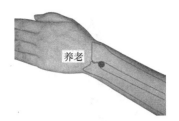

图 9-6 养老穴

7. 膀胱经郄穴——金门穴 位于人体的足外侧部，当外踝前缘直下，骰骨下缘处。该穴属足太阳膀胱经，太阳主表，故有祛风散寒、舒筋活络之功，主治腰痛，外踝痛，下肢痹痛等。委中则为足太阳合穴，膀胱经属水，水性寒凉，故有清热泻火、凉血止血之功，有"血郄"之称，膝为筋之府，本穴位居膝窝，具有舒筋活络、祛风湿、止痹痛的功效。主治腰痛，半身不遂等。郄穴与合穴配合使用，祛风活络之功更为突出。如金门配大肠俞、委中、命门治疗腰痛效果颇丰（图 9-7）。

8. 肾经郄穴——水泉穴 位于人体足内侧，内踝后下方，当太溪直下 1 寸，跟骨结节的内侧凹陷处。本穴物质为地部经水，经水因本穴所处位置低下而聚集之状，只有极少的满溢之水外传照海穴的高位，经水的运行如从孔隙中输出一般，故为肾经郄穴，具有传递水液的作用。主治月经不调、痛经、阴挺、小便不利、目昏花、腹痛等症（图 9-8）。

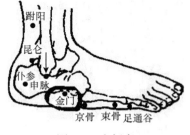

图 9-7 金门穴

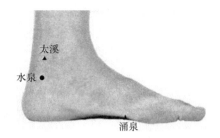

图 9-8 水泉穴

9. 手厥阴心包经郄穴——郄门穴 在前臂掌侧，当曲泽穴与大陵穴的连线上，腕横纹上 5 寸。该穴善治血证，具有清热泻火、凉血止血之功，主治咳血，呕血等。曲泽归手厥阴心包经，心包为心之外卫，代心行令，故有宁心安神、宽胸理气、活血化瘀之功，主治心痛，烦躁等，此外，本穴具有通经活络、疏利关节之功，用以治疗肘臂痛，上肢颤动等（图 9-9）。

10. 三焦经郄穴——会宗穴　位于人体的前臂背侧，当腕背横纹上3寸，支沟穴尺侧，尺骨的桡侧缘。该穴具有吸湿降浊的功效。可治疗耳聋，痫证，上肢肌肤痛等症。配听会穴、耳门穴治疗耳聋；配大包穴治上肢肌肉疼痛，软组织挫伤（图9-10）。

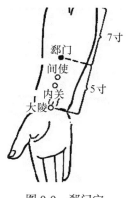

图9-9　郄门穴

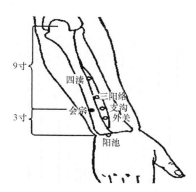

图9-10　会宗穴

11. 胆经郄穴——外丘穴　位于小腿外侧，当外踝尖上7寸，腓骨前缘，平阳交穴。该穴有传递风气的作用。可治疗颈项强痛，胸胁痛，疯犬伤毒不出，下肢痿痹，癫疾，小儿龟胸等症。如配伍腰奇、间使穴、丰隆穴、百会穴治癫痫；配环跳穴、伏兔穴、阳陵泉穴、阳交穴治下肢痿、痹、瘫；配陵后、足三里穴、条口穴、阳陵泉穴治腓总神经麻痹（图9-11）。

12. 足厥阴肝经郄穴——中都穴　位于人体的小腿内侧，当足内踝尖上7寸，胫骨内侧面的中央。该穴主治血证，具有清肝泻热、凉血之功，可治疗急性肝炎、膝关节炎、子宫出血、疝气等疾病（图9-12）。

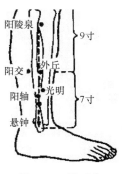

图9-11　外丘穴

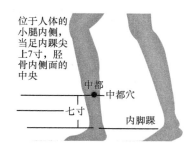

图9-12　中都穴

13. 阴跷脉郄穴——交信穴　位于人体的小腿内侧，当太溪穴直上2寸，复溜穴前0.5寸，胫骨内侧缘的后方。该穴有外散寒冷水湿的功效。可主治月经不调，崩漏，阴挺，泄泻，大便难，睾丸肿痛，五淋，疝气，阴痒，泻痢赤白，膝、股内廉痛等症状。如配伍关元穴、三阴交穴治妇科疾患之月经不调；配太冲穴、血海穴、地机穴治崩漏；配中都穴治疝气；配阴陵泉穴治五淋；配中极穴治癃闭；配关元穴治阴挺等（图9-13）。

14. 阳维脉郄穴——阳交穴　位于人体的小腿外侧，当外踝尖上7寸，腓骨后缘。该穴具理气降浊之功效，主治胸胁胀满疼痛，面肿，惊狂，癫疾，瘈疭，膝股痛，下肢痿痹诸疾。配环跳穴、秩边穴、风市穴、伏兔穴、昆仑穴可治风湿性腰腿痛、腰扭伤、坐骨神经痛、中风半身不遂之下肢瘫痪、小儿麻痹症（图 9-14）。

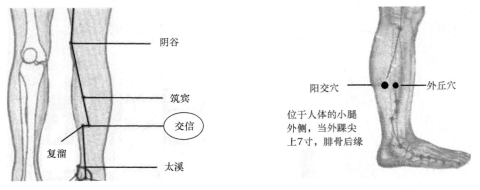

图 9-13　交信穴　　　　　　　　　　　图 9-14　阳交穴

15. 阴维脉郄穴——筑宾穴　位于人体的小腿内侧，当太溪穴与阴谷穴的连线上，太溪穴上 5 寸，腓肠肌肌腹的内下方。该穴具散热降温之功效。主治癫狂、痫证、呕吐涎沫、疝痛、小儿脐疝、小腿内侧痛等症。配肾俞穴、关元穴治水肿；配大敦穴、归来穴治疝气；配承山穴、合阳穴、阳陵泉穴治小腿痿、痹、瘫；配水沟穴、百会穴治癫狂、痫证（图 9-15）。

16. 阳跷脉郄穴——跗阳穴　位于人体的小腿后面，外踝后，昆仑穴直上 3 寸。该穴属足太阳膀胱经，有吸热化湿之功效。主治头痛、腰骶痛、下肢痿痹、外踝肿痛等症（图 9-16）。

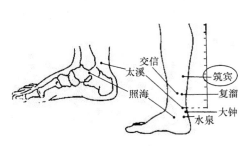
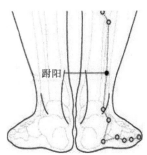

图 9-15　筑宾穴　　　　　　　　　　　图 9-16　跗阳穴

第十章 核勤疗养大体检及健康鉴定

第一节 核勤疗养员体检项目及操作规程

核勤疗养员体检包括以下各科常规检查项目。体检中如果发现阳性或可疑阳性体征不能确定疾病性质需要进一步检查确诊的，可由主检医生根据具体情况适当增加其他辅助检查项目，以便明确诊断并作出是否合格的体检结论。

一、临 床 检 查

（一）一般检查

1. 人体测量

（1）身高：受检者脱鞋，立正姿势站于身高计平板上，枕部、臀部、足跟三点紧靠标尺，头正，两眼平视，身高计水平尺紧贴头顶，以厘米（cm）为单位记录。

（2）体重：检查前应将体重计校正到零点，受检者应脱去上衣外套（留衬衣），自然平稳地站立于体重计踏板中央，防止摇晃或施压，以公斤（kg）为单位记录。

2. 血压测量 注意先让受检者安静休息 5 分钟以上，以避免体力活动与精神紧张因素对血压的影响。对明显紧张或运动后未充分休息者，应缓测血压。

（1）检查体位：受检者取坐位。

（2）检测方法：选用符合计量标准的汞柱式血压计，水银柱液面应与零点平齐。测量右上肢血压。右上肢裸露、伸直并轻度外展放在桌面上，肘部与心脏同高。臂下可放棉垫支撑，手掌向上，袖带平整缚于右上臂，不可过紧或过松，使袖带气囊中部对准肱动脉部位，袖带下缘在肘窝上 2～3cm 处。将听诊器胸件（不能用钟型件）放在肱动脉搏动最明显处，但不应插入袖带下，压力适度，用右手向气囊内注气。

（3）最高充气压：袖带充压至肱动脉搏动消失后再升高 20～30mmHg，然后放气，使水银柱缓慢下降，放气速度约为 2mmHg/s。听到的第 1 次声响的汞柱数值为收缩压，声音消失时的汞柱数值为舒张压。

（4）血压读数：取水银液面顶端，平视刻度值，且尾数只能取为偶数，记录单位为 mmHg。

（二）内科检查

1. 病史搜集 含既往病史、个人史、家族史、不适症状，应按系统顺序，边查边问，重点询问有无经正规医院确诊的慢性病、精神疾病及传染病病史等，以及目前用药情况及治疗效果。

2. 心脏检查 含视诊、触诊、叩诊、听诊，以叩诊及听诊为主，结合心电图及 X 线等检查，常可对许多心脏病作出初步的诊断。

（1）检查体位：受检者取平卧位，在安静状态下进行。二尖瓣区有可疑病理性杂音时，可取左侧卧位，用钟型胸件听诊最为清楚。

（2）视诊：观察心尖搏动的位置、强度、范围、节律、频度有无异常，心前区外形，同时还应注意观察受检者一般情况，注意有无发绀、苍白、杵状指、生长发育异常等。

（3）触诊：注意心尖搏动的位置、范围、强弱及有无震颤，有无心包摩擦感。依震颤出现的时间可分为收缩期震颤、舒张期震颤及连续性震颤，结合震颤出现的部位判断其临床意义，见表10-1。

表10-1 心脏各种震颤的临床意义

出现时间	出现部位	提示疾病
收缩期	胸骨右缘第2肋间	主动脉瓣狭窄
	胸骨左缘第2肋间	肺动脉瓣狭窄
	胸骨左缘第3、4肋间	室间隔缺损
舒张期	心尖部	二尖瓣狭窄
连续性	胸骨左缘第2肋间及其附近	动脉导管未闭

（4）叩诊：用指指叩诊法，沿肋间由外向内、自上而下有序进行，用力要均匀。心界扩大者应进行测量，从胸骨中线量至各肋间浊音开始点，用尺测量不得随胸壁弯曲，应取其直线距离。

（5）听诊：按二尖瓣区（心尖区）、三尖瓣区、主动脉瓣第二听诊区、肺动脉瓣区、主动脉瓣区的顺序进行，还应特别注意听诊胸骨左缘，以防先天性心脏病杂音漏诊。听诊内容包括心率、心律、心音、杂音及心包摩擦音等。

1）心率：心律匀齐时最少数15秒，心律不齐时最少数60秒。

2）心律：如果有期前收缩，应记录每分钟几次；如果心律紊乱无规律，应结合心电图予以记录。

3）心音：注意有无异常心音，如心音亢进、心音减弱、额外心音、心音分裂等。

4）杂音：分为生理性杂音（功能性杂音）和病理性杂音（器质性杂音）。听诊发现杂音，应根据杂音的部位、强度、性质、长短、出现时间、传导情况以及其随体位、呼吸的变化情况等进行判定。

心脏收缩期杂音强度分级见表10-2。生理性收缩期杂音，一般心尖区不超过2级，肺动脉瓣区不超过3级，主动脉瓣区不超过1级，杂音性质柔和、吹风样，局限不传导。舒张期杂音均属病理性，杂音响度仅分为轻度或响亮。生理性与病理性收缩期杂音鉴别要点见表10-3。

表10-2 心脏收缩期杂音强度分级

级别	杂音特点	震颤
1	很弱，须在安静环境下仔细听诊才能听到，易被忽略亮	无
2	较易听到，不太响	无
3	明显的杂音，较响亮	无或可能有
4	杂音响亮	有
5	杂音很强，且向四周甚至背部传导，但听诊器离开胸壁即听不到	明显
6	杂音震耳，即使听诊器距胸壁一定距离亦可听到	强烈

3. 肺部检查　主要检查方式为视诊、叩诊、听诊,以听诊为主。

(1) 检查体位:受检者取坐位或仰卧位。

(2) 视诊:观察胸廓是否对称、有无畸形,呼吸运动是否均匀一致,胸部皮肤有无静脉曲张、皮疹、蜘蛛痣等。

(3) 叩诊:自肺尖开始,由上而下,两侧对称部位比较。

(4) 听诊:由肺尖开始,自上而下,先胸后背,两侧对称部位比较。注意呼吸音的强弱,有无干、湿啰音及胸膜摩擦音等,必要时结合放射科检查进一步明确诊断。

表 10-3　心脏生理性与病理性收缩期杂音鉴别要点

鉴别要点	生理性杂音	病理性杂音
杂音部位	多在二尖瓣或肺动脉瓣听诊区	各瓣膜听诊区
出现时间	发生于收缩早期,不掩盖第一心音	占收缩期的大部分或全部,掩盖第一心音
杂音强度	一般不超过 2 级	常在 3 级以上(主动脉瓣区超过 1 级)
杂音性质	柔和,吹风样	多粗糙,吹风样或雷鸣样
传导范围	一般比较局限	传导范围较广
易变性	易变化,时有时无,受呼吸、体位变化的影响	持久存在,变化较小,多不受呼吸、体位变化的影响
心脏形态	正常	可有心房或心室增大

4. 腹部检查　主要检查方式为视诊、触诊,以触诊为主。

(1) 检查体位:受检者取仰卧位,双腿屈起并稍分开,使腹肌放松,做平静腹式呼吸。

(2) 视诊:观察腹部有无隆起、皮疹、腹壁静脉曲张等。

(3) 触诊:检查者站立于受检者右侧,用右手以轻柔动作按顺序触诊腹部。检查一般从左下腹开始,按逆时针方向顺序进行,注意腹壁的紧张度及有无压痛、反跳痛和包块等。触到包块时需注意其位置、大小、形态、质地,有无压痛、搏动及活动度情况,注意将正常情况与病理性包块区别开来。

1) 肝脏检查:在右锁骨中线上由脐平面开始深触诊,嘱受检者深呼吸,当呼气时,指端压向深部;吸气时,施压的指端于原位向肋缘方向触探,如此自下而上,顺序上移。如果肝脏增大或下移,右手指腹即可触到肝下缘。随后在剑突下触诊。注意肝脏大小、硬度、边缘厚薄、表面光滑度,以及有无结节、压痛、肝区叩击痛等。

肝脏软硬度判定:质软,口唇样硬度;质韧,鼻尖样硬度;质硬,前额样硬度。

对肝大者应注意肝上界有无移位,并分别测量肝缘与肋缘、肝缘与剑突根部的距离,注意是否伴有脾脏、淋巴结肿大及其他伴随体征,如消瘦、黄疸、腹水、水肿等,并做进一步检查以明确诊断。

2) 脾脏检查:取仰卧位或右侧卧位,多用双手触诊法。左手掌置于受检者左腰部第 7~10 肋处,试将脾脏从后向前托起,右手掌平放于腹部,与肋弓呈垂直方向,随受检者的深呼吸,有节奏地逐渐由下向上接近左肋弓,进行脾脏触诊。如果脾脏增大明显,应按三线测量。触及脾脏时,不仅要注意大小,还要注意其边缘厚薄、硬度、有无压痛或叩击痛、表面是否光滑等。

脾脏软硬度判定:同肝脏软硬度判定。

5. 神经系统检查 主要以询问病史及视诊观察为主。病史在神经系统疾病的诊断中占有重要位置,应详细搜集,并着重询问精神疾病史、神经疾病史及遗传病家族史等。注意有无肌肉萎缩、震颤及步态异常等体征。必要时可进行相应的神经系统检查,如浅反射、深反射、肌力、肌张力检查等。

(三) 外科检查

1. 病史搜集 主要记录受检者曾经做过何种重大手术或外伤史情况,手术名称及发生的时间,目前功能情况。

2. 皮肤检查 主要观察有无皮疹、出血点、溃疡、肿物等病变,有无慢性、泛发性、传染性或难以治愈的皮肤病。

3. 浅表淋巴结检查

(1) 检查部位:耳前、耳后、乳突区、枕骨下区、颌下区、颏下区、颈前后三角、锁骨上窝、腋窝、滑车上、腹股沟等处,应依次检查,以防遗漏。

(2) 检查内容:淋巴结肿大的部位、大小、数目、硬度、压痛、活动度、有无粘连融合,局部皮肤有无红肿,并应注意寻找有无引起淋巴结肿大的原发病灶。

4. 头颅检查 观察有无颅骨缺损、凹陷、肿块、畸形等异常,头部运动是否正常,有无活动受限及头部不随意颤动等。可结合病史询问进行。

5. 甲状腺检查

(1) 视诊:除生理性肿大(如在青春期、妊娠及哺乳期可略增大)外,正常人的甲状腺是看不见和摸不到的。如果肿大,应注意其大小、形状、对称性及随吞咽动作的活动性。

(2) 触诊:医师立于受检者背后,双手拇指放在其颈后,用其他手指从甲状腺软骨向两侧触摸;也可站在受检者面前以右手拇指和其他手指在甲状软骨两旁触诊,同时让其做吞咽动作,注意甲状腺肿大程度、对称性、硬度、表面情况(光滑或呈结节感),有无压痛、局部震颤及血管杂音,甲状腺结节的质地、形状及活动度等。

(3) 甲状腺肿大的分度:Ⅰ度,不能看出肿大但能触及者;Ⅱ度,能看到肿大也能触及但不超出胸锁乳突肌前缘者;Ⅲ度,甲状腺肿大超过胸锁乳突肌前缘者。

(4) 甲状腺肿大的分型:弥漫型,甲状腺呈均匀性肿大,摸不到结节;结节型,在甲状腺上摸到1个或数个结节;混合型,在弥漫肿大的甲状腺上,摸到1个或数个结节。

6. 乳腺检查

(1) 检查体位:受检者一般取坐位,必要时也可结合仰卧位检查。

(2) 视诊:观察乳腺外形是否对称(如果不对称,应查明原因),是否有局限性隆起或凹陷,乳头有无内陷、糜烂或异常分泌物,乳腺皮肤有无红肿、静脉曲张、溃疡、酒窝状改变或橘皮样变。

(3) 触诊:检查者手指和手掌平置在乳腺上,轻施压力,可先从左乳腺外上象限开始,顺时针方向由浅入深进行触诊,触诊检查应包括乳腺外上、外下、内下、内上四个象限及中央(乳晕部)共5个区,以同样方法逆时针方向检查右侧乳腺。应着重观察有无乳腺肿块,肿块的部位、外形、数目、大小、质地、边界、触痛、活动度,与周围皮肤组织是否粘连;以手指轻压乳晕周围,注意有无乳头溢液及溢液的性质(血性、浆液性、棕色液、无色透明或乳汁样等）；腋窝淋巴结是否肿大，若触及肿大淋巴结，应明确数目、大小、软硬度、活动度及是否相互融合等。

对男性应观察其乳腺发育情况，触诊时注意有无异常肿物。

7. 脊柱、四肢关节检查

（1）脊柱：受检者需充分暴露背部，观察脊柱有无侧弯、后凸或前凸、活动受限、畸形及脊椎活动度等。

（2）四肢关节：检查时应充分暴露被检部位，注意双侧对比，观察四肢的外形及功能、步态、肢体活动情况，有无关节畸形或功能障碍，下肢有无水肿、静脉曲张、色素沉着或溃疡等。

8. 外生殖器检查 此项检查主要针对男性；女性生殖器的检查列入妇科检查项目。

注意有无发育异常、畸形、疝、精索静脉曲张、鞘膜积液、睾丸结节、附睾结节、肿物及性病等。

精索静脉曲张的判定：轻度，阴囊外观正常，拉紧阴囊皮肤时可见阴囊内有少数静脉曲张，腹压增加时静脉无明显增粗，触诊静脉壁柔软；中度，未拉紧阴囊皮肤时即见静脉曲张，腹压增加时静脉稍增粗，触诊静脉壁柔软、迂曲、稍膨胀；重度，未拉紧阴囊皮肤时即可见阴囊内静脉呈团状迂曲、怒张，触诊静脉壁粗硬、肥厚或伴有患侧睾丸萎缩。

9. 肛诊检查 包括肛门视诊和直肠指检。

（1）肛门视诊：受检者取膝胸位，检查者以两手拇指将两侧臀部轻轻分开，观察有无肛周感染、肛裂、肛瘘、直肠脱垂及痔疮。

（2）直肠指检：受检者取膝胸位，检查时，嘱受检者保持肌肉松弛，避免肛门括约肌紧张。检查者右手戴一次性手套，食指涂以润滑剂，在受检者深呼吸时缓慢插入肛门内进行检查，着重注意有无肛管、直肠肿块及溃疡。指诊完毕，医师应查看指套有无血性或脓性分泌物。

对男性受检者同时应注意检查前列腺的大小、形状、质地、光滑度、有无压痛和结节等。

前列腺增大程度判定：Ⅰ度，前列腺较正常增大 1.5～2 倍，中央沟变浅；Ⅱ度，前列腺较正常增大 2～3 倍，中央沟消失；Ⅲ度，腺体增大严重，检查时手指不能触及上缘。

注意：对外科阳性体征的描述，如发现异常结节、肿物等，描述应统一以厘米（cm）为单位，而不能用比喻的方法，如蚕豆大等。

（四）眼科检查

1. 视力检查 包括裸眼视力和矫正视力。

（1）检查方法：采用标准对数视力表（国家标准）进行检查，按 5 分记录法记录检查结果。按常规先查右眼后查左眼，分别记录右、左眼视力。

视力检查由大视标或酌情从任何一行开始，每个视标辨认时间不应超过 5 秒，受检者能顺利认出 2～3 个视标即可指认下一行视标，记录最佳视力，最佳一行必须确认该行中半数以上视标。如果在 5 m 处不能辨认 4.0 时，受检者应向视力表走近，根据走近距离（受检者距视力表的距离），对照"视力小数记录折算 5 分记录对照表"（见附录 B）记录视力。如果走近距视力表 1 m 处仍不能辨认 4.0 时，则检查指数（CF）。检查者伸出不同数目的手指，嘱受检者说明有几个手指，距离从 1 m 开始，逐渐走近，直到能正确辨认为止。记录为 CF/距离，如 CF/30cm。如果在 5cm 处仍不能识别手指，则检查手动（HM）。检查者的手在受检者眼前摆动，能识别者记录为 HM。如果眼前手动也不能识别，则检查光感（LP）。检查者在 5m 处用手电筒照射受检眼，测试有无光亮，逐渐走近，有光亮记录为 LP/距离，如 LP/3 m，无光亮则记录为无光感（NLP）。

裸眼视力达标（4.9 以上）者不必再查矫正视力。戴眼镜或隐形眼镜者，可直接检查矫正视力；未戴眼镜者应通过串镜（列镜）检查矫正视力，矫正视力达标即可作出视力合格的结论。

（2）注意事项：视力表与受检者之间的距离为 5 m，若用反光镜则为 2.5 m。也可直接采用 2.5 m 距离视力表检查。受检者双眼应与视力表 5.0 行等高。

视力表应安装在光线充足的地方，以自然光线为宜；自然光线不足时，采用人工照明，并保证光线充足、均匀。

视力复查不得超过 3 次，每次检查后应休息半小时再复查，以当日最后一次为准。

2. 色觉检查　采用标准色觉检查图谱，如《俞自萍色盲本》或空军后勤部卫生部编印的《色觉检查图》等，须由专科护士或医师检查。

应在良好的自然光线下检查，光线不可直接照到图谱上。受检者双眼距离图谱 60～80cm，视线与图谱垂直，辨认每张图片的时间应≤10 秒。图片的检查次序随机选择。检查结果应根据所用图谱的规定评定。

色觉异常分为色弱和色盲两种。色弱为对颜色的识别能力减低，色盲为对颜色的识别能力丧失。

3. 其他　针对眼科常见的重点疾病进行检查，检查部位包括眼睑、结膜、泪器、眼眶、眼肌、角膜、巩膜、前房、虹膜、瞳孔、晶体、玻璃体、眼底。

（五）耳鼻喉科检查

1. 听力　听力检测使用耳语试验，测听距离为 5m。

（1）检测方法：受检者侧立，身体不可靠墙，一耳对检查者，另一耳由检查者用棉球堵塞。受检者应紧闭双目，以免因看到检查者口形和表情而影响测试的准确性。检查者在距受检者 5m 处以呼气末的余气，发出轻声耳语音，每词读 2 遍，由受检者复诵。耳语以两字词汇为宜，每耳检查 4～6 个词，两耳分别进行。

参考词汇：

首都	北京	天津	上海	汉口	兰州	沈阳	西安	青岛	广东
南昌	农场	学校	商业	工厂	电话	火车	飞机	奋斗	花生
茶叶	面包	报纸	肥皂	电脑	墙壁	铅笔	祖国	比赛	奖励
玻璃	博士	学生	会议	汽车	糖果	名片	医生	书本	红色
红旗	金属	讲课	健康	开门	帮助	文件	窗户	重要	和平
小学	革命	报告	围巾	地点	战争	保证	下雨	教授	广播

……

（2）结果评定：受检者能正确复诵大部分耳语词汇，其听力为 5m。如果听不到，受检者可向检查者方向移动，直到能听到并正确复诵为止。此时距检查者的距离是多少米，即记为听力是多少米。例如，在间距 4m 处检查，能正确复诵大部分耳语词汇，其听力为 4m，以此类推。

注意：检查前应向受检者说明耳语检查方法，保持室内安静，以受检者熟悉的词语用普通话进行，检查者应发音清晰、音量恒定。

2. 耳部 主要检查外耳、中耳及鼓膜有无病变。观察外耳有无畸形、肿胀及溃疡等，外耳道有无炎症、脓液、耵聍、肿瘤、后壁塌陷、异物堵塞等，观察鼓膜色泽以及有无内陷、穿孔、溢脓等。

3. 鼻部 重点观察鼻甲有无充血、水肿、肿大、干燥及萎缩，鼻腔内有无溃疡、息肉、肿瘤、脓性分泌物，鼻中隔有无偏曲、穿孔等。

4. 咽部 主要检查口咽部，受检者自然张口，平静呼吸。用压舌板压舌前 2/3 处，嘱受检者发"啊"的长音，观察软腭运动度、悬雍垂、舌腭弓、扁桃体及咽后壁，注意有无充血、水肿、溃疡、新生物及异常分泌物等。必要时应用间接鼻咽镜检查法检查鼻咽部。

5. 喉部 应用间接喉镜检查法检查。嘱受检者张口伸舌，检查者左手拇指和食指以纱布一块握着舌尖，轻轻向前向下拉住，右手持喉镜经口腔置于悬雍垂根部，并将反光镜背面轻轻推向上后方，嘱受检者深呼吸，随后发"衣"音，观察喉部有无肿物、结节，了解声带运动情况。

（六）口腔科检查

1. 唇、腭、舌 观察口唇颜色，重点检查有无疱疹、口角歪斜，伸舌是否居中、有无震颤，黏膜有无溃疡、糜烂、白斑、肿块等。

2. 口腔黏膜 观察色泽，有无色素沉着，黏膜下有无出血点及血疱、瘀斑，有无溃疡、糜烂、白斑、肿块等。

3. 颞下颌关节

1）视诊：注意张口度（正常 3～5 cm）和开口型（张口时有无下颌偏斜、摆动及铰锁）。

2）触诊：将双手中指放在受检者两侧耳屏前方，嘱受检者做张闭口运动或做下颌前伸及侧向运动，注意两侧关节是否平衡一致，并检查关节区和关节周围肌群有无压痛、关节有无弹响及杂音。

4. 腮腺 检查腮腺有无肿大、有无肿物、腮腺导管开口处有无脓性分泌物等。

二、妇科检查

（一）病史（含月经史）搜集

主要询问月经初潮年龄、周期、出血量、持续时间、末次月经时间，有无痛经，白带性状，有无伴随症状（如外阴瘙痒、下腹疼痛、排尿异常等），有无腹痛，婚育史、手术史、肿瘤既往病史等。

（二）检查项目

已婚者：检查外阴、阴道、子宫颈、宫体、附件及分泌物性状。

未婚者：做肛诊检查，检查外阴、宫体、附件。

（三）检查内容

重点检查疾病为性病、恶性肿瘤等。妊娠者不做本项检查，但应在体检表中注明缘由，待妊娠结束后补做上述检查方可完成体检结论。

（1）外阴：观察发育情况，有无畸形、水肿、炎症、溃疡、肿物、皮肤色泽变化和萎缩等。

（2）阴道和子宫颈：置入阴道窥器，观察阴道前后侧壁黏膜颜色，有无瘢痕、肿块、出血；分泌物的量、性质、颜色、有无异味；观察子宫颈大小、颜色、外口形状，有无糜烂、撕裂、外翻、囊肿、息肉或肿块等。

（3）盆腔：应做双合诊、三合诊检查，未婚者做肛诊检查。

三、心电图检查

心电图检查是诊断心律失常的有效方法，对冠心病、心肌病等器质性心脏病也有提示诊断的作用。为了获得质量合格的心电图，除了心电图机性能必须合格以外，还要求环境符合条件、受检者配合和测试操作规范。

（一）电极安置

严格按照国际统一标准，准确安放常规 12 导联心电图电极。必要时，应加做其他胸壁导联。女性乳房下垂者应托起乳房，将 V_3、V_4、V_5 电极安放在乳房下缘胸壁上，而不应该安置在乳房上。

（二）描记心电图

（1）在记录纸上注明日期、姓名，并标明导联。

（2）常规心电图应包括肢体的 Ⅰ、Ⅱ、Ⅲ、aVR、aVL、aVF 和胸前导联的 V_1～V_6，共 12 个导联。

（3）遇到下列情况时应及时做出处理

1）如果发现某个胸壁导联有无法解释的异常 T 波或 U 波时，应检查相应的胸壁电极是否松动脱落。若该电极固定良好而部位恰好在心尖搏动最强处，可重新处理该处皮肤或更换质量较好的电极；若仍无效，可试将电极的位置稍微偏移一些，此时若波形变为完全正常，则可认为这种异常的 T 波或 U 波是由于心脏冲撞胸壁使电极的极化电位发生变化而引起的伪差。

2）如果发现Ⅲ和（或）aVF 导联的 Q 波较深，应在受检者深吸气后屏住气时立即重复描记这些导联的心电图。若此时 Q 波明显变浅或消失，则可考虑为横膈抬高所致；若 Q 波仍较深而宽，则不能除外下壁心肌梗死。

3）如果发现受检者心率>60 次/分而 PR 间期>0.22 秒，应让其取坐位再记录几个肢体导联心电图，以便确定是否有房室传导阻滞。

四、腹部 B 超检查

检查的脏器为肝、胆、胰、脾和双肾。

（一）肝脏

超声检查时主要观察：①肝脏大小、形态是否正常，包膜回声、形态、连续性是否正常；②肝实质回声的强度，实质回声是否均匀，是否有局限性异常回声，异常回声区的特点（如数目、位置、范围、形态、边界、内部回声情况）及其与周围组织器官的关系等；③肝内管道结构（胆管、门静脉系统、肝静脉和肝动脉）的形态和走行，管壁回声情况，管腔有无狭窄或扩张；④与肝脏相关的器官如脾脏、胆囊、膈肌、肝门及腹腔内淋巴结情况。

（二）胆囊与胆道

主要观察：①胆囊大小，包括长径、前后径；②胆囊壁有无增厚，均匀性还是局限性增厚，增厚的部位、范围及壁上有无隆起样病变；③胆囊囊腔是否回声清亮，是否有结石、胆泥等形成的异常回声；④肝内外胆管管径及走行，包括胆管有无扩张，管壁有无增厚，扩张的程度、部位、累及范围及扩张下段胆道内有无结石、肿瘤等梗阻性病变，或周围有无肿大淋巴结等外压性病变。

（三）胰腺

主要观察：①胰腺的位置、形态、大小，表面、内部回声，胰管状态，与周围组织关系等。若有占位病变，应多断面扫查以确定占位的位置、大小、边缘、内部回声、血供情况、后方有无声衰减及其程度。②胰腺及其病变与周围血管的关系，血管有无移位、变形，血管内有无血栓，胰腺周围有无肿大淋巴结。③胰腺疾病相关的情况，如胆道系统有无结石，有无胰周、网膜囊、肾前间隙积液，有无腹水等。

（四）脾脏

主要观察：①脾脏的位置、形态、大小、包膜、实质回声；②脾脏内部有无局限性病变及病变的形态、大小、边缘、回声强弱、回声是否均匀、周围及内部血流情况；③脾动、静脉血流情况，脾门处血管内径；④周围脏器有无病变及对脾脏的影响。

（五）肾脏

主要观察：①肾脏大小、形态有无改变。②有无异位肾、独肾等先天性肾发育异常。③肾脏结构有无异常改变，肾包膜、肾实质（皮、髓质）、肾集合系统情况。正常肾包膜完整，皮、髓质分离清楚。④有无肾脏占位性病变，其大小、形态、回声、部位、与周围组织的关系等。⑤有无局限性强回声，其后方有无声影等。⑥肾盂、肾盏有无扩张现象等。

五、胸部 X 线检查

常规拍摄胸部正位片。重点检查有无肺结核、肿瘤、纵隔疾病。必要时加摄胸部侧位片或辅以 CT 等检查，以确定诊断。

（一）胸片质量要求

X 线自背部第 6~7 胸椎高度射入，与片盒垂直，受检者前胸贴近 X 线片盒，称为后前位片，此片心影放大较少，后肋间隙展宽。

满意的 X 线胸片应具备以下条件：

（1）通过气管影像，第 1~4 胸椎清晰可见；通过纵隔阴影，第 4 以下胸椎隐约可见。
（2）整个胸廓和肋膈角都已摄入。
（3）肩胛骨不遮蔽肺野。
（4）锁骨上应看到肺尖。
（5）两侧锁骨在胸锁关节处对称。
（6）膈顶阴影应显示清楚。

（二）X 线影像提示的肺部病变

（1）渗出与实变阴影：肺部炎症主要为渗出性病变，肺泡内的气体被渗出的液体、蛋白及细胞所代替，进而形成实变，多见于肺炎性病变、渗出性肺结核、肺出血及肺水肿。胸片表现为密度不高的均匀云絮状影，形状不规则，边缘模糊，与正常肺组织无清楚界线，肺叶段实变阴影可边缘清楚。

（2）粟粒状阴影：指 4mm 以下的小点状影，多呈弥漫性分布，密度可高可低，多见于粟粒型肺结核、肺尘埃沉着病、结节病、转移性肺癌、肺泡癌等。

（3）结节状阴影：多指 1~3cm 的圆形或椭圆形阴影，可单发或多发，密度较高，边缘较清晰，与周围正常肺组织界线清楚，多见于肺结核、肺癌、转移瘤、结节病等。

（4）肿块阴影：为直径多超过 3cm、不规则密度增高阴影。肺癌肿块呈分叶状，有切迹、毛刺；良性肿块边缘清楚，可有钙化，有时其间可见透亮区。

（5）空洞/空腔阴影：呈圆形或椭圆形透亮区，壁厚薄不一。壁厚者，内壁光滑，外壁模糊，多为肺脓肿所致，并可有液平面；若外缘清楚，内缘凹凸不平，多由癌性空洞引起；结核性空洞壁较薄，周围多有卫星灶。

（6）索条及网状阴影：不规则的索条、网状阴影，多为肺间质性病变所致；弥漫性网、线、条状阴影常见于特发性肺纤维化、慢性支气管炎、结缔组织病等；局限性线条状阴影可见于肺炎、肺结核愈合后，表现为不规则的索条状影。

（7）肺透亮度增加：局部或全肺透亮度增加，肺纹理细而稀，为肺含气量过多的表现，可见于弥漫性阻塞性肺气肿、代偿性肺过度充气及局限性阻塞性肺过度充气。

（8）肺门肿块阴影：形态不规则的单侧或双侧肺门部肿块阴影，边缘清晰或模糊，多见于肺癌、转移瘤、结核、淋巴瘤、结节病所致的肺门淋巴结肿大；有时肺血管增粗也可显示肺门阴影增大。

（9）钙化阴影：阴影密度最高，近似骨骼，呈斑点状、结节状、片状等，边缘锐利清晰，规则或不规则，多为陈旧结核灶或错构瘤。

（10）胸膜病变影像：胸腔积液多表现为密度增加、均匀一致的阴影，上缘清、凹面向上；气胸多见透亮度增加，肺纹理消失；胸膜肥厚可形成侧胸壁带状阴影，肺野透亮度减低。

六、实验室检查

详见第五章内容。

第二节 核勤疗养员体检预备及鉴定会要素

一、核勤疗养员体检预备会

为保证核勤疗养员体检工作顺利开展，根据核勤疗养员疗养计划安排情况，由健康管理委员会（一般情况由主任委员主持）适时召开体检预备会。预备会应该包括以下要素：

（1）确定来院核勤疗养员人数及体检时间安排，在体检工作开展前1~2天，组织体检相关科室（包含核勤疗养员所住科室）负责人，集中研究体检工作安排及相关注意事项。

（2）确定体检项目和参检人员及其分工，包括导医、抽血护士、内科、外科、耳鼻喉科、五官科、口腔科等各诊室，要落实到具体每一个人，并由相关科室负责人在会后立即通知到本人，并嘱其提前做好体检相关准备，按时开展体检工作。

（3）视核勤疗养员体检人数适当进行分组，由导医按时带至指定检查科室进行体检。

（4）会后，由核勤疗养员所住科室提前1天通知核勤疗养员体检时间安排、体检流程及体检前、中、后的注意事项。

（5）受检疗养员的注意事项

1）体检前至少一天宜饮食清淡，勿食用动物内脏等高脂食物和含酒精类饮料，不宜做剧烈运动，体检当日晨停止晨练。

2）体检前日20：00后禁食，禁饮应在8小时以上。

3）检查当日应穿轻便服装、低跟软底鞋，勿穿有金属扣子的内衣裤，勿携带贵重物品。

4）对患有糖尿病、高血压、心脏病等慢性疾病者，要注意嘱其在体检时主动向体检医师说明其所患疾病情况和服用药物名称，并携带备用。

5）对怀孕及有可能怀孕的女性受检者，嘱其勿接受X线检查；女性做妇科检查前应排空小便；女性经期和未婚不宜做妇科检查；女性经期不宜做尿液检查。

6）行下腹部超声检查时应保持膀胱充盈状态。

7）抽血和上腹部超声检查应保持空腹状态。

（6）参检医师注意事项

1）各诊室参检医务人员应提前到达所在诊室，检查、准备好所需物品、器械，检诊过程中应做到军容严整、文明用语、精心检诊、耐心解答。

2）各诊室要严格做好医院感染控制工作，防止交叉感染发生，各科室负责人要及时做好检诊质量控制工作。

3）涉及受检人员隐私的检诊科室，如内外科、心电图室、超声室等，必须一人一检，做好体检过程中的隐私保护工作。

4）导医要主动作为，适时疏导、指引受检人员按照事前分组在相应诊室体检；各科室之间要相互配合、相互协调，防止拥堵情况发生。

5）检诊完毕后及时收集体检指引单，按照分工引导受检人员到指定食堂就餐。

（7）会后应即时与食堂协调好体检人员体检当日的早餐准备。

二、核勤疗养员健康鉴定会

为保证核勤疗养员健康鉴定工作顺利开展，根据核勤疗养员疗养计划安排情况，由健康管理委员会（一般情况由主任委员主持）适时召开健康鉴定会。健康鉴定会应该包括以下要素：

（1）鉴定会参加人员：健康管理委员会全体成员，包括体检相关科室负责人及核勤疗养员所在科室负责人。

（2）由核勤疗养员所在科室医生提供核勤疗养员体检全部资料，并按医学检验、检查标准分类整理出异常检查结果。

（3）对核勤疗养员体检中发现的异常检查结果，要逐一进行分析，区分出是否有临床意义；同时对于有临床意义的体检结果，要分别提出个性化的健康指导意见。

（4）鉴定结果及健康指导意见应由主任委员签字确认。

（5）在会议中针对核勤疗养员体检中发现的有临床意义的异常检查结果、提出的个性化的健康指导意见，由所在科室医生逐一与核勤疗养员进行当面告之，并督促其执行在院期间的健康干预行为。

（6）对以前的鉴定会进行经验总结，找出不足。

第三节　军队核勤疗养员健康鉴定标准

一、范　　围

本标准规定了军队核勤疗养员健康鉴定标准的基本要求和特殊要求，不应或不宜从事核勤工作的条件。

二、术语和定义

下列术语和定义适用于本标准。

1. 授权的医疗机构　由军队卫生行政部门或单位所指定的负责对军队核勤人员进行医疗保健工作的医疗机构。

2. 授权的医学检查医师　由军队卫生行政部门或授权的医疗保健机构所指定的对军

队核勤疗养员负责进行医学检查的合格医师。

3. 甲种工作条件 军队核勤人员在此条件下连续工作 1 年所受的照射有可能超过年剂量当量限值的 3/10。

4. 乙种工作条件 军队核勤人员在此条件下连续工作 1 年所受的照射很少有可能超过年剂量当量限值的 3/10；但有可能超过 1/10。

5. 职业性照射 军队核勤人员在从事军队核勤工作时间内所受的内、外照射（不包括医疗照射和天然辐射）。

6. 过量照射 军队核勤人员受到大于年剂量当量限值的外照射，或摄入放射性核素大于年摄入量限值的内照射。

7. 异常照射 军队核勤人员在辐射源失控时而受到的可能超过剂量当量限值的照射，分为应急照射和事故照射。

8. 应急照射 在事故情况下，军队核勤人员在为抢救受辐射危害的人或财产、防止事故扩大而采取的紧急行动中所受到的照射，为自愿接受的。可控制一定的剂量。

9. 事故照射 由于辐射事故，军队核勤人员在毫无准备的情况下所接受的意外照射，为非自愿接受的。所受到剂量是无法预计和控制的。

10. 辐射事故 由于放射源失控而引起的异常事件，直接或间接地对生命、健康和财产造成损失。

11. 事先计划的特殊照射 在正常运行中偶尔会发生一些情况，有必要允许少数工作人员去接受已知的超过剂量当量限值的照射。

12. 剂量当量限值 军队核勤人员必须遵守的规定的剂量当量值；其目的在于防止确定性效应的发生，或将随机性效应的发生率限制在可接受的水平。

按国际放射委员会于 1977 年推荐、我国在《放射性工作防护基本标准》和《辐射防护规定》中明确提出：关于工作人员的剂量当量限值在防止非随机性限制方面，对除眼晶体之外的所有组织或器官均为每年 0.5Sv；对眼晶体为每年 0.15Sv。

三、军队核勤人员的健康鉴定标准

军队核勤人员必须进行执业前的医学检查，以及执业后工作过程中的定期医学检查。

执业前医学检查是军队核勤人员健康鉴定标准的重要部分，是全部医学检查的基础资料，必须全面系统、仔细、准确地询问和检查并详细记录，为执业后定期或意外事故等检查作对比和参考。

执业后定期医学检查的目的是判断军队核勤人员对其工作的适应性和发现执业后可能出现的某些辐射效应与其他疾病。

（一）军队核勤疗养员健康鉴定标准的基本要求，包括病史收集、健康体检和疾病鉴定三部分

1. 健康体检 为做好军队核勤疗养员体检工作，根据军队核勤疗养员疗养计划安排情况，由健康管理委员会（一般情况由主任委员主持）适时召开体检预备会。预备会应该包括以下要素：

（1）确定来院军队核勤疗养员人数及体检时间安排，在体检工作开展前1~2天，组织体检相关科室（包含军队核勤疗养员所住科室）负责人，集中研究体检工作安排及相关注意事项。

（2）确定体检项目和参检人员及其分工，包括导医、抽血护士、内科、外科、耳鼻喉科、五官科、口腔科等各诊室，要落实到具体每一个人，并由相关科室负责人在会后立即通知到本人，并嘱其提前做好体检相关准备，按时开展体检工作。

（3）视军队核勤疗养员体检人数适当进行分组，由导医按时带至指定检查科室进行体检。

（4）会后，由军队核勤疗养员所住科室提前1天通知军队核勤疗养员体检时间安排、体检流程及体检前、中、后的注意事项。

（5）受检疗养员的注意事项

1）体检前至少一天宜饮食清淡，勿食用动物内脏等高脂食物和含酒精类饮料，不宜做剧烈运动，体检当日晨停止晨练。

2）体检前日20：00后禁食，禁饮应在8h以上。

3）检查当日应穿轻便服装、低跟软底鞋，勿穿有金属扣子的内衣裤，勿携带贵重物品。

4）对患有糖尿病、高血压、心脏病等慢性疾病者，要注意嘱其在体检时主动向体检医师说明其所患疾病情况和服用药物名称，并携带备用。

5）对怀孕及有可能怀孕的女性受检者，嘱其勿接受X线检查；女性做妇科检查前应排空小便；女性经期和未婚不宜做妇科检查；女性经期不宜做尿液检查。

6）行下腹部超声检查时应保持膀胱充盈状态。

7）抽血和上腹部超声检查应保持空腹状态。

（6）参检医师注意事项

1）各诊室参检医务人员应提前到达所在诊室，检查、准备好所需物品、器械，检诊过程中应做到军容严整、文明用语、精心检诊、耐心解答。

2）各诊室要严格做好医院感染控制工作，防止交叉感染发生，各科室负责人要及时做好检诊质量控制工作。

3）涉及受检人员隐私的检诊科室，如内外科、心电图室、超声室等，必须一人一检，做好体检过程中的隐私保护工作。

4）导医要主动作为，适时疏导、指引受检人员按照事前分组在相应诊室体检；各科室之间要相互配合、相互协调，防止拥堵情况发生。

5）检诊完毕后及时收集体检指引单，按照分工引导受检人员到指定食堂就餐。

（7）会后应即时与食堂协调好体检人员体检当日的早餐准备。

2. 疾病鉴定 为做好军队核勤疗养员健康鉴定工作，根据军队核勤疗养员疗养计划安排情况，由健康管理委员会（一般情况由主任委员主持）适时召开健康鉴定会。健康鉴定会应该包括以下要素：

（1）鉴定会参加人员：健康管理委员会全体成员，包括体检相关科室负责人及军队核勤疗养员所在科室负责人。

（2）由军队核勤疗养员所在科室医生提供军队核勤疗养员体检全部资料，并按医学检验、检查标准分类整理出异常检查结果。

（3）对涉军队核疗养员体检中发现的异常检查结果，要逐一进行分析，区分出是否有临床意义；同时对于有临床意义的体检结果，要分别提出个性化的健康指导意见。

（4）鉴定结果及健康指导意见应由主任委员签字确认。

（5）在会议中针对军队核勤疗养员体检中发现的有临床意义的异常检查结果、提出的个性化的健康指导意见，由所在科室医生逐一与军队核勤疗养员进行当面告之，并督促其执行在院期间的健康干预行为。

（6）对以前的鉴定会进行经验总结，找出不足。

（二）执业前健康条件

军队核勤人员必须具备在正常、异常和紧急情况下，都能准确无误地、安全地履行其职责的能力。

（1）明确的个人和家庭成员的既往史、放射线及其他理化有害物质接触史、婚姻和生育史、子女健康情况等，均应予以记录。

（2）目前健康状况良好。

（3）正常的呼吸、循环、消化、内分泌、免疫、泌尿生殖系统，以及正常的皮肤黏膜、毛发、物质代谢功能等。

（4）正常的造血功能，如红系、粒系、巨核细胞系等，均在正常范围内。以外周血为例：

男　血红蛋白 120～160g/L，红细胞数（4.0～5.5）×10^{12}/L。

女　血红蛋白 110～150g/L，红细胞数（3.5～5.0）×10^{12}/L。

执业前　白细胞总数（4.5～10）×10^9/L，血小板数（110～300）×10^9/L。

执业后　白细胞总数（4.0～11.0）×10^9/L，血小板数（90～300）×10^9/L。

高原地区应参照当地正常范围处理。

（5）正常的神经系统功能、精神状态和稳定的情绪。

（6）正常的视觉、听觉、嗅觉和触觉，以及正常的语言表达和书写能力。

（7）外周血淋巴细胞染色体畸变率和微核率正常。

（8）尿和精液常规检查正常。

（9）痰细胞检查和尿中放射性核素检查正常。

（三）执业后定期检查的频度

甲种工作条件者，每年进行全面医学检查一次；乙种工作条件者，每 2～3 年进行全面医学检查 1 次。检查要求同执业前，检查结果应与执业前进行对照、比较，以便判定是否适应继续军队核勤工作，或需调整做其他工作。如发现异常，应根据具体情况，增加检查频度及检查项目。

胸部 X 线照片检查（不作透视）是否需要每年 1 次，应根据具体情况决定。对军队核勤放射暴露人员每半年至一年 1 次；对其他工种，负责医学检查医师可根据具体情况确定，但间隔时间不宜过长（不长于 2～3 年）。对于核勤工作工龄长，年龄大的军队核勤人员，应每年拍胸片 1 次，并进行早期发现癌症的各项检查。

（四）核勤工作后的情况，应准确记录

（1）核勤工作的工种、工龄及剂量。
（2）对核勤工作的适应情况。
（3）核勤工作后，患过何种疾病及治疗情况。
（4）有无受过医疗照射、过量照射、应急照射、事故照射等情况。
（5）执业后至本次检查累积受照剂量当量。

（五）不应（或不宜）从事核勤工作的健康和其他有关条件

执业前后凡存在以下条件（或情况）之一者，不应（或不宜）从事核勤工作：

（1）严重的呼吸系统疾病（如活动性肺结核、严重而频繁发作的气管炎和哮喘等）；循环系统疾病（如各种失代偿性心脏病、严重高血压、动脉瘤等）；消化系统疾病（如严重的消化道出血、反复发作的胃肠功能紊乱、肝脾疾病和溃疡等）；造血系统疾病（如白血病、白细胞减少症、血小板减少症、真性红细胞增多症、再生障碍性贫血等），及不符合3.1.4项中任何一条者；神经和精神系统疾病（如器质性脑血管病、脑肿瘤、意识障碍、癫痫、癔症、精神分裂症、精神病、严重的神经衰弱等）；泌尿生殖系统疾病（如严重肾功能异常、精子异常、梅毒及其他性病）；内分泌系统疾病（如未能控制的糖尿病、甲亢、甲减等）；免疫系统疾病（如明显的免疫功能低下及艾滋病等）；皮肤疾病（如传染性的、反复发作的、严重的、大范围的皮肤疾病等）。

（2）严重的视听障碍（如高度近视、严重的白内障、青光眼、视网膜病变、色盲、立体感消失、视野缩小等）。
（3）恶性肿瘤，有碍于工作的巨大的、复发性良性肿瘤。
（4）严重的、有碍于工作的残疾，先天畸形和遗传性疾病。
（5）手术后而不能恢复正常功能者。
（6）未完全恢复的放射性疾病（指执业后）或其他职业病等。
（7）其他器质性或功能性疾病、未能控制的细菌性或病毒性感染等。

授权的医疗机构和医师应根据发现疾病的程度、性质，结合其拟从事的核勤工作的具体情况，综合衡量确定。

（8）有吸毒、酗酒或其他恶习而不能改正者。
（9）未满18岁，不宜在甲种工作条件下工作；16~17岁允许接受为培训而安排的乙种工作条件下的照射。
（10）已从事核勤工作的妊娠期、哺乳期妇女不应在甲种工作条件下工作，妊娠6个月内不应接触射线。
（11）以前已经接受过5倍于年剂量限值照射的核勤工作人员，不应再接受事先计划的特殊照射。
（12）对核勤工作工龄长、受过专业训练、具有专门技术、经验丰富的军队核勤专家或技术人员，其健康情况有不符合健康标准者，授权的医疗机构和医师，应慎重、仔细地权衡对社会和个人的利弊来决定是否继续某些限制的核勤工作，或停止其核勤工作。

四、对军队核勤人员的适应性意见

核勤工作的适应性意见,由授权的医学检查医师提出。
(1)可继续原核勤工作。
(2)或暂时脱离核勤工作。
(3)或不宜再做核勤工作而调整做其他非核勤工作。

附录一　核勤军人疗养心理保障实操

第一节　特勤人员心理团体训练——人际互动

一、人际交往与沟通

军人的人际关系是在训练或生活活动过程中所建立的一种社会关系。是军人与军人之间，相互交往的过程中，借由思想、感情、行为表现的相互交流而产生的互动关系。军人人际关系包括战友关系、人员关系和上下级关系等。军人是社会动物，每个个体均有其独特的思想、背景、态度、个性、行为模式及价值观。然而人际关系对每个人的情绪、生活、工作有很大的影响，甚至对军营的气氛、沟通、运作、效率及个人之间关系均有极大的影响。我国著名心理学家丁瓒教授曾经指出：人类的心理反应，最重要的就是对于人际关系的适应。所以人类的心理病态大部分由于人际关系不良引起。军人的交往活动能反映其心理健康状态，良好的沟通与和谐的人际关系是心理健康不可缺少的条件，也是获得心理健康的重要途径。

二、操 作 方 法

1. 训练主题　通过活动，让核勤疗养军人相互认识，懂得有效的沟通以及建立和谐的团队。

2. 训练前言　核勤心理疗养对促进核勤军人身心健康，巩固和提高部队的战斗力，具有十分重要的作用。通过心理团体训练，增加小组成员间的相互信任，增进团结，促进沟通与交流，提升人际交往技巧，锻炼身体的灵活性和协调性，培养乐于与人相处共事的态度。

3. 训练目标　本单元有9个活动，活动依据层层递进和深入的原则展开，训练目标由易到难、由简入繁。训练的目标贯穿9个活动的始终。

目标一：熟悉团队成员，构建新的人际关系支持网络。

目标二：帮助成员促进沟通与交流，尽快适应疗养院环境。

（一）主讲者自我介绍并提出要求和原则

1. 组织者进行自我介绍

亲爱的各位战友，你们好！（参与者回答：好，很好，非常好！）

我是来自火箭军峨眉疗养院特勤科的×××，这是我的搭档×××，今天我们在这里将和大家共同开展一次充满活力、充满趣味的活动。活动的主题是"人际互动"。在活动时，需要大家积极配合，你们愿意吗？

好，刚才大家的声音让我充分感受到了你们的热情与信心，让我们一起为这份热情与信心表示一下鼓励，好吗。（鼓掌）

2. 提出团体辅导的要求和原则
（1）注意集中（我保证将注意力集中在课堂上！）。
（2）暂停评价（我保证对别人的观点暂停评价！）。
（3）坦诚开放（我保证对所有的成员坦诚开放！）。
（4）保密守时（我保证做到保守秘密严格守时！）。
（5）注意倾听（我保证表现最高品质注意倾听！）。
起立宣誓，郑重承诺。签协议_____
温馨提示：如果你选择了当旁观者，就意味着你选择了做收获最少的人！

（二）活动方案

活动一：走出交往第一步（20分钟）

活动目的：初步熟悉团员。
活动过程：自我介绍，姓名，单位，用一种植物、动物或食物来形容自己，为什么？
注意倾听，对发言的同学要求：通过你智慧的表达，让大家能够记住你。
对其他同学的要求：认真倾听，尊重他人的第一步就是记住他人的名字。
你记住了谁？谁记住了你？谁记住了最多的名字，谁记住了最少的名字，为什么？
准确地记住他人的名字是与陌生人交往的第一个技巧，因为它表达了你对他人的关心和重视，也是建立人际关系的第一步。
下面，大家跟我做一个手语游戏，让我们的关系更密切一些。对左右的朋友说："虽然在一起，但是不了解，从今与往后，请您多关照。"（手语演示）
提问：通过手语游戏，有了直接的身体接触，交流起来是不是又有了新的感受？（有没有战友愿意分享一下刚才的表现）

活动二：风起云涌（10分钟）

活动目的：活跃团体气氛，舒展身体，打破原有位置，提供更多交流机会。
活动过程：所有人围成一个圆圈，先由一人站在团体中说："大风吹。"成员问："吹什么？"如果那人说："吹所有××的人。"（××代表具有某一共同特征的人，人数至少2人，如山西人、体重70kg以上的人、单眼皮的人、戴手表的人、穿短袖的人等）那么所有××的人就必须离开位子重新寻找位子。同时教员也必须快速找到一个位子坐下，没有位子的人就站到中间，表演一个小节目。如果说小风吹，则是相反，没有××的人起来换位置。换位置时不能持续2人互换或坐回原位。没抢到位置的人则获得展示才艺的机会。
分享要点：
（1）当没抢到位置时是什么样的心态？
（2）什么样的行动策略才能使你处于有利位置？
衔接语：通过刚才的活动，大家已经感受到了只要有行动，人与人之间的距离就会迅速被拉近。其实，我们每个人都不希望被孤立，都希望能融入群体，能被别人认识和了解。好，下面就让我们进入找朋友的活动环节。

活动三：龙头龙尾一家亲（20分钟）

活动目的：体会非语言交流。

活动过程：请大家按出生月、日的顺序排队，1月1日出生的排在主持人左边，按顺时针方向从月、日的小至大依次排列。

分享要点：

（1）主持人一定要强调排队中不允许用语言交流，否则会失去游戏的意义。

（2）在人际沟通中真正产生影响力的，语言、语调语速、表情和动作所占的比例分别为7%、38%、55%。需要重视非语言方式交流，怎么说比说什么更为重要。用什么语气、表情、眼神、肢体动作，所传递的信息往往比语言更有影响力。

活动四：你说我画（20分钟）

活动目的：清晰表达、准确回应以及学会全局思维。

活动过程：请一位组员上台担当传达者，对台下组员描述图形的样子，其他组员根据他的描述画出自己理解的图形，其间不允许提问。再请另一位组员上台担当传达者，其他组员根据他的描述画出自己理解的图形，在他描述的过程中可以随时提问。然后比较前后两张图形的差别，分享感受。

分享要点：

（1）交流是双向的。

（2）积极有效的沟通包括准确地表达、仔细地聆听、勇敢地质疑、适当地解释、适时地澄清等。

（3）树立全局观念，学会全局思维。

活动五：我们都想有个家（15分钟）

活动目的：活跃气氛；分组。

活动过程：组员围成圈转动起来，组织者说"梅花梅花开几朵"，大家齐声说"你说梅花开几朵"，然后我说"×朵"，大家迅速组成×人的小组。

活动六：五个信息作介绍（20分钟）

活动目的：成员了解和记住彼此的名字，促进成员间的相识，引发个人参与团体心理活动的兴趣。

活动过程：所有成员围坐成一个圆圈，活动开始时，从其中一人开始，每个人用一句话介绍自己，必须包括3个内容：姓名、籍贯、爱好，如"我是来自××，喜欢××的××"。第一个人说完后，第二个人必须将第一个人介绍后才能介绍自己，如"我是来自××，喜欢××的××（第一名的情况）旁边的，来自××，喜欢××的××（自己的情况）"。第三人必须按照这样的语式将前两名介绍完才能介绍自己。以此类推。

活动七：棒打薄情郎（20分钟）

活动目的：检验组员之间相识相知的程度。

活动过程：围圈就座，选一人手执报纸卷成的"棒子"，指导者喊出一位成员的昵称，被叫者左右两侧的成员要马上站起来，否则由被叫者给予当头一棒，反复做，直到大家熟悉彼此的名字。

活动八：设计组名、口号与展示（30分钟）

活动目的：促进小组凝聚力。

活动过程：选出组长，共同想出组名、口号；最后全体上场，以具有创造性的方式展示出小组的组名、口号及风采。

分享要点：

（1）团队精神就像一个家庭一样能够互相理解、互相帮助，把个人的优点发挥出来，把个人缺点逐渐弥补，使整个团队趋于完美的个体。

（2）学会理解差异，学会合理地妥协。在共同完成任务的过程中，使不同的想法形成合力，在差异中学会彼此学习和成长。

活动九： 每人一句话总结此次活动（5分钟）

（三）结束活动

结束语：今天的活动就要结束了，有的战友在这次活动中收获了友谊，而有的收获了快乐，还有的获得了内心丰富的体验。其实，在游戏的过程中，我们每个人都以自己的方式表现自我：有的人积极参与，有的人被动等待；有的人漠视这些真实的情景，冷眼旁观，等等。其实诸多的不同表现都会折射出一个人不同的自我状态。游戏的过程中，我们也能清晰地认识到自我的许多特质：我是开放的还是防御的？我是积极主动的还是消极被动的？我是乐观的还是消极的？我愿意助人还是漠视他人需要？我是胆小谨慎的还是大胆创新的？我是乐群的还是孤僻的？等等。人的生命过程就是一个不断地了解自我、认识自我并改变自我的过程，并让自我趋于完美。希望每一位战友都能在以后的工作生活中取得更大的进步和日臻成长成熟。

第二节 特勤生理心理调控训练——肌肉放松与催眠体验

生理心理调控训练是通过调节控制生理变化来改变肌肉紧张状态，缓解紧张情绪，以达到心理稳定的一种方法。它是一种运用言语暗示结合思维表象和调整呼吸，通过放松入静而进行的积极练习方法。

一、生理心理调控训练

（一）生理心理调控训练的目的

生理调控训练不仅可以有效缓解人员的焦虑情绪，保证多样化军事任务，特别是急、难、险、重等重大任务的完成，而且对于促进人员心理的健康发展，具有重要意义。例如，战斗开始前等待的时刻，人员必然会产生焦虑，焦虑产生后，常出现脉搏加快、血压升高、呼吸加重、全身出汗、四肢震颤、心情烦躁、坐卧不宁等现象，进一步发展可出现腹泻等更严重的生理反应，从而造成非战斗减员。缓解或克服军事行动中的这种焦虑情绪，在战前可采取比较简单的深呼吸松弛法；在战斗间隙，如果条件允许，可以进行肢体放松训练，这样就可以帮助人员迅速消除心理与生理上的紧张；在战后，可以综合使用上面的方法进行身心恢复，从而避免因长期过度应激而导致战斗力下降和心因性的非战斗减员。

神经心理学认为，大脑前额叶是中枢神经系统的最高级部位，控制着认知、思维、情绪等心理活动，额叶又与内脏器官活动的高级中枢——下丘脑有着密切的联系，这种联系成为内脏活动随意调节的解剖结构基础。心理调控训练正是通过反复的练习，使受训者学会应用意念来改变自主神经的兴奋性，使交感神经和副交感神经的活动维持在一个良好的平衡状态，整个人体各系统、各器官的功能更加协调、有序，从而增强机体对内外环境（包括心理环境）刺激的适应能力，使人体能够主动地与环境保持平衡和协调，达到人与自然的高度和谐状态，使受训者摆脱恶劣情绪，解除心理压力。因此，生理调控的过程实际上是一个无关认知活动逐渐消失、注意集中、情绪稳定、心情放松、行为和生理唤醒水平降低的过程。

（二）生理心理调控训练的原理

一个人的心情反应包含"情绪"与"躯体"两部分。假如能改变"躯体"的反应，"情绪"也会随着改变。至于"躯体"的反应，除了受自主神经系统控制的"内脏内分泌"系统的反应不易随意操纵和控制外，受随意神经系统控制的"随意肌肉"反应，则可由人们的意念来操纵。也就是说，经由人的意识可以把"随意肌肉"控制下来，再间接地把"情绪"松弛下来，建立轻松的心情状态。基于这一原理，"放松疗法"就是通过意识控制使肌肉放松，同时间接地松弛紧张情绪，从而达到心理轻松的状态，有利于身心健康。

（三）生理心理调控对于心理和生理的调节作用

1. 有助于肌肉做功 生物学家们研究发现，经过专门放松训练的人员，肌肉随意放松的能力可以比原来增长8倍。人体的任何动作都是由神经支配着肌肉，肌肉收缩产生力量，牵拉着骨骼围绕关节运动而产生行为。肌肉放松能力弱的人，在运动时肌肉只有60%的肌纤维参加活动；而放松能力强的人，运动时参加活动的肌纤维可达90%。因此，在体力性军事活动项目中（如急行军、投弹等）进行有针对性的放松训练，不仅可以提高肌肉的工作效率，而且可以提高人们的行为效果。

2. 有助于心理放松 研究表明，生理放松对心理的调整作用主要表现在可以改善焦虑、抑郁等不良情绪，降低焦虑水平。因而，在提高自信心，促进睡眠方面常常具有显著的效果。

3. 有助于减轻疲劳 在进行高强度活动后，由于消耗大量的能量，会导致中枢神经和肌肉节点疲劳。在剧烈运动时，大量乳酸菌类的物质堆积在血液中，这些化学刺激引起呼吸循环系统活动失调。若不及时调整，将会导致疲劳积累，引起过度疲劳，甚至有可能导致"过劳死"。因此，在进行紧张的高强度训练之后，应通过生理调控法使身心尽早恢复，避免过度疲劳的产生。

（四）生理心理调控训练的具体方法

（1）深呼吸法。
（2）肢体放松法。
（3）想象放松法。

二、实 践 体 验

(一) 深呼吸法

调息放松法

(1) 调息放松法,深呼吸帮大忙:紧张焦虑会导致呼吸不由自主地加快,从而导致被一些专家称为"过度呼吸"的呼吸方式。个体在过度呼吸时,常常利用的是肺上部的呼吸——胸呼吸,而不是让空气进入肺下部的膈呼吸或腹呼吸。急促的过度呼吸会引起一些重要的生理变化,如二氧化碳与氧气在血液中的比例下降,从而改变血液的酸性,引起钙在肌肉和神经中的急剧增加,令其敏感度提高,使人感到颤抖、绷紧和紧张。过度呼吸还会导致通向大脑和四肢的血管的轻度收缩,这将与酸性改变共同产生作用,让人出现头昏、眩晕、视觉模糊、混乱、不真实感、麻木、手脚刺痛、寒冷及肌肉僵硬、疼痛等一系列症状。焦虑本身还会导致一些其他的生理变化,如心跳频率和强度的增加,肾上腺素分泌增加,出汗增加,唾液分泌减少;出现恶心和肌肉紧张感。所有这些变化都来自自我调节的神经系统反应,也就是说你无法通过意识直接控制这些生理变化。所以,当你在焦虑紧张时,想通过意志让自己不冒汗、不脸红是十分困难的。你能做的一种最简单但可能颇为有效的努力就是控制呼吸,通过深呼吸缓解焦虑。

深呼吸是一种腹式呼吸。实际上我们在婴幼儿时期用的就是腹式呼吸。回想一下自己的童年或观察一下婴幼儿的呼吸,他们在吸气时肚子会鼓胀起来,而呼气时肚子则变平。这是天然的呼吸方法,但后来不知怎的竟越来越少使用了。当我们感到焦虑时,当我们过度呼吸时,我们不妨试试这种与生俱来的呼吸方法。

(2) 调息放松法具体做法:保持坐姿,身体向后靠并挺直,松开束腰的皮带或衣物,将双掌轻轻放在肚脐上,要求五指并拢,掌心向下。

如果把你的肺想象成一个气球,你的任务是将这个气球充满气。你先用鼻子慢慢地吸足一口气,直到你感到气球已经全部胀起。保持这个状态2秒钟。当你给气球充气时,你应当看到你的手朝离开身体的方向移动。这一向外的运动可以帮助你检查你是否已将空气送达肺的底部。

再用嘴巴慢慢、轻轻地吐气,观察你的手向靠近身体的方向移动。反复多做几次,以使你掌握腹式呼吸,并能达到腹式呼吸的深度要求。

接下来我们再学习控制呼吸的速度。你可以在呼吸时数数,"1,2,3,4…",你要求自己慢慢地均匀地数数,用4个节拍吸气,再用4个节拍吐气。如此循环。

每次连续做上4~10分钟甚至更长。经常这样做深呼吸对身心放松、缓解焦虑大有好处。

你还可以闭上眼睛做。如果闭着眼睛,在做深呼吸的同时还进行一些想象的话,效果会更好(这一点我们接下来就会谈到)。

当你能在坐姿下熟练地运用深呼吸技术之后,你可以进一步增加操作难度:你可以尝试在不同的姿势下运用,看看是否可以在躺着或站着的时候运用;你还可以尝试在不同的情境下使用,除了安静的环境,还可以在看电视时、洗脸时、走路时做。更具有挑战性的话,还可以尝试在别人在场之类受干扰的情况下使用。如果你能在各种复杂的场合都能运用自如,那么,在感到焦虑紧张时,运用起来就能更得心应手,更具效用了。

（二）肢体放松法

先紧后松的肌肉放松法　肌肉放松法比上面的两个方法复杂些也难些，但也是最常用的放松方法。它最主要的原理是先让你感受紧张再让你体验松弛。没有紧张感你就很难真正体会松弛感，所以先紧张后放松能使你更充分地享受放松的效果。

（1）头部放松：用力皱紧眉头，保持10秒，然后放松；用力闭紧双眼，保持10秒，然后放松；皱起鼻子和脸颊部肌肉，保持10秒，然后放松；用舌头抵住上腭，使舌头前部紧张，保持10秒后放松。

（2）颈部肌肉放松：将头用力下弯，努力使下颌抵达胸部，保持10秒，然后放松（动作力度最好适宜）。

（3）肩部肌肉放松：将双臂平放体侧，尽量提升双肩向上，保持10秒，然后放松。

（4）臂部肌肉放松：将双手掌心向上平放在座椅扶手上，握紧拳头，使双手及前臂肌肉保持紧张10秒，然后放松；侧平举张开双臂做扩胸状，体会臂部的紧张感10秒，然后放松。

（5）胸部肌肉放松：将双肩向前收，使胸部四周的肌肉紧张，保持10秒，然后放松。

（6）背部肌肉放松：将双肩用力往后扩，体会背部肌肉的紧张感10秒，然后放松；向后用力弯曲背部，努力使胸部弓起，挤压背部肌肉10秒，然后放松。

（7）腹部肌肉放松：尽量收紧腹部，好像别人向你腹部打来一拳，你在收腹躲避，保持收腹10秒，然后放松。

（8）臀部肌肉放松：夹紧臀部肌肉，收紧肛门，使之保持紧张10秒，然后放松。

（9）腿部肌肉放松：绷紧双腿，并腰伸直上抬，好像两膝盖间夹着一枚硬币，保持10秒钟，然后放松；将双脚向前绷紧，体会小腿部的紧张感10秒，然后放松；将双脚向膝盖方向用力弯曲，保持10秒，然后放松。

（10）脚趾肌肉放松：将脚趾慢慢向下弯曲，仿佛用力抓地，保持10秒，然后放松；将脚趾慢慢向上弯曲，而脚和脚踝不动，保持紧张10秒，然后放松。

以上从头到脚10部分的肌肉放松连续完成，所谓放松是指努力体会肌肉结束紧张后的舒适、松弛的感觉，如热、酸、软等感觉。每次可用15～20秒的时间来体会放松感。

所有动作应熟练掌握到能连续完成，并在各种情境下都能自如运用。一开始由于不熟练，做1遍需要不少时间。随着越来越熟练，只要十来分钟就可以完成了。你可以在早晨醒来后和夜晚临睡前各做1遍，或者在感到焦虑紧张时做，效果应该会不错的。

（三）想象放松法

想象法主要是通过对一些广阔、宁静、舒缓的画面或场景的想象达到放松身心的目的。这些画面和场景可以是大海（包括海上慢慢地日出或海潮慢慢地涨落）、滑雪（慢慢、潇洒地从山顶沿平缓的山坡向下滑落）、躺在小舟里在平静的湖面上飘荡等一切能让心灵平静愉悦的美好场景。

平时你应当多多练习和使用这一方法。有几个能使自己放松的画面或场景可以使用。这样，在紧要关头就能助自己一臂之力了。

三、催眠引导词

　　请大家把手表、手机和重物取出来，找到一个非常舒服的姿势。然后请把注意集中到音乐声中，慢慢地闭上双眼，用心去体会音乐。深呼吸，呼气，吸气，非常好。现在请把你左耳的通道关闭，用右耳来聆听音乐。现在打开你左耳的通道，关闭右耳的通道，用左耳来聆听音乐。现在打开两只耳朵的通道，用双耳聆听音乐。你感觉到音乐就在你头顶盘旋。

　　你能感受到一束阳光洒到你的头顶照射到你的全身。非常的温暖，非常的舒服。阳光化作一股暖流慢慢地浸入你的头皮，你的头皮感觉到非常的温暖，非常的舒服。这股暖流缓缓向下移动，充满了你的大脑，你的大脑感觉到非常的温暖，非常的空灵，所有的杂念通通都被排除掉了，大脑现在非常的宁静，非常的舒适。暖流来到了你的前额，前额变得非常的温暖，非常的舒服。暖流继续下移，来到了你的双眉，眉宇轻轻地舒展开来了，非常的轻松，非常的舒服。暖流来到了你的双眼，你的双眼变得更加的明亮，更加的灵动。暖流划过鼻梁来到了你的鼻尖，你的鼻部感觉到非常的温暖，非常的舒适，非常的轻松。暖流慢慢沁过你的双颊，双颊变得非常的红润，脸部感觉到非常的温暖，非常的舒服，非常的轻松。暖流来到了你的双唇，双唇感觉到非常的温暖，非常的舒适，非常的轻松。暖流缓缓下移，来到了你的下颌，下颌变得非常的温暖，非常的舒适，非常的轻松。暖流向下移动，来到了你的颈部，你的颈部每一块颈关节都非常的温暖，非常的舒适，非常的放松。现在你的头颈部已经彻底地放松了，很舒服，很放松。

　　现在请大家发挥自己最大的感悟力，用心去体会这种放松的感觉。现在暖流汇聚到你的双肩，双肩已经慢慢地放松了，很舒服，很温暖。这股暖流沿着你的双臂继续下移，来到你上臂的皮肤、上臂的肌肉、上臂的骨骼，你的上臂感觉到非常的温暖，非常的舒适，非常的放松。暖流汇聚到你的肘关节，肘关节感觉到非常的温暖，非常的舒适，非常的轻松。暖流来到了你的前臂，前臂上的肌肉，前臂上的皮肤，前臂上的骨骼也都越来越温暖，越来越舒服，越来越放松了。这种温暖、舒适、轻松的感觉依次向下走完了你的前臂来到了你的手掌，暖流慢慢经过你的指尖，你能感受到每一根指关节越来越温暖，越来越舒服，越来越放松了。好，现在你们的手掌心也感受到了这股暖流，越来越温暖，越来越舒适，越来越放松。

　　现在我让大家发挥更大更大的感知能力。体验把这股暖流移至自己的胸部，慢慢地感觉到胸部越来越温暖，越来越舒适，越来越放松。深呼吸，你能感觉到胸腔里充满了清新的空气，所有的杂质统统被排除掉了，你的胸腔非常的干净，非常的纯净。胸腔里的心脏有力地搏动着，心脏通过血液把这股暖流送到了你全身每一个细胞，你感觉更加的温暖，更加的舒适，更加的放松了。暖流继续下移，来到了你的腹部，你能体会到你的腹部非常的温暖，非常的舒适，非常的轻松。肠胃的蠕动渐渐地减缓了，越来越安宁了。

　　暖流继续下移，来到了你的大腿，大腿变得非常有力量，非常的温暖，非常的舒适，非常的轻松。这股舒服的暖流沿着大腿往里渗透，来到了你的皮肤，你的肌肉，你的骨骼，都慢慢体验到了这种温暖，你的大腿也慢慢、慢慢变得放松了。这股温暖的暖流慢慢地来到了你的膝盖，你会感受到膝盖越来越温暖，暖得令人舒服，暖得令人放松。现在这股暖流慢慢地下移，来到你的小腿，你的小腿越来越温暖，越来越舒服，越来越轻松了。这股暖流慢慢地慢慢地流到了你的脚踝，你的脚踝也慢慢地感到非常的温暖，非常的舒适，非常的放松了。暖流穿过你的脚背脚底脚心来到了你的脚趾，你的脚部越来越温暖，越来越舒适，越来越轻松。

现在我让大家发挥自己的感悟力。体验一下这股暖流在体内畅通无阻的循环，体验暖流经过的地方是那么的温暖，那么的舒适，那么的轻松。很好，现在我从1数到20，每数1声，你会感受到更加的温暖，更加的舒适，更加的放松。我数到20的时候，你就会完完全全地放松，进入最深最深的催眠状态。1很深很深了；2越来越深越来越深；3更深更深了；4越来越舒服，越来越温暖；5很轻松，很舒适；6更轻松了，身体更柔软了；7越来越舒服，越来越温暖；8很舒服，很轻松；9很温暖，很安全；10体会这种放松，深度放松的感觉；11更深更深了；12越来越深越来越深了；13更加的舒适，更加的轻松；14越来越温暖，越来越舒适；15你能感觉到很宁静，很舒适；16更加的轻松，更加的愉悦；17很轻松，很安全；18放开一切，享受这种深度放松的感觉；19更深更深了，越来越深了；20你完完全全彻彻底底进入最深最深的催眠状态之中。

现在发挥你最大最大的想象力，想象你的身体慢慢地变成一朵柔软的白云，慢慢慢慢裹着你的身体，很温暖，很舒适，很轻松。白云慢慢慢慢开始向上飘，越飘越高，越飘越高，越飘你就越舒适，越飘越轻松，越飘越放松了。它会继续地向上飘，再次体验这种感觉……现在你可以去控制这朵白云，让它慢慢地向前飘，慢慢地向前飘，它把你带到你最渴望、最向往的地方。白云慢慢向前飘，越飘越远，越飘越远……再次体验这种舒适、轻松、安全的感觉。现在我从1数到5，我每数1声你就会离这个地方越来越近，当我数到5的时候，白云就会完完全全把你带到这个你向往的地方。1离你向往的地方越来越近了；2越来越近了；3你梦想的地方朦胧可见；4这个地方越来越清晰；5白云完完全全把你带到了这个地方。现在你从这朵白云上慢慢地起身，来到你向往的地方，惬意地在那里徜徉，体会着这种轻松。这种感觉非常的舒适，非常的轻松，非常的安宁。现在你体会这种安宁、祥和的感觉。……好，很好，现在我将慢慢把你唤醒，我从5数到1，当我数到1的时候，你会完完全全地清醒过来。5你已经慢慢地清晰；4下次你会更容易进入更深的催眠状态之中；3你可以慢慢地活动你的双手、双脚和四肢；2你的大脑非常的灵活，非常的清醒；1做深呼吸，你们已经完完全全、彻彻底底地清醒了。

四、体验分享及总结

心理放松训练对焦虑等不良心理反应有显著疗效。在松弛的情况下去想象紧张的情景，紧张的情绪会逐渐减弱，重复进行，会慢慢在任何紧张情景或整个事件过程中，都不再体验到焦虑等不良心理反应。

特勤人员由于长期处于特殊环境中，职业紧张与压力很大，运用放松训练进行调节是非常有效的方法。应坚持每天训练，以形成一种例行公事。

第三节 正念练习——身体扫描禅修训练

一、正念训练

　　当代高新科技的发展为部队建设与发展带来了新的挑战，未来战争除了经济、武器、政治上的抗衡，更是一场心理的较量。军人心理健康状况和心理抗压能力直接影响着部队整体士气和战斗力。因此，提升军人，特别是基层部队人员心理健康，增强其心理适应能力不仅是促进军人身心健康的需要，也是建设特别讲规矩、特别讲奉献、特别能吃苦、特别能战斗的钢铁部队的需要。为有效处理军人心理不适、促进军人心理健康发展，美军根据军人的作业特点和一般心理反应，开发了基于正念的军队训练项目，并取得了显著效果。

　　神经可塑性研究表明：伴随某种特定心理过程的反复执行，对应的特定大脑部位活性也会更高，从而发生结构性改变。战场环境的心理适应训练应使士兵有更高的心理灵活性、情绪调节能力和情境觉察，且这种训练伴随着大脑功能和结构的改变。心理适应训练应该能够形成心理弹性，让个体从认知消耗和心理应激状态中尽快恢复常态，能够调动和改善核心心理过程，如工作记忆容量（促进更高的心理灵活性，更好的情绪调节，警觉和情境觉察）。

　　正念是指一种有目的、不评判地将注意力集中于此时此刻的方法、意识状态或心理过程。现已有大量研究证实正念能有效改善个体心理健康，包括缓解抑郁与焦虑，改善注意力不集中，增加幸福感和生活满意度等。

　　根据卡巴金的正念学说，正念强调两个心理过程：①对此时此刻内、外部刺激的持续注意，这需要个体有较强的注意控制能力，能维持有效注意并抵抗分心刺激的干扰；②不评判接纳，当个体意识到自己进行了评判时，正念会促进认知上的重新评估，为接纳当下创造条件。

二、训练机制

　　心理适应过程即高认知和情绪需求任务对工作记忆容量的损耗。然而，工作记忆容量可以通过训练得到改善和强化。研究表明，拥有高工作记忆容量的个体在注意技能、抽象问题解决技能和一般流体智力方面有更好的表现。同时，更少受情绪性闯入思维干扰，更擅长抑制和重评情绪。而工作记忆容量低的个体则学业成绩更差，有更多的心智游移，更容易产生创伤后压力心理障碍症、焦虑障碍和物质滥用等心理问题，对不喜欢的人有更多的偏见。因此，工作记忆容量决定了个体在克服认知和情绪损耗、抑制冲动倾向时的有意识自主行为。高工作记忆容量的军人有着更好的心理适应性，从而能更好地应对作战任务带来的认知和情绪损耗，同时在遇到障碍和挫折时也能保持更高水平的作战绩效，在应激源消失后更容易恢复正常状态。然而，所有士兵在作战中必然要经受工作记忆容量损耗，并且等级越低的士兵，这种问题越严重。工作记忆容量得到改善正是正念训练的关键作用机制。由于工作记忆容量通过训练得到提升，冷认知过程和热情绪调节的效率均得到了改善和强化，从而促进了军人的高效决策、复杂问题解决和情绪调节。而这些对于作战绩效至关重要，通过训练提升工作记忆容量能提供"心理保护"。

三、操 作 方 法

通过将注意力集中于单个目标上来练习专注力,包括关注站立时脚和地板接触的感觉,坐着时身体和椅子、地板接触的感觉,每次持续5~10分钟。

通过坐姿躯体扫描和正念行走练习关注身体感觉,8周课程过半时练习对呼吸的觉察和坐着移动时身体感觉的察觉,这些练习在每次课时的后1/3时间持续20~30分钟。每次课时的最后10分钟亦包括觉察内在感觉和外在刺激体验的相互转换,利用专注力调节压力引起的生理和心理症状。

(1)选择一个温暖舒适且不受打扰的地方仰卧躺下。你可以躺在床上,也可以直接躺在地板上或地毯上。如果你感到不舒服,也可以裹一块毯子。闭上双眼可能感觉比较好,但是如果你不想这样也没关系。假如练习过程中感到昏昏欲睡,可随时睁开眼睛。

(2)花一点时间将意识集中到你身体的某些部位,尤其是仰卧时你与身体接触或感觉有压力的部位。每次呼气时,让身体稍稍向下压入支撑表面。

(3)温和地提醒自己,这段时间要保持清醒,不要入睡。在此期间,你要充分关注自己的真实感受,而不是你认为它应该怎么样。不要试图改变自己的感受形式,不要刻意尝试更加放松或者更加平静。这个练习的目的是,将注意力系统地放在身体的每一个部位时,某些或全部身体感觉融入其中。有时,你可能发现毫无感觉。如果出现这种情况,仅仅注意这一事实即可。当没有感觉时,没有必要主观地努力想象。

(4)现在,将意念引导到你的腹部,注意气息进出身体时腹壁的变化形式。花一点儿时间感受呼气、吸气时腹部起伏产生的身体感觉。

(5)连接腹部的感觉之后,像聚光灯那样将意念集中起来,让它沿身体向下移动至双腿、双脚,一直到脚趾。让注意力的焦点逐一放在每个脚趾上,并赋予它们一种温和而带有兴趣的关注,探索这种感觉。你可能注意到脚趾之间存在某种联系,一种麻刺感、温暖感、麻木感,或者什么感觉都没有。无论你有什么感觉均属正常。没有必要进行判断,尝试让感觉自由运行。

(6)吸气时,感觉并想象气息能够进入肺部,然后一直沿着身体下行,通过双腿抵达脚趾。呼气时,感觉并想象气息从脚趾、双脚、身体流过,最后从鼻孔排出。集中精力继续关注呼吸。你可能觉得不太容易掌握这一练习,不过没有关系,你只需以娱乐的方式尽力一试即可。

(7)做好准备之后,呼气时,将注意力从脚趾转移到脚心。让意识以温和与感知的方式集中到脚心。然后,让意念转移到每只脚的脚背和脚跟。你可能注意到,脚跟与地垫和床面接触的地方有一种轻微的压迫感。尝试让气息进入你感觉到的所有部位,当你探索脚底的感受时,注意运行中的气息。

(8)让意念扩展到脚的其他部位,进入脚的顶部、脚踝、骨头和关节。然后,更为专注地深吸一口气,让气息进入双脚。呼气时,让气息完全离开双脚,让意念集中到小腿。

(9)继续以同样的方式扫描整个身体的其他部位,依次在每个部位停留一会儿。意念在小腿停留后,向上移动到膝盖,然后再到大腿。现在,再将意念转移到骨盆——你的腹股沟、外阴部、臀部和髋骨。注意你的后背底部、腹部、后背上部,最后再将意念转移到胸部和双肩。慢慢将意念转移到双手。将注意力放到双手后,你可以先关注指尖的感觉,然后是整个手指、手掌和手背。然后，慢慢地转移到手腕、前臂、肘部、上臂、肩膀和腋窝。然后，将意念转移到脖子、面部（下颌、嘴、鼻子、双颊、双耳、双眼和前额），然后让你的整个头部置于全部意念之中。

（10）你应该让意念在身体的每个区域停留 20~30 秒。不过，没有必要精确计算时间和呼吸次数，只需让注意力依次集中在身体的每个部位，时间长短自己决定。

（11）当你注意到身体某个部位存在较为强烈的感觉，如压力，尝试让气息"进入"这些部位，深入感知。利用吸入的气息温和地将意念融入感觉。然后，呼气时，注意感觉变化——如果有的话。

（12）有时，你的意念会不可避免地离开你的气息和身体，这非常正常。当你注意到这种情况时，只是温和地承认这一事实，在脑海中记下意念转移到了什么地方，然后温和地引导它重新返回你原来关注的部位。

（13）当你以这种方式扫描完整个身体之后，用一点儿时间让自己想象身体是一个有机的整体。感受这种完整感，试着让所有游移的感觉进入宽敞的意识之中，感受气息自由进出身体的过程。

要记住，身体扫描可以产生极为放松的感觉，所以在练习过程中很容易睡着。如果发生了这种情况，没有必要责备自己。如果你发现自己总是入睡，可以在脑袋下放一个枕头，让头部微微抬起，睁开双眼。当然，你也可以不再采用卧姿，坐着练习。

其余练习见《正念禅修》。

附录二 体能训练教案

教 案 一

（1）时间：2小时。
（2）场地：疗养院内。
（3）人员：特勤疗养员30余名。
（4）目的：对基础性体能5个项目分别进行测试，摸准自身的实力，做到心里"有底"。
（5）内容

1）准备活动（15分钟）。
2）测试内容及标准

年龄段	标准体重	俯卧撑（个）	仰卧起坐（个）	10m×5往返跑	3000m跑
30岁以下	（身高−105）±10%	36	40	28秒	14分30秒
30～34岁	（身高−100）±10%	32	35	29秒	15分
35～39岁	（身高−105）±12%	28	30	31秒	16分
40～44岁	（身高−100）±15%	20	25	33秒	18分
45～49岁	（身高−100）±17%	15	20	38秒	20分
50岁以上	（身高−100）±20%	10	15	43秒	22分

3）放松活动（10分钟）。

教 案 二

（1）时间：2小时。
（2）场地：疗养院内。
（3）人员：特勤疗养员30余名。
（4）目的：提高特勤疗养员的心肺功能，增强体质。
（5）内容

1）准备活动（15分钟）。
2）环大楼跑3圈（慢跑10分钟）。
3）组合练习（30分钟）：人员分成3个小组，每小组12人，采用接力赛形式。每名队员依次完成：俯卧深蹲10次，5m折返跑4次，俯卧撑5次，蛙跳10m，蛇形障碍跑25m，返回直线跑35m。3个小组中优胜者可只做1次练习，余下2组休息3分钟后再进行1次练习。
4）登山训练（45分钟）：起点森林浴环山道入口，沿登山道每隔20秒依次出发，攀顶眺望亭，下至蓄水房，从车队处下山，跑步至起点，循环1次，最后到达指定终点结束（全程3km，平均坡度35°）。

5）放松活动（10分钟）。

教 案 三

（1）时间：2小时。
（2）场地：峨秀湖（全场4.8km）。
（3）人员：特勤疗养员30余名。
（4）目的：提高特勤疗养员的有氧运动能力及耐受力。
（5）内容

1）人员登车前往峨秀湖。
2）准备活动（15分钟）。
3）2人1组，每隔30秒依次出发，沿行走路线环峨秀湖快步走，步速为3~4km/h（估计用时1小时左右）。
4）放松活动（10分钟）。
5）在终点处集结人员登车返回。

教 案 四

（1）时间：2小时。
（2）场地：疗养院内。
（3）人员：特勤疗养员30余名。
（4）目的：调整特勤疗养员的精神状态，保持和提高疗养员的身体素质。
（5）内容

部分		内容	次数	时间（分钟）	组织方法
准备部分（15分钟）		准备活动	2遍		
		1. 徒手操	（8拍）	5	1. 两列横队，动作整齐有力，并注意纠正动作
		2. 慢跑400m		5	2. 一路纵队，慢跑400m，每人1次
		3. 双人对抗练习		5	3. 面对面两列纵队，按要求做
实施部分（95分钟）	基础性体能	1. 俯卧撑	3遍	5	每人10次×3，每遍连续做1分钟，两人交替进行
		2. 仰卧起坐	3遍	5	每人10次×3，每遍连续做1分钟
	专项体能	1. 旋梯	30转	10	1. 分组不轮换 2. 快速一次完成，正反各15转
		2. 全身运动五项	2遍	30	1. 挺举杠铃　每人30次×2 2. 仰卧举腿　每人30次×2 3. 深蹲起立　每人30次×2 4. 直膝跳　每人30次×2 5. 往返跑　每人25m×4
	辅助性体能	篮球运动		45	1. 专项准备活动 2. 每节20分钟，中间休息5分钟
结束部分（10分钟）		1. 整理活动 2. 讲评		10	1. 放松肩、臂、腰、腹、腿部（体操队形实施） 2. 讲评操课情况，收回器材

教 案 五

（1）时间：2 小时。
（2）场地：疗养院内。
（3）人员：特勤疗养员 30 余名。
（4）目的：通过对单个军人的基础性体能 5 个项目分别进行测试考核，评测军事体能训练的结果。
（5）内容
1）准备活动（15 分钟）。
2）测试内容及标准

年龄段	标准体重	俯卧撑（个）	仰卧起坐（个）	10m×5 往返跑	3000m 跑
30 岁以下	（身高-105）±10%	36	40	28 秒	14 分 30 秒
30～34 岁	（身高-100）±10%	32	35	29 秒	15 分
35～39 岁	（身高-105）±12%	28	30	31 秒	16 分
40～44 岁	（身高-100）±15%	20	25	33 秒	18 分
45～49 岁	（身高-100）±17%	15	20	38 秒	20 分
50 岁以上	（身高-100）±20%	10	15	43 秒	22 分

3）放松活动（10 分钟）

附录三　森林浴讲解词

各位战友大家好：

首先欢迎大家到我院疗养，我是疗养二科护士小杨（鞠躬），今天，由我带领大家体验我院的一大疗养特色：森林浴。

对于日光浴、海水浴大家都耳熟能详，那么什么是森林浴呢？是到森林里去洗澡吗？森林浴是指进入森林，游山玩水、修养身心，全身沐浴森林的精气和香气，呼吸新鲜空气，使身心充满活力。

战友们，请跟我往前走。（边走边讲）下面，我为大家介绍一下我院的地理环境：我院位于世界自然与文化双遗产、国家风景旅游胜地、佛教名山峨眉山山脚下。属于低山地型森林疗养院，全院占地面积 450 亩①，森林覆盖率达 98%以上，长年绿树郁郁葱葱，空气中的负氧离子含量高达每立方厘米 18 300 余个（一般城市仅为 200 个左右），是个名副其实的天然氧吧。从医学方面考虑，森林浴主要有以下好处：首先是富含负氧离子，负氧离子被称为"空气中的维生素"，它具有调节神经系统、促进血液循环、治疗失眠、镇静、止痛的作用。其次是含有芬多精。芬多精是森林中植物散发出来的一种挥发性物质，具有强烈的杀菌作用。还有就是森林的绿色植物景观。绿色，被人们视为"生命之色"，不仅能给人以美的享受，而且能有效缓解紧张，使人安静。对于高血压患者，通过森林浴疗法，吸入含氧量高的新鲜空气，有利于呼吸和循环系统的正常运行，提高心、脑、肺的功能及血氧含量，促进机体新陈代谢，提高免疫力，有利于稳定和降低血压，并且改善或消除高血压带来的头痛、头昏等症状。有很多患高血压的首长，在我院疗养期间，血压都降低了的 10mmHg。所以希望各位战友既然来到我们这个天然大氧吧，就一定要充分利用这里的宝贵资源，天气好的时候，一家人或邀约几家人一起散散步、爬爬山，多在室外感受体验我们的天然大氧吧！

（来到桫椤树前）

"战友们，你们认识这些树吗？这是桫椤树，它是一种很珍稀的史前植物，和恐龙生活在同一时代，被称为植物中的活化石。"

路线一：环山道口 1（幼儿园旁）至环山道口 3（秀池边右侧入口）。

路线二：环山道口 2（秀池边左侧入口）至环山道口 3（秀池边右侧入口）。

各位战友请走这边，前面给大家介绍了森林浴的好处，下面小杨要给大家介绍一下森林浴的活动方式，我们在森林中的活动方式是多种多样的，每位首长可以根据自己的身体情况和运动爱好不同进行选择，可以在森林中散步、唱歌、做深长呼吸、练习瑜伽、做操、打太极拳等。森林浴时间以每天 1~2 小时为宜，最好选择天气晴朗时，时间在 10 点以前，15 点以后，因为这两个时间段紫外线不是很强。运动强度以尽量微出汗、有轻微疲劳感为好。此外，进行森林浴时要穿轻便透气的棉质衣服、吸汗的棉袜、防滑的登山鞋。我院气候比较潮湿，树木密集，蚊虫较多，特别是夏天，有时山上也有蛇出没，战友们出发前可

---

① 1 亩 ≈ 666.7 平方米

备些驱蚊水，可到护士办公室领取驱蛇棍。我院的森林浴浴场全长1.8km，共有5个出入口。森林浴环山小道沿途又是我们的养生文化长廊，沿途有很多关于修身养性的箴言、古诗词歌赋、养生文化知识，还有供首长休息的长椅、坐凳、小憩亭等。

我院有很多较大的树木都是我们疗养院的老前辈在20世纪80年代初建院时亲手栽种的，这个美好传统我们保留至今，每年的植树节我们疗养院的工作人员都要在院内种植树苗，这里的很多小树和竹子都是我们工作人员亲手栽种的。

路线一：战友们，现在我们所在的位置就是森林浴的入口了，这里有一副对联，请跟我一起念："森林浴空气浴浴后神清气爽，登山行观景行行来体健身强。"横批："天然氧吧。"这副对联是我们院的一位老前辈题写的，它很好地诠释了森林浴的作用。请看：这里有我们森林浴环山道示意图和森林浴简介，战友们可以了解一下。

路线二：战友们，前面就是森林浴的入口了，现在我们来到秀池，里面养了很多金鱼可供大家观赏，秀池的右手边是我院的秀池餐厅，餐厅前面有很多运动设施，各位战友们可以在早起或者饭后围着秀池走上几圈，或者在秀池边上做做运动，运动累了，在秀池边上观赏鱼儿在水中自由自在的情景，也是别有一番情趣，今天我们进行森林浴的安排是这样的：我们从环山道口2（也就是我们现在所在的入口）进入，经过养生亭，我们会在这稍作休息，然后教大家做一套强身健骨操，接着教大家做缩唇呼吸，最后请战友们配合小杨做一些互动活动。活动结束，经过秀池亭来到环山道口3，结束我们的森林浴体验活动。今天小杨给大家挑选了一段爬山比较省力，坡度较小的线路进行体验，各位首长以后可以根据自己的身体情况选择森林浴的线路。（前面小杨讲了，我们森林浴共有5个入口）。

路线一、路线二：现在我们开始爬山，请各位首长注意脚下的台阶，注意防滑，台阶两边青苔较多，请大家尽量走道路中央。

路线一：上山以后，来到眠绿道。

路线二：上山以后，来到养生亭。

爬山比较累吧，请战友们先休息几分钟（休息结束，放音乐）。

路线一、路线二：战友们都休息好了吗？现在我教大家做一套强身健骨操，这套操是由国家级社会体育指导员赵之心老师根据大量研究和实践筛选出来的针对人体各个关节的锻炼方法。赵之心老师曾连续获得体育国家科学进步二等奖和科学进步一等奖，在医疗保健与体育健身相结合方面作出了突出的贡献。近几年来，骨关节病越来越年轻化，严重影响人们的日常生活，这套操能在骨关节疾病的防与治上建立起一个全新的骨健康模式，它不但可以成为医疗过程中的辅助手段，而且还可以降低骨关节病的患病率。

这套操一共有8节，其特点是以徒手操方式来锻炼，可以在任何环境下练习，难度小、强度适中、简便易学，适合于各种人群。长期坚持具有良好的保健及康复作用。在这里我们节选了其中的4节进行体验，护士办公室有完整的视频资料，如果战友们感兴趣可以到护士办公室拷贝。

在做每一节操之前，小杨会先给大家做示范并讲解动作要领。

第一节：隔墙看戏操

（边做示范边讲解）首先两脚并拢，身体保持正直，双手叉腰，脚后跟慢慢抬起来，这个时候下颌向上伸，把颈椎完全伸直，仿佛隔着一道墙在看戏一样，保持这个动作10秒钟。这一节操重点是锻炼我们的脊柱，以及我们的脚趾、足弓、脚腕和小腿的力量，可以有效地防止颈椎病以及防止后背痛、腰痛，对脚趾、脚踝、足弓都起了很好的锻炼作用。需要特别提醒大家的是，由于每个人身体情况不同，做操的时候要循序渐进，不能为了动作的标准而强行用力，这样结果只会适得其反。现在请跟我一起做：（边做边复述动作要领）1，2，3，4，5，6，7，8，9，10。停（休息一下）。再来一遍（边做边复述动作要领）1，2，3，4，5，6，7，8，9，10。停（休息一下）。

第二节：十点十分操

（边做示范边讲解）首先是身体保持正直，两只手侧平举，手心向下，这个动作在我们表针里叫九点一刻，大家想象一下十点十分时两个指针的位置，我们把双手向上举起，举到我们表针里的十点十分的位置。九点一刻、十点十分，我们就来回做这个动作，（边做动作边介绍）注意我们在做十点十分的时候，你会感觉到手臂及颈部的肌肉非常酸胀，它对于我们颈椎的保健和康复具有很好的效果。这个动作每天做200下，50次为1组，连续做4组，连续坚持十多天，我们颈椎的状态就会得到有效的改善。现在请跟我一起做：（边做边复述动作要领）1，2，3，4，5，6，7，8；2，2，3，4，5，6，7，8。停（休息一下）。再来一遍（边做边复述动作要领）3，2，3，4，5，6，7，8；4，2，3，4，5，6，7，8。停（休息一下）。

第三节：髋关节操

（边做示范边讲解）身体站直，两只手侧平举，手心向下，把右脚向外侧伸出，脚尖点地，然后抬起，抬起时脚尖离地约5cm，然后再放下。抬起、放下、抬起、放下，我们就反复做这个动作。由于现在生活方式的改变，很多人缺乏运动，容易导致髋关节功能的退化，髋关节功能退化容易出现髋关节骨折，特别是很多老年人，髋关节骨折后，在愈合期间也会因并发一些其他疾病如肺部感染等而有生命危险，这个动作可以很好地锻炼我们的髋关节。现在请跟我一起做：（边做边复述动作要领）1，2，3，4，5，6，7，8；2，2，3，4，5，6，7，8。停（休息一下）。换左腿3，2，3，4，5，6，7，8；4，2，3，4，5，6，7，8。停。

第四节：足弓训练操

随着年龄的增长，特别是在中年以后，有的人会发现自己的脚开始变大了，这是什么原因呢？脚变大的原因有很多，足弓塌陷是原因之一，这节足弓训练操可以很好地锻炼我们足弓的肌肉力量。（边做示范边讲解）身体站直，两脚并拢，双手叉腰，脚后跟向上抬起放下，抬起放下，这样反复地做动作就能有效提高我们肌肉的力量。注意做这个动作不在于我们抬起的幅度有多大，重点是连续做这个动作100～1000次，才能起到很好地锻炼作用。现在请跟我一起做：（边做边复述动作要领）1，2，3，4，5，6，7，8；2，2，3，

4，5，6，7，8。停（休息一下）。再来一遍（边做边复述动作要领）3，2，3，4，5，6，7，8；4，2，3，4，5，6，7，8。停。

（活动结束）请战友们休息几分钟。

路线一：战友们都休息好了吗？现在我们继续往前走。

路线一、路线二（养生亭）：前面小杨给大家介绍过，做森林浴时做深长呼吸也是很有好处的，缩唇呼吸是呼吸功能训练中的一种，它可以改善肺部、胸部的弹性，维持和增大胸廓的活动度，增加我们的肺活量，最终起到增强体质的作用。现在请首长先看我做示范，首先将手放于腹部，全身尤其是肩部放松；由鼻子缓慢吸气，吸气的同时腹部突起，尽量吸到最大限度；然后噘起嘴唇，像吹口哨般，缓慢将气由嘴巴呼出，肚子配合吐气向内凹陷；尽量将吐气时间控制在吸气时间的2倍左右。好，现在请跟我一起做：吸气……呼气……；吸气……呼气……。各位首长都学会了吗？适度的呼吸动作有助于清肺，尤其有利于慢性阻塞性肺疾病和肺气肿病人病情的恢复。以后进行森林浴时各位首长可以适当地多练习几组，锻炼我们的呼吸功能。各位战友们我们稍微休息放松一下，最后我们唱一首歌来结束我们今天的森林浴体验之行吧。请问有没有哪位首长愿意给我们当指挥。（唱歌结束）谢谢首长们的配合。由于时间的关系，现在我们准备下山，体力好的首长可以另外选择时间全程体验我们的森林浴。

（唱歌结束，来到秀池餐厅前），我们今天的森林浴到这里就结束了，请战友们回房间休息，有什么事可以到护士办公室找我们，再次感谢各位战友们的配合！（鞠躬）再见！